U0387959

神经内科

疑难罕见病例诊疗思路精解

主　编　王金涛　董丽华　王晓艳　张文婧

副主编　李加梅　江秀丽　辛　华　张　昊

　　　　祝艳芳　卜亚丽

编　者　隋世华　李　野　孙　蕾　安丽萍

　　　　王雁冰　代　洁　王远青　赵　刚

　　　　万　欣　袁丽丽　尹飞燕　郭　芳

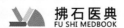

辽宁科学技术出版社
LIAONING SCIENCE AND TECHNOLOGY PUBLISHING HOUSE

拂石医典
FU SHI MEDBOOK

内容简介

本书收集整理了山东省日照市人民医院神经内科近年来收治的 45 个典型疑难罕见病例，这些病例涵盖了脑血管病、神经系统感染、自身免疫相关炎症、神经系统变性病、神经遗传疾病、周围神经及肌肉病等多个领域，内容非常丰富。其中，Duchenne 型肌营养不良合并脑梗死、丘脑结节动脉梗死、双侧穹隆柱梗死、Wernekink 连合综合征均为少见脑梗死的特殊类型，国内罕见报道，为本书一大特色。这些病例均有详实的病历资料及随访结果，如典型的影像学图像、基因检测结果及病理结果，在对这些疾病进行诊疗时，我们通过规范严谨的诊疗思路分析，及与相关疾病的鉴别诊断，最终得以确诊疾病。本书抛砖引玉，以期提高临床神经内科医师对神经系统罕见病的认识以及诊疗能力，为低年资神经内科医师提供借鉴参考。

图书在版编目（CIP）数据

神经内科疑难罕见病例诊疗思路精解 / 王金涛等主编 . -- 沈阳：辽宁科学技术出版社 , 2024. 8. -- ISBN 978-7-5591-3729-6

Ⅰ . R741

中国国家版本馆 CIP 数据核字第 2024FB9021 号

出版发行：辽宁科学技术出版社
　　　　　北京拂石医典图书有限公司
　　　　　地址：北京海淀区车公庄西路华通大厦 B 座 15 层
联系电话：010-57262361/024-23284376
E－m a i l：fushimedbook@163.com
印 刷 者：天津淘质印艺科技发展有限公司
经 销 者：各地新华书店

幅面尺寸：185mm×260mm
字　　数：301 千字　　　　　　　　印　　张：15.5
出版时间：2024 年 8 月第 1 版　　　印刷时间：2024 年 8 月第 1 次印刷

责任编辑：陈　颖　方菊花　　　　　责任校对：梁晓洁
封面设计：君和传媒　　　　　　　　封面制作：君和传媒
版式设计：天地鹏博　　　　　　　　责任印制：丁　艾

如有质量问题，请速与印务部联系　　联系电话：010-57262361

定　　价：95.00 元

神经内科涉及疾病广泛，尤其疑难罕见疾病较多，对神经内科医师的临床诊疗能力提出了挑战。基层医院神经内科医师面临的疾病大多是脑血管疾病，除脑血管疾病外对神经系统其他疾病的诊疗能力欠缺，使部分相对疑难少见病例误诊或延误诊治。随着网络信息的发展及检查手段的进步，既往不认识的疾病可通过网络及学术会议学习到，再通过外送医学检验公司进行相关基因及抗体的检测，可以使患者在当地医院就能确诊疾病并给予规范治疗，这无疑是医学的进步。当然，严谨科学的临床思维、准确的定位诊断和定性诊断也是非常重要的临床技能，是任何先进的诊疗手段不能取代的。因此，只要基层医院临床医师具备扎实的临床基本功，不断地学习新知识的动力并借助各种新的检查技术，同样可以提高疑难罕见疾病的诊疗能力，更好地服务于当地患者。

本书编者单位虽在地市级三甲医院，但为本地医疗水平最高的龙头医院，神经内科实力雄厚，为国家级卒中中心、高级认知中心及帕金森病专科中心，近年来诊治了大量的神经系统疑难罕见病例，积累了丰富的疑难罕见病临床诊疗经验。我们从近年来诊疗的疑难病例中整理了 45 例临床资料完整的病历进行分析总结，这些病例涵盖了脑血管病、神经系统感染、自身免疫相关炎症、神经系统变性病、神经遗传疾病、周围神经及肌肉病等多个领域，内容非常丰富。其中，Duchenne 型肌营养不良合并脑梗死、丘脑结节动脉梗死、双侧穹窿柱梗死、Wernekink 连合综合征均为少见脑梗死的特殊类型，国内罕见报道，为本书一大特色。这些病例均有详实的病历资料及随访结果，如典型的影像学图像、基因检测结果及病理结果，在对这些疾病诊疗过程中我们通过规范严谨的诊疗思路分析，并进行相关疾病的鉴别诊断，结合前沿的文献复习，对相关疾病的诊断、治疗及预后进行分析总结，旨在帮助提高基层医院神经内科同行对神经系统疑难罕见病的诊疗水平。

由于作者水平有限，书中难免存在不当及疏漏之处，希望各位神经内科同道给予批评指正。

目录

第 1 章

脑血管疾病

病例 1　精神认知障碍伴 Horner 征的丘脑结节动脉梗死

临床资料

患者，女，62 岁，家庭妇女。右利手，急性起病。因"被发现记忆力减退 1 小时"于 2020-02-17 收入院。

【现病史】

患者丈夫于患者入院前 1 小时发现其记忆力减退、反应迟钝，表现为刚与姐姐打完电话，随即便忘记打电话的事情。患者有胡言乱语，说一些未曾发生的事情，伴有答非所问。还有视幻觉，表现为看到病房内不存在的东西，且生动形象。无言语不清及肢体麻木无力症状。

【既往史】

既往高血压病史、糖尿病病史，未规律服药控制血压、血糖。否认烟酒史。

【个人史及家族史】

无特殊。

【体格检查】

BP 152/94mmHg。神志清楚，构音清晰，情绪略激动，近记忆力、计算力差，定向力可。左侧睑裂 5mm，右侧睑裂 7mm，左侧瞳孔约 2mm，右侧瞳孔约 3mm，左眼球略内陷，左侧面部干燥（图 1-1-1）。双侧瞳孔对光反射灵敏，眼球各方向活动自如，双眼闭合

1

力量对称，未见眼震。粗测双眼视力、视野均正常。双侧鼻唇沟对称，伸舌居中，咽反射存在。四肢肌力、感觉、共济查体均正常。双侧腱反射对称存在，双下肢病理征阴性。

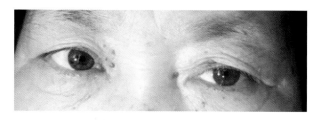

图 1-1-1　左侧眼裂小，左侧瞳孔小，左眼球内陷

【辅助检查】

同型半胱氨酸、血常规、尿常规、凝血四项等大致正常。三酰甘油 9.51mmol/L、总胆固醇 6.14mmol/L、尿酸 582μmol/L。简易智力状态检查量表（MMSE）为 14 分（初中，正常大于 24 分）。脑 MRI 示左侧丘脑前部 DWI 及 FLIAR 高信号，MRA 未见明显异常（图 1-1-2、图 1-1-3）。

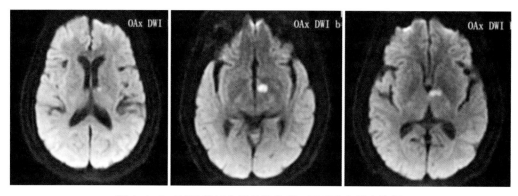

图 1-1-2　DWI 像示左侧丘脑前部、下丘脑上部高信号

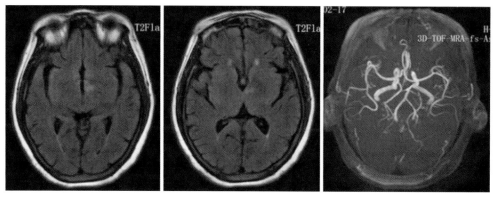

图 1-1-3　T2 FLIAR 像示左侧丘脑前部、下丘脑上部高信号，MRA 未见明显异常

【诊疗思路分析】

患者为老年女性，既往有高血压、糖尿病等脑血管病危险因素，急性起病，以急性精神认知障碍伴一侧 Horner 征为主要表现，脑 MRI 示丘脑前部 DWI 高信号，可排除急性脑炎、代谢性脑病、中毒性脑病等疾病，诊断急性脑梗死明确，根据 TOAST 分型考虑为小血管闭塞型。

【临床诊断】

丘脑梗死；高血压病；2 型糖尿病；高脂血症；高尿酸血症。

【治疗过程】

给予硫酸氢氯吡格雷片抗血小板聚集，纤溶酶降纤，阿托伐他汀钙片调脂稳定斑块，舒血宁注射液改善微循环等对症治疗。2 周后复查 MMSE 30 分，视幻觉、眼裂减小等症状均明确改善。

【诊疗体会及总结】

丘脑结节动脉梗死（tuberothalamic artery infarction，TTAI）是一种少见的丘脑梗死类型，可表现为急性记忆力减退、视幻觉等精神认知障碍，而伴 Horner 征的 TTAI 更少见。丘脑结节动脉（tuberothalamic artery，TTA）多由后交通动脉中 1/3 段发出，人群中 30% ~ 40% 缺如，其向丘脑前核、腹前核、腹外侧核头端、背内侧核腹侧部分、网状核、乳头丘脑束、杏仁核腹侧通路等部位供血。TTA 供血区脑梗死常见的临床表现有认知障碍、言语障碍、计算力减退、觉醒和定向波动等。左侧 TTAI 明显多于右侧 TTAI，可能与右侧 TTAI 症状轻微，容易被忽视有关。仅有 TTA 供血区脑梗死绝大多数是小动脉闭塞引起的，合并 TTA 供血区外的脑梗死多数是栓塞引起的。

本例患者为老年女性，既往有高血压、糖尿病等脑血管病常见的危险因素，急性起病，以认知障碍、视幻觉及 Horner 征为主要表现，头脑 MRI 上病灶位于左侧丘脑前部，可排除急性脑炎等其他疾病，临床诊断脑梗死明确，发病机制考虑为小血管闭塞型，责任血管为左侧 TTA。

该患者出现急性记忆障碍的原因可能与损害了丘脑前核有关。丘脑前核接受乳头体传来的乳头体丘脑束，发出纤维投射至扣带回，是边缘系统及 Papez 环路的组成部分。Papez 环路通过海马、穹窿、乳头体、乳头体丘脑束、丘脑前核及扣带回将颞叶与额叶皮质连接起来，并通过穹窿的联合纤维与对侧半球的相应区域连接起来，这一环路与记忆活动密切相关。

TTAI 出现的视幻觉为大脑脚幻觉。大脑脚幻觉是一种病灶位于中脑、脑桥或丘脑，与视觉通路无关的重复性视幻觉，临床少见。丘脑枕与颞叶后部的视联络区及枕叶的纹旁区有纤维联系，丘脑内侧病变影响腹侧的脑干结构，因此丘脑枕和丘脑内侧损害会导致幻觉产生。本患者的视幻觉可能是通过丘脑网状核、背内侧核的损伤引起的，与周晓艳等报道的病例相符。

TTAI 引起的 Horner 征较罕见。Horner 征是由眼交感神经通路障碍所致，典型的临床表现包括上睑下垂、瞳孔缩小和面部无汗。眼交感神经的一级神经元位于下丘脑后外侧面，任何位于下丘脑和眼睛之间的眼交感神经通路的损伤都可能导致同侧中枢性 Horner 征。TTA 等后交通动脉发出的分支血管及丘脑穿通动脉等大脑后动脉 P1 段发出的分支血管向下丘脑后部供血。而且，TTA 是向下丘脑后部供血的主要动脉。正是由于由两套血管系统供血的下丘脑后部梗死非常少见，使得 TTAI 引起的 Horner 征更少见。

因此，当患者临床表现为急性精神认知障碍伴或不伴有 Horner 征时，要考虑到 TTAI 的可能，及时行脑 MRI 检查以明确诊断，避免漏诊及误诊。

参考文献

[1] Lee S, Kim DY, Kim JS, et al. Visual hallucinations following a left-sided unilateral tuberothalamic artery infarction[J]. Innov Clin Neurosci, 2011, 8(5): 31-34.

[2] Kim J, Choi HY, Nam HS, et al. Mechanism of tuberothalamic infarction[J]. Eur J Neurol, 2008, 15(10): 1118-1123.

[3] Aggleton JP. Looking beyond the hippocampus: old and new neurological targets for understanding memory disorders[J]. Proc Biol Sci, 2014, 281(1786): 20140565.

[4] Collerton D, Dudley R, Mosimann UP.Visual hallucinations[M]. New York: Springer, 2012: 75-90.

[5] 周晓艳，张红，许顺良 . 以幻视、记忆力下降发病的丘脑梗死一例 [J]. 中华神经科杂志，2016，49（1）：71-72.

[6] 陈雪玲，钟欣静，钟洁，等 . Horner 综合征的相关研究进展 [J]. 中华神经医学杂志，2019，18（12）：3.

[7] Gieraerts K, Casselman L, Casselman JW, et al. Tuberothalamic infarction causing a central Horner syndrome with contralateral ataxia and paraphasia[J]. Acta Neurologica Belgica, 2015, 115(4): 727-729.

病例 2　肢体抖动型短暂性脑缺血发作

临床资料

患者，女，80 岁，农村妇女。右利手，急性起病。因"发作性左侧肢体抖动 2 天"于 2021-10-23 收入院。

【现病史】

患者于入院前 2 天无明显诱因出现左上肢不自主扭动，为不规则无节律运动，自己不能控制，伴有左上肢力弱，无意识丧失，无肢体僵硬及麻木，无言语不清，下肢无明显受累，每次持续约 1 分钟可缓解。门诊以"短暂性脑缺血发作"收入院治疗。

【既往史】

既往高血压及脑梗死病史，未规律服药治疗。

【体格检查】

神志清，言语流利，眼球活动自如，无眼震，双侧鼻唇沟对称，伸舌居中，四肢肌力 5 级，感觉对称存在，双侧病理征阴性，共济无异常。

【辅助检查】

脑血管造影示右侧颈内动脉走行迂曲，起始段重度狭窄（狭窄率约 90%）（图 1-2-1）。脑 MRI DWI 序列示右侧侧脑室旁 DWI 高信号，考虑脑梗死（图 1-2-2）。

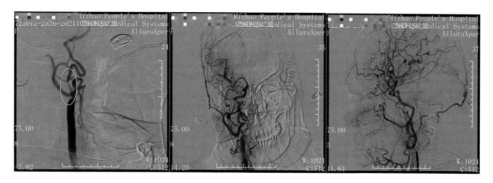

图 1-2-1　脑血管造影示右侧颈内动脉走行迂曲，起始段重度狭窄（狭窄率约 90%）

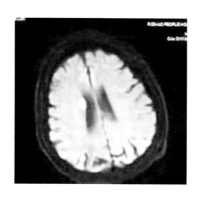

图 1-2-2　脑 MRI DWI 序列示右侧侧脑室旁 DWI 高信号，考虑脑梗死

【诊疗思路分析】

患者为老年女性，既往有脑血管病危险因素，本次急性起病，以发作性偏侧肢体抖动为主要表现。患者发作时无意识丧失，非肢体抽搐样表现，不符合癫痫发作特点；入院后检测血糖无异常，排除糖尿病性偏侧舞蹈症；既往无类似发作病史，可排除肌张力障碍、帕金森综合征等疾病；临床症状符合肢体抖动型短暂性脑缺血发作（transient ischemic attack，TIA）特点，脑 MRI 检查进一步证实明确诊断为脑梗死。

【临床诊断】

脑梗死；右侧颈内动脉重度狭窄；高血压病。

【治疗过程及随访】

给予阿司匹林肠溶片联合氯吡格雷片抗血小板聚集、阿托伐他汀钙片降脂等治疗，患者肢体抖动症状较前缓解，患者拒绝进一步行右侧颈动脉支架置入术或内膜剥脱术，要求药物保守治疗。患者出院后规律口服阿司匹林肠溶片、氯吡格雷片、阿托伐他汀钙片等药物治疗，未再出现肢体无力及肢体抖动情况。

【诊疗体会及总结】

Fisher 等在 1962 年报道了伴有对侧颈动脉狭窄的短暂性肢体抖动综合征，是颈内动脉系统 TIA 一种少见形式，有发生卒中的高危风险。肢体抖动型 TIA 临床可表现为反复、短暂、刻板的肢体抖动发作，有时也可表现为一侧肢体摆动或颤动，多见于一侧肢体，也可单独累及单侧上、下肢、手、足，上肢受累最常见。以肢体抖动起病的 TIA 完全进展为缺血性卒中风险较高。

肢体抖动型 TIA 病因及发病机制尚不完全清楚，目前主要有 3 种假说。①低灌注学说：该学说是目前较普遍公认的，其认为由于颈内动脉系统大血管狭窄或闭塞，脑血管舒缩储备能力下降，在一定诱因作用下，如体位改变、长时间站立、血压下降过低、血管不能相应扩张等导致脑组织发生一过性低灌注，由此引起脑皮质缺血缺氧，引起了皮质下脱抑制现象，导致肢体短暂性过度抖动。②丘脑底核缺血：由于颅内血管病变导致基底节区，特别是丘脑底核缺血，引起不自主抖动。③动脉微栓塞：当多处血管闭塞或狭窄时，血流易形成湍流，如有动脉粥样硬化可形成不稳定栓子，脱落时可导致 TIA 发生。

肢体抖动型 TIA 临床特点如下：①男性略高于女性。②症状持续时间较短，通常

＜ 10 分钟，最长未超过 1 小时。③起病通常有诱因，包括大量出汗、突然站立、运动、情绪变化及服用高血压药物、过度换气、咳嗽等。大多诱因与血压波动有直接关系。④多数病例以单一肢体发病，其中以上肢为主的发病更多，极少数患者全身肢体不自主运动。⑤几乎所有病例表现为肢体无规律、不自主画圈样动作，发作较为刻板。⑥大部分患者伴有高血压，未规律服用降压药物控制血压等。这与相关血管舒缩反应降低导致大脑低灌注状态，最终导致本病的发生可能有直接关系。⑦大部分病例存在患肢对侧的颈内或者大脑中动脉的重度狭窄或者闭塞，若出现少见的双侧发作，则几乎所有病例会出现双侧的颈内或大脑中动脉重度狭窄或闭塞。这可能对于确诊本病具有重大意义。⑧很大部分患者既往出现过不同程度的卒中病史，以脑梗死及未积极治疗者居多。⑨几乎所有患者的病程较短，为数天至 1 个月，但也有极少数患者病程达到 1 年以上。⑩大部分患者未出现先兆症状，但也有少数患者肢体抖动前出现失语、肢体无力等症状。

需要与肢体抖动型 TIA 进行鉴别诊断的疾病有以下几种。①癫痫发作：17.5% 的肢体抖动型 TIA 患者曾被误诊为癫痫，但给予抗癫痫药物不能控制肢体不自主运动，且脑电图无典型癫痫放电波特征。患者意识清楚，辅助检查脑电图正常、抗癫痫用药无效及改善循环治疗后有效可基本排除癫痫发作。②偏侧舞蹈症：卒中后不自主运动最常见的类型，该症候通常与对侧尾状核、豆状核、壳核、丘脑、丘脑底核、内囊后肢、放射冠、额叶、顶叶、骨叶皮质、外囊、脑桥等这些皮质 - 基底节环路相关结构的卒中病灶密切相关。③糖尿病性偏侧舞蹈症：多发生于具有多年糖尿病病史而血糖控制不理想或未曾发现糖尿病的老年患者，多急性起病，亚洲女性比例较高。脑 CT 早期多显示高密度影，边界清晰，无占位病变及水肿。脑 MRI 提示 T1 加权成像病灶部位高信号，几乎在所有病例中存在，可作为糖尿病性偏侧舞蹈症的关键诊断措施。④帕金森病或帕金森综合征：这两种疾病患者表现为静止性震颤，持续存在而非发作性，情绪激动时加重，入睡后消失，手指呈 4 ～ 6Hz 频率的搓丸样运动，患者有运动减少、肌张力增高、姿势和步态异常等特征性表现，临床易于鉴别。

该病治疗的主要目的是改善脑灌注，目前最主要的治疗方法为血管重建术（颈动脉内膜剥脱术或颈动脉支架置入术）。但近年来研究认为经过积极的内科保守治疗，如提高脑灌注压或给予抗血小板聚集、抗凝等治疗，症状也可得到改善。

总之，肢体抖动型 TIA 是一种临床很少见的颈内动脉系统 TIA 发作类型，它的出现提示存在颅内外大动脉严重狭窄或闭塞，出现急性缺血性卒中等严重不良预后的可能性大，故临床应高度重视。当临床上出现反复发作性单侧肢体不自主抖动，不伴躯干及面部运动障碍，无意识障碍的患者，应考虑到肢体抖动型 TIA 的可能。

参考文献

[1] Fisher CM. Concerning recurrent transient cerebral ischemic attacks[J]. Can Med Assoc J, 1962, 86(24): 1091–1099.

[2] 亓菀荞，王维治，朱雨岚．肢体抖动短暂性脑缺血发作的研究进展 [J]. 中华神经医学杂志，2022，21（7）：744–748.

[3] 申煜，王伟，唐震，等．抖动型短暂性脑缺血发作一例并文献复习 [J]. 中国脑血管病杂志，2020，17（11）：689–692.

[4] 蔡红星，张婧．老年患者肢体抖动型短暂性脑缺血发作 21 例临床分析 [J]. 中国卒中杂志，2018，13（11）：4.

[5] Kumral E, Bayam FE, Erdoğan CE. Limb shaking transient ischemic attacks: a follow-up of 28 patients[J]. REV NEUROL-FRANCE, 2020, 176 (7–8): 587–591.

[6] Rissardo JP, Caprara ALF.Limb-shaking and transient ischemic attack:a systematic review[J].Neurologist, 2024, 29(2): 126–132.

病例 3　假性蛛网膜下腔出血

临床资料

患者，男，64 岁。急性起病。主因"头晕伴恶心呕吐 3.5 小时"于 2022–04–16 收入院。

【现病史】

患者于入院前 3.5 小时无明显诱因出现头晕，伴恶心呕吐，行走不稳，无视物旋转，无视物重影，无肢体麻木无力，无言语不清，急来诊并收入院。

【既往史】

既往高血压病史。

【个人史及家族史】

长期吸烟、饮酒史。家族史无特殊。

【体格检查】

BP 118/78mmHg。嗜睡，言语应答可，构音欠清，双眼球右向凝视，可见自发旋转性眼震，双侧瞳孔等大等圆，对光反射灵敏，双侧鼻唇沟对称，伸舌居中，四肢肌力 5 级，左侧指鼻试验及跟 – 膝 – 胫试验欠稳准，病理征未引出。美国国立卫生研究院卒中量表（NIHSS）5 分。

【辅助检查】

血常规、凝血功能及血糖等无异常。急查脑 MRI 示左侧小脑半球急性脑梗死，MRA 未见明显异常（图 1-3-1）。

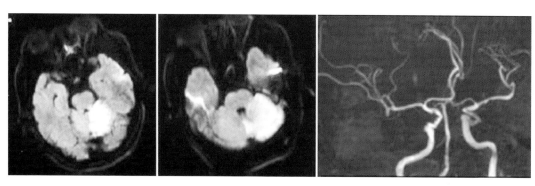

图 1-3-1　脑 MRI DWI 示左侧小脑半球急性脑梗死，MRA 未见明显异常

【初步诊断】

脑梗死（左侧小脑半球）；高血压病。

【治疗经过及病情演变】

脑 MRA 排除大血管闭塞，无急诊血管内治疗指征；发病时间在静脉溶栓时间窗内，无静脉溶栓禁忌证，遂给予阿替普酶静脉溶栓治疗。溶栓后患者病情无明显变化，复查脑 CT 未见明显脑干受压及脑室梗阻表现（图 1-3-2），患者无后颅窝颅骨切除减压术或脑室造瘘术手术指征，继续密切观察病情变化。患者于入院后 12 小时突然出现意识不清、呼吸停止，考虑呼吸心跳骤停，立即给予气管插管及心脏按压等抢救措施后患者恢复自主心律，但仍无自主呼吸，持续应用呼吸机辅助呼吸。入院后 24 小时复查脑 CT 示蛛网膜下腔高密度影（图 1-3-3）。住院治疗 5 天后患者仍昏迷、无自主呼吸，患者家属放弃治疗主动出院。

【最终诊断】

脑疝；呼吸心跳骤停；小脑梗死；高血压病。

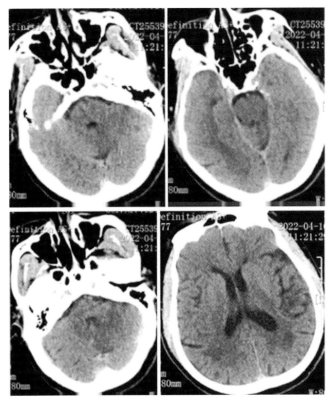

图 1-3-2　静脉溶栓后复查脑 CT 未见明显异常

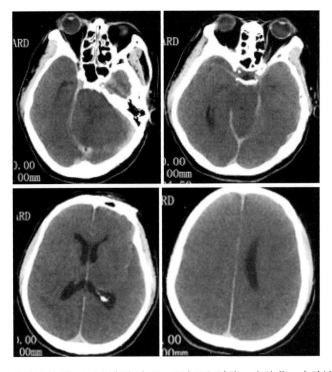

图 1-3-3　静脉溶栓后 24 小时复查脑 CT 示脑组织肿胀，小脑幕、大脑镰高密度影

【诊疗体会及总结】

　　患者因急性小脑梗死给予积极静脉溶栓治疗，但仍继发脑疝引起了呼吸心跳停止，临床处理措施符合诊疗规范。该患者特殊之处在于呼吸心跳停止后复查脑 CT 显示蛛网膜下腔广泛高密度影，临床可能会误诊为蛛网膜下腔出血（subarachnoid hemorrhage，SAN），但该影像并非是真正的蛛网膜下腔出血，而是假性蛛网膜下腔出血（假性 SAH）。

　　1986 年，Spiegel 等首次描述脑水肿病例中出现脑池、脑沟及蛛网膜下间隙呈现高密度的征象。1988 年，Avrahami 等通过对 100 例伴有脑水肿的昏迷患者进行 CT 检查，发现所有的患者在脑沟、脑池均出现类似于 SAH 的表现，他们把这种现象定义为假性（pseudo）SAH。该现象通常继发于心肺复苏或严重头部创伤引起的脑水肿之后，预后很差。约 8% 弥漫性脑水肿患者可出现此类征象。其病理生理机制为大脑水肿引起的弥散性低密度影，线状高密度表明为充盈的静脉结构，在非增强 CT 上通常为相对高信号。此外，该现象也可见于以下疾病：①缺血缺氧性脑病；②大面积脑梗死；③静脉窦血栓；④再灌注损伤性脑病；⑤化脓性脑膜炎；⑥自发性低颅压性；⑦中毒性疾病：麻醉药物过量、丙戊酸盐中毒、甲醛中毒、蜂蛰等；⑧特发性颅内压增高；⑨脑内占位性病变；⑩鞘内注射造影剂或血管内造影剂漏出；⑪ 透析失衡综合征。假性 SAH 与 SAH 极为相似，但还是有较大差别，具体表现在以下几个方面：①假性 SAH 在 CT 上高密度分布区相对弥散而对称，SAH 其高密度分布区与破裂的动脉瘤的部位相关，相对局限；②假性 SAH 高密度区可被显著强化，而 SAH 不会；③假性 SAH 灰白质之间的 CT 值差异显著小于 SAH；④因脑水肿的原因，假性 SAH 患者的脑室、脑沟、脑裂相对缩小，而 SAH 患者因为蛛网膜下腔出血堵塞、脑脊液循环不畅在早期 35% ～ 70% 仅表现为脑室扩大；⑤假性 SAH 患者高密度区 CT 值平均为 29 ～ 33HU，SAH 患者高密度区 CT 值平均为 60 ～ 70HU；⑥假性 SAH 患者发病后 1 ～ 3 天出现类似表现并持续存在，SAH 发病后 2 天 100%、发病后 1 周约 50%、发病后 2 周约 30%、发病后 3 周约 0。

　　在一项系统综述研究中，共纳入 110 例缺血缺氧损伤后的假性 SAH 患者，脑 CT 显示 SAH，均发生在心跳骤停并恢复自主循环后。在报道缺氧缺血性损伤后假性 SAH 患者的研究中，死亡率为 77%。通过定量分析假性 SAH 和真性 SAH 患者的 CT 密度差异。高密度区域（HDA）的密度是从外侧裂测量的，而实质密度是从邻近外侧裂的脑实质测量的。对 HDA 密度的测量显示，假性 SAH 患者的平均密度和标准偏差为（37.6±3.3）HU（范围 30.0 ～ 42.0HU），而 SAH 患者的平均密度和标准偏差为（56.6±7.8）HU（范围 41.0 ～ 67.0HU）。因此，对 HDA 密度＜ 41HU 的患者考虑诊断为假性 SAH。

　　需要注意的是，假性 SAH 与 SAH 不同，假性 SAH 仅作为一种影像征象，并非临床诊断。传统意义上的假性 SAH，特别是弥漫性脑水肿相关的假性 SAH 其治疗与 SAH 是完全不同的，正确认识该征象有利于进一步的临床处理。

总之，如果 CT 上出现蛛网膜下腔高密度影，不一定就是真正的 SAH，要考虑假性 SAH 的可能，避免误诊。

参考文献

[1] Spiegel SM, Fox AJ, Vinuela F, et al. Increased density of tentorium and falx: a false positive CT sign of subarachnoid hemorrhage [J]. Can Assoc Radiol J, 1986, 37(4): 243–247.

[2] Avrahami E, Katz R, Rabin A, et al. CT diagnosis of non–traumatic subarachnoid haemorrhage in patients with brain edema [J]. Eur J Radiol, 1998, 28(3): 222–255.

[3] Hasan TF, Duarte W, Akinduro OO, et al. Nonaneurysmal "pseudo–subarachnoid hemorrhage" computed tomography patterns: challenges in an acute decision–making heuristics[J]. J Stroke Cerebrovasc Dis, 2018, 27(9): 2319–2326.

[4] 曾宪珠、张静、李倩，等 . 假性蛛网膜下腔出血患者 5 例临床及影像学分析 [J]. 中华老年医学杂志，2017，36（8）：902–905.

[5] Platt A, Collins J, Ramos E, et al. Pseudosubarachnoid hemorrhage: A systematic review of causes, diagnostic modalities, and outcomes in patients who present with pseudosubarachnoid hemorrhage[J]. Surg Neurol Int, 2021, 12: 29.

[6] 张博刚、张新江、唐铁钰，等 . 假性蛛网膜下腔出血一例 [J]. 中华神经科杂志，2014，47（8）：589–590.

[7] Son D, Kim Y, Kim C, et al. Pseudo–subarachnoid hemorrhage: chronic subdural hematoma with an unruptured aneurysm mistaken for subarachnoid hemorrhage[J]. Korean J Neurotrauma, 2019, 15 (1): 28–33.

病例 4　双侧穹窿柱梗死

> **临床资料**
>
> 患者，男，37 岁。因"记忆力减退 2 天"于 2022–03–04 收入院。

【现病史】

患者于 2 天前被家属发现记忆力下降，忘记刚说过的话、做过的事，不能忆起早餐进食种类，反应迟钝，轻微头晕，对既往发生的事无明显影响，病程中无头痛，无言语不清，无肢体麻木、无力。

【既往史】

有高血压病史 2 年余，具体情况不详，未服药。否认糖尿病、冠心病、脑血管病等病史。

【个人史】

吸烟史 16 年，平均 20 支 / 天；饮酒史 16 年，平均 100ml/d。

【家族史】

否认有家族遗传性病史。

【体格检查】

T 36.5℃，P 94 次 / 分，R 19 次 / 分，BP 188/112mmHg。心肺腹查体未见明显异常。神经系统查体：神清语利，精神可，顺行性遗忘，近记忆力差，语言重复，计算力、远记忆力无异常，四肢腱反射对称，浅感觉及共济运动正常，四肢肌力、肌张力正常，病理征阴性。

【辅助检查】

实验室检查：血常规、血清肌酶、肝肾功能、凝血、酮体、高血压六项、电解质、心肌标志物、尿便常规、抗核抗体谱、抗心磷脂抗体、ANCA 四项、抗双链 DNA 测定、乙肝表面抗原、丙肝抗原及抗体、超敏 C 反应蛋白、降钙素原、梅毒螺旋体抗体、艾滋病抗原抗体未见明显异常。血糖：24.7mmol/L。糖化血清蛋白：2.32mmol/L。

影像学检查：颈部血管彩超、肾上腺 CT、心脏远程监护无明显异常。发泡试验阴性。心脏彩超示左房增大，二尖瓣、三尖瓣、主动脉瓣少量反流。脑 MRI 示脑梗死（双侧穹窿柱）；MRA 未见明显异常（图 1-4-1）。

神经心理测评：蒙特利尔认知评估量表（MoCA）22 分，以记忆力减退为主，伴有时间定向力和抽象能力的下降。汉密尔顿焦虑量表（HAMA）4 分，汉密尔顿抑郁量表 3 分。日常生活活动能力（ADL）量表 20 分，轻度行为障碍清单（MBI-C）4 分，神经精神量表（NPI-12）5 分。

【诊疗思路分析】

青年男性，既往高血压、吸烟及饮酒等脑血管病危险因素，急性起病，以记忆力减退为主要表现，脑 MRI 示双侧穹窿柱异常信号改变。根据上述特点，病变定位于双侧穹窿柱明确；患者急性起病，有发生脑血管病危险因素，DWI 双侧穹窿柱高信号、ADC 相应部位低信号，可排除脑肿瘤、代谢性病变、脑炎等疾病，诊断脑梗死明确。脑 MRA 示脑血管未见明显狭窄，无心源性疾病及其他危险因素，根据 TOAST 分型，考虑发病机制为小血管闭塞型。

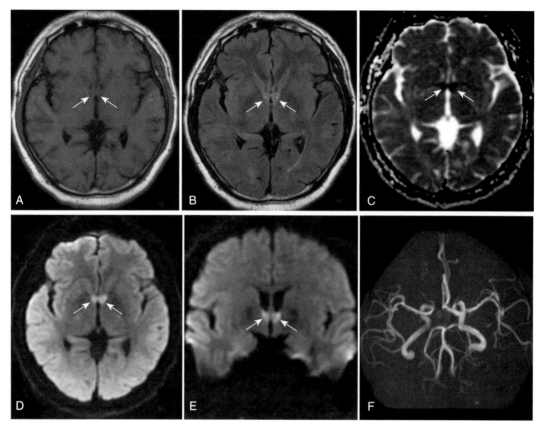

图 1-4-1　A. T1 FLAIR 示双侧穹窿柱低信号；B. T2 FLAIR 示双侧穹窿柱高信号；C. ADC 示双侧穹窿柱低信号；D、E. DWI 示双侧穹窿柱高信号；F. MRA 未见明显异常

【临床诊断】

脑梗死（双侧穹窿柱）；高血压病；2 型糖尿病。

【治疗过程及随访】

入院后给予阿司匹林 100mg/d 抗血小板聚集；丁苯酞软胶囊 0.2g，3 次 /d，改善神经功能缺损；阿托伐他汀 20mg/d 稳定斑块、调脂；盐酸多奈哌齐 5mg/d 改善认知；降糖、降压等治疗。治疗后患者可忆起早餐进食内容，前一天事件可部分忆起；MoCA 25 分，时间定向、抽象能力恢复正常，于住院第 14 天出院。出院 6 个月后复查，患者诉未再有记忆力下降问题，MoCA 29 分，MBI-C 0 分，NPI-12 0 分。

【诊疗体会及总结】

穹窿柱梗死是一种以急性认知功能障碍为临床特点的特殊类型脑梗死，因体积小、解剖结构特殊，影像学检查容易被忽略，导致误诊和漏诊。穹窿柱梗死临床较罕见，以急性顺行性遗忘为首发症状，也可以伴有注意力下降、逆行性遗忘、执行缺陷综合征、长期遗忘综合征、虚构和人格改变等症状。穹窿携带大量来自海马体的纤维，起自颞角底部的海马，行至胼胝体下方部分纤维相连形成穹窿前联合，于丘脑上方和透明隔下方形成穹窿体，弓行至丘脑前方分开形成穹窿柱，终止于乳头体，与处理情绪、物体识别与整合和记忆的内感受信号有关，在记忆的形成方面起着关键作用。穹窿是 Papez 环路的重要组成部分，多数学者认为穹窿损伤引起认知障碍的机制与 Papez 环路的完整性遭到破坏有关。

胼胝体下动脉（subcallosal artery，ScA）是穹窿柱的主要供血动脉。单侧 ScA 向双侧穹窿柱、胼胝体膝部及扣带回供血，当累及双侧胼胝体膝部时，MRI 可呈"高脚杯"样改变。除此之外，穹窿柱也由大脑后动脉脉络膜动脉供血。脑血管病、前交通动脉瘤手术、颅内占位、动脉炎及代谢性疾病等均可以引起穹窿损伤。ScA 穿支病变和前交通动脉（anterior communicating artery，AcoA）瘤手术是导致穹窿梗死的两个主要原因，且动脉瘤栓塞引起的记忆障碍可能与损伤 AcoA 穿支动脉有关。因此，在进行动脉瘤手术时尤其要注意穿支动脉的保护。在非医源性损伤中，穹窿梗死的病理生理多为微血管病变。穹窿柱梗死引起的认知损伤常遗留轻度情景记忆障碍，并且在回忆方面比物体识别方面更严重。通过 MoCA 评分，我们发现本例患者延迟回忆的恢复较时间定向和抽象能力更为缓慢，这可能是穹窿柱梗死后认知恢复的特点。持续性轻度情景记忆障碍和顺行性遗忘可能是由于穹窿梗死导致海马和间脑结构功能连接的断开。部分患者认知功能可以逐渐改善，与穹窿未完全受损保留了一定的功能或形成了绕过穹窿的新的记忆网络纤维有关。弥散张量纤维束成像显示认知的改善与穹窿纤维信号的恢复同步。穹窿和丘脑之间存在不寻常的神经连接，受损穹窿和内侧颞叶能够从脑干的胆碱能核而不是基底前脑的胆碱能核获得胆碱能神经支配。因此，预后的差异可能与结构和功能可塑性有关。

穹窿梗死引起的急性认知障碍应注意与其他引起记忆力下降的疾病鉴别。后循环梗死、脑炎、韦尼克脑病和癫痫（短暂性癫痫性遗忘）均能导致急性认知障碍，阿尔茨海默病、额颞叶痴呆及其他原因导致海马受损引起的情景记忆障碍也与穹窿相关情景记忆缺陷非常相似。穹窿柱梗死影像学特征明显，相应部位 DWI 高信号和 ADC 低信号即可明确诊断，早期完善 MRI 检查可以避免脑电图、腰椎穿刺及其他多余检查。

目前关于穹窿柱梗死的急性期治疗无特殊，一般以抗血小板聚集、抗动脉粥样硬化及改善认知等药物为主，预后良好。

总之，穹窿柱梗死临床罕见，穹窿柱体积较小，靠近脑室，不是脑梗死的好发部位，常被忽略。因此，对于急性顺行性遗忘患者，如果合并脑血管病的高危因素，应警惕穹窿柱梗死的可能性，尽早完善脑 MRI 检查，避免遗漏。除此之外，还应注意完善神经心理测评，评估认知损伤特征，为促进恢复的个性化治疗策略提供信息。

参考文献

[1] O'Sullivan MJ, Oestreich LKL, Wright P, et al. Cholinergic and hippocampal systems facilitate cross-domain cognitive recovery after stroke[J].Brain, 2022, 145(5): 1698–1710.

[2] Jang SH, Seo JP. Delayed degeneration of the left fornical crus with verbal memory impairment in a patient with mild traumatic brain injury: a case report[J].Medicine (Baltimore), 2017, 96(51): e9219.

[3] Kurokawa T, Baba Y, Fujino K, et al. Vertebral artery dissection leading to fornix infarction: a case report[J].J Stroke Cerebrovasc Dis, 2015, 24(7): e169–e172.

[4] Meila D, Saliou G, Krings T. Subcallosal artery stroke: infarction of the fornix and the genu of the corpus callosum. The importance of the anterior communicating artery complex. Case series and review of the literature[J].Neuroradiology, 2015, 57(1): 41–47.

[5] Salvalaggio A, Cagnin A, Nardetto L, et al.Acute amnestic syndrome in isolated bilateral fornix stroke[J]. Eur J Neurol, 2018, 25(5): 787–789.

[6] Yeo SS,Jang SH.Recovery of an injured fornix in a stroke patient[J]. J Rehabil Med, 2013, 45(10): 1078–1080.

[7] 王静，许涵睿，韩翠石，等 . 双侧穹窿急性脑梗死 1 例病例报告 [J]. 阿尔茨海默病及相关病杂志，2022，5（1）：53–55.

[8] 张亚倩，周凤，王俊峰，等 . 右侧穹窿柱梗死 1 例 [J]. 中华神经科杂志，2021，54（8）：828–832.

病例 5 伴 Holmes 震颤的 Wernekink 连合综合征

临床资料

> 患者，女，55 岁，农民。因"言语欠流利伴走路不稳 2 天"于 2018-06-13 收入院。

【现病史】

患者入院前 2 天无明显诱因出现言语欠流利，伴走路不稳，肢体活动不协调，时有头晕，非旋转性，症状持续不缓解，就诊于当地医院，给予"阿司匹林、阿托伐他汀钙片"等治疗，效果不佳，上述症状逐渐加重，并出现头部、双上肢不自主抖动。病程中无复视、肢体麻木无力等症状。

【既往史】

既往高血压病史 7 年余，未治疗，血压控制水平不详；子宫肌瘤行子宫切除术病史。

否认糖尿病、冠心病、肝炎、结核分枝杆菌感染等病史。否认外伤、输血史。否认食物、药物过敏史。

【个人史及家族史】

否认烟酒史。否认家族史。

【体格检查】

BP 158/115mmHg。神志清楚，构音含糊，双侧瞳孔等大等圆，直径 3mm，光反射灵敏，眼球各方向运动灵活，双眼可见旋转眼震，双侧鼻唇沟对称，伸舌居中，咽反射正常，颈软，四肢肌力 5 级，四肢肌张力正常，感觉对称，双侧腱反射正常，双侧巴氏征阴性，头部及双上肢不规则静止性震颤，双手意向性震颤，活动时明显加重，双手指鼻试验欠稳准、跟 – 膝 – 胫试验欠稳准。

【辅助检查】

当地医院行生化检查示总胆固醇 5.48mmol/L，低密度胆固醇 3.27mmol/L；同型半胱氨酸、血常规、尿常规、凝血四项大致正常。入院后行电解质检查示二氧化碳总量 19.29mmol/L（正常值为 20 ～ 30mmol/L），风湿系列、乙肝五项、甲功三项、病毒四项、大便常规未见异常。脑 MRI 示中脑梗死，T2WI 高信号影，DWI 呈高信号（图 1–5–1）。脑 MRA 示脑动脉硬化表现，双侧大脑前动脉 A1 段显影浅淡（图 1–5–2）。脑 MRI 增强未见强化灶（图 1–5–3）。心脏超声示左心室舒张功能减低。颈部血管超声示：双侧颈动脉内 – 中膜增厚伴斑块形成，右侧锁骨下动脉起始段内 – 中膜增厚伴斑块形成。

【诊疗思路分析】

患者为中年女性，既往高血压病史，急性起病，以言语不利、行走不稳为主要症状，查体可见构音障碍、旋转性眼震、静止性震颤、意向性震颤、双侧共济失调等表现，脑 MRI 示中脑导水管周围异常信号，病灶无强化。根据上述临床特点，病变定位于中脑导水管周围明确；患者急性起病，有脑血管病危险因素，排除脑肿瘤、Wernicke 脑病、脱髓鞘疾病等疾病，诊断脑梗死明确。根据 TOAST 分型考虑为小血管闭塞型。患者双上肢震颤表现为静止性、意向性震颤，动作频率不高，幅度较大，且不太规则，符合 Holmes 震颤表现。患者病变部位在中脑导水管前方，以眼球震颤、共济失调及 Holmes 震颤为典型表现，符合 Wernekink 连合综合征临床特点。

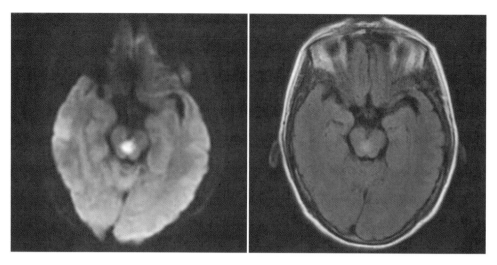

图 1-5-1 脑 MRI 示中脑导水管周围高信号，T2WI 也为高信号影

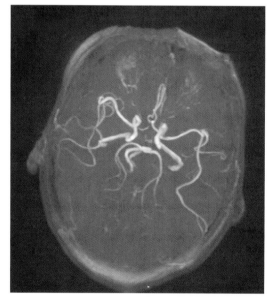

图 1-5-2 脑 MRA 示脑动脉硬化表现，双侧大脑
前动脉 A1 段显影浅淡

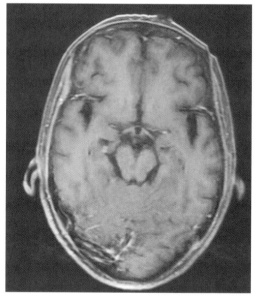

图 1-5-3 脑 MRI 增强未见强化灶

【临床诊断】

中脑梗死；Wernekink 连合综合征；Holmes 震颤；高血压。

【治疗过程及随访】

给予阿司匹林肠溶片、硫酸氢氯吡格雷抗血小板，低分子肝素抗凝，阿托伐他汀钙
调脂稳定斑块，血塞通改善微循环等对症治疗，患者言语不清及头晕症状减轻。仍有头

部及双上肢静止性震颤，加用多巴丝肼口服。震颤改善不明显，后改为氯硝西泮和苯海索口服，震颤明显减轻，独立行走稳。出院后半年及 1 年后随访，震颤轻微，病情稳定。

【诊疗体会及总结】

Wernekink 连合是小脑齿状核发出的神经纤维经小脑上脚在中脑导水管前方中脑下部旁正中区水平交叉至对侧红核，该交叉也称为小脑上脚交叉，是以德国解剖学家 Friedrich Wernekink 命名的马蹄形连合。Wernekink 连合综合征最早由 Lhennitte 在 1958 年报道，近年来国内外也有少量报道。Wernekink 连合综合征为一种罕见的中脑综合征，是中脑的小脑上脚交叉选择性受损而出现的以双侧小脑性共济失调、眼球运动障碍及腭肌痉挛为表现的一组临床综合征，部分患者可出现 Holmes 震颤。由于中脑血供复杂而丰富，分别有大脑后动脉、基底动脉、小脑上动脉及脉络膜前动脉供血，中脑梗死多合并有丘脑、脑桥、小脑的梗死，单纯的中脑梗死十分少见，仅占所有脑梗死的 0.6%，而 Wernekink 连合综合征的发病更为罕见。

Wernekink 连合位于中脑导水管前方，尾侧中脑的旁正中区域是唯一的负责双侧小脑共济运动的解剖结构，所以双侧小脑性共济失调是 Wernikink 连合综合征的特征性表现。双侧小脑性共济失调包括肢体共济失调、躯干共济失调和共济失调性构音障碍。有文献综合国内外共 18 例患者的临床表现发现，该综合征的典型临床表现为双侧小脑性共济失调（18 例患者均出现），同时伴有眼球运动障碍（11 例）、构音障碍（11 例）及腭肌阵挛（3 例），可见 Wernekink 连合综合征最常见的症状为双侧小脑共济失调。中脑下部旁正中区的内侧纵束与 Wernekink 连合邻近，故 Wernekink 连合综合征也可出现核间性眼肌麻痹。若病灶损伤由齿状核发出经小脑上脚交叉至对侧下橄榄核的齿状核–橄榄核束及中央被盖束，通过跨神经元变性的作用机制会导致双侧下橄榄核肥大，出现腭肌阵挛，国外文献报道 Holmes 震颤的发病机制也与此有关。Holmes 震颤又称为红核震颤，Benedikt 在 1889 年首次描述了继发于中脑损伤的震颤，1904 年 Holmes 报道了 1 例主要表现为手指震颤，同时伴腕和肘旋转的病例，命名为 Rubral（红核性）震颤，目前已统一使用 Holmes 震颤这一名称。该震颤发病率较低，多数因脑血管病导致，另外海绵状血管瘤、肿瘤、多发性硬化也为可能的病因。该震颤具有以下基本特征：①通常表现为静止性、意向性和体位性震颤。②低频（＜ 4.5Hz）不规则震颤。③特征性地累及肢体近端和末端肌群。④发病的具体时间变异较大，通常为原发病起病后 4 周至 2 年出现。Holmes 震颤还可合并偏瘫、脑神经麻痹等其他中脑损害症状。

脑 MRI 是诊断 Wernekink 连合综合征的主要依据，结合临床症状不难确诊。本例患者存在年龄、高血压等脑血管病危险因素，急性起病，临床表现为双侧小脑性共济失调、构音障碍、头晕、眼震，DWI 提示中脑导水管中央被盖部中央区高信号，故 Wernekink 连合综合征诊断成立。该患者入院后出现震颤，头部、双上肢不规则的静止性、意向性、动作性震颤，均符合 Holmes 震颤特点，故临床诊断 Holmes 综合征。因本院肌电图设备受限，遗憾未能行电生理检查进一步明确震颤频率。

Wernekink 连合综合征需要与急性小脑炎、中脑肿瘤、多发性硬化、Fisher 综合征、热射病等相鉴别，以上疾病均可导致双侧小脑性共济失调。急性小脑炎由病毒感染所致，是以急性小脑性共济失调为主要临床表现的一种小脑炎性脑病，儿童和青壮年多见，临床主要表现为眩晕和走路不稳，MRI 见急性期小脑实质不规则肿胀，或呈多灶性白质损害，本患者行 MRI 检查示中脑病变，可排除急性小脑炎。中脑肿瘤由于其部位及性质不同，引起的临床症状不尽相同，多数患者有脑积水及颅内压增高症状，MRI 多有不均匀强化，本患者无脑积水及颅内压增高症状，且 MRI 无强化灶，可排除。多发性硬化是以中枢神经系统白质炎性脱髓鞘病变为主要特点的自身免疫病，最常累及的部位为脑室周围白质、视神经、脊髓、脑干和小脑，主要临床特点为中枢神经系统白质散在分布的多病灶与病程中呈现的缓解复发，存在空间与时间的多发性，故本例患者表现不符。Fisher 综合征属于吉兰-巴雷综合征的特殊分型，除表现为共济失调，还可出现眼肌麻痹、腱反射减弱或消失，病因一般认为与病毒及神经变态反应有关，与本患者病例特点不符。热射病为中暑的一种严重类型，常有高热的环境因素，本患者发病时为春季，气温不高，且无高热作业史，不支持热射病的诊断。同时 Holmes 震颤需要与继发于脑血管病后继发帕金森综合征、特发性震颤等鉴别。脑血管病后继发帕金森综合征的患者有卒中史，步态障碍较明显，震颤少见，常伴锥体束征。特发性震颤是最常见的运动障碍性疾病，主要为手、头部及身体其他部位的姿位性和运动性震颤，累及躯干和双侧下肢者少见。以上两者均与本患者震颤特点不符。

关于治疗，Wernekink 连合综合征目前以缺血性脑卒中治疗为主，依据《中国急性缺血性脑卒中诊治指南（2018 版）》，特异性治疗包括改善脑血循环（抗血小板、抗凝、降纤、扩容等方法）、他汀及神经保护等。Holmes 震颤目前治疗分为药物治疗和手术治疗。发病早期多选择药物治疗，以多巴制剂为主，Raina 等发现 24 例 Holmes 震颤患者使用左旋多巴治疗后 13 例症状改善，7 例单侧肢体震颤几近消失。Baysal 等认为多巴胺受体激动剂吡贝地尔可成功改善 Holmes 震颤。也有报道抗癫痫药左乙拉西坦疗效显著，震颤可短时间内显著缓解。对于药物治疗效果不好的患者，可选择手术治疗。目前国内外的报道中外科脑深部刺激术的疗效均较好。杨超豪等运用立体定向丘脑腹中间核电极置入，术后予以电刺激术治疗 1 例 Holmes 震颤患者，术后震颤改善，随访 1 年病情稳定。有文献报道 Holmes 震颤患者外科治疗总改善率超过 70%，疗效与年龄、病程无明确相关性。本例患者初期应用多巴制剂无效，后改为氯硝西泮和苯海索震颤改善明显，注意随访观察，若药物治疗效果差，可行外科脑深部刺激术。

总之，Wernekink 连合综合征临床少见，临床医生对于双侧小脑性共济失调的患者，需要警惕有无中脑下部中央区病变，尽早完善脑 MRI 检查，尽早诊断及治疗。同时对于 Holmes 震颤，早期可应用药物治疗控制症状，若药物治疗无效或效果不佳，可行外科脑深部刺激术。

参考文献

[1] Dai AI, Wasay M. Wernekink comissure syndrome: a rare midbrain syndrome secondary to stroke[J]. J Pak Med Assoc, 2006, 56(6): 289–290.

[2] Sheetal S, Byju P. Wernekink commissure syndrome[J]. Neurol India, 2016, 64(5): 1055–1057.

[3] Mullaguri N, Battineni A, Chuquilin M. Wernekink commissure syndrome with palatal myoclonus at onset: a case report and review of the literature[J]. J Med Case Rep, 2018, 113(12): 113.

[4] Liu H, Qiao L, He Z. Wernekink commissure syndrome: a rare midbrain syndrome[J]. Neurol Sci, 2012, 33 (6): 1419–1421.

[5] 郝悦含, 伍博晰, 律青, 等. Wernekink 连合综合征 3 例临床分析并文献复习 [J]. 中国临床神经科学, 2016, 24（5）: 514–518.

[6] 梁辉, 王丽华, 郑福浩, 等. Wernekink 连合综合征一例 [J]. 中华神经科杂志, 2008, 41（5）: 303.

[7] 秦晓凌, 蔚志刚, 张青山, 等. Wernekink 连合综合征一例报道及文献复习 [J]. 中华神经医学杂志, 2012, 11（6）: 638.

[8] Brittain JS, Jenkinson N, Holland P, et al. Development of Holmes' tremor following hemi–cerebellar infarction [J].Mov Disord, 2011, 26(10): 1957–1959.

[9] Voogd J, Baarsen KV. The horseshoe–shaped commissure of Wernekinck or the decussation of the brachium conjunctivum methodological changes in the 1840s[J]. Cerebellum, 2014, 13(1): 113－120.

[10] Lhermitte F. The cerebellar syndrome: anatomo–clinical study in the adult[J]. Rev Neurol (Paris), 1958, 98(6): 435–477.

[11] Raina GB, Cersosimo MG, Folgar SS, et al. Holmes tremor: Clinical description, lesion localization, and treatment in a series of 29 cases[J]. Neurology, 2016, 86(10): 931–938.

病例 6　凸面蛛网膜下腔出血

临床资料

患者，女，55 岁。因"头痛 3 天"于 2024-02-20 收入院。

【现病史】

患者于 3 天前无明显诱因出现头痛，开始为累及头顶部较剧烈胀痛，非爆炸性疼痛，咳嗽时头痛加重，伴恶心，无呕吐，无视物模糊，无发热，无意识丧失及肢体抽搐，无肢体活动障碍，在当地医院给予镇痛等治疗（具体治疗不详），后自觉头痛程度有所减轻，为进一步治疗来诊并收入院。

【既往史】

糖尿病病史 1 年，血糖控制可；否认高血压等病史。

【个人史及家族史】

无特殊。

【体格检查】

T 36.3℃，P 79 次 / 分，R 19 次 / 分，BP 136/92mmHg。神志清，言语流利，双侧瞳孔直径约 3mm，对光反射灵敏，眼球活动自如，无眼震，鼻唇沟对称，伸舌居中，颈软无抵抗，四肢肌力 5 级，肌张力正常，双侧巴氏征、克氏征及布氏征（－），感觉共济检查无异常。

【辅助检查】

2024-02-20 行脑 CT 检查示右侧额叶、顶叶、中央沟内高密度影（图 1-6-1）。2024-02-21 脑血管造影检查示右侧大脑中动脉 M1 远端重度狭窄，狭窄远端分支血流缓慢，无动脉瘤及血管畸形等异常改变，无节段性或串珠样血管狭窄改变（图 1-6-2）。

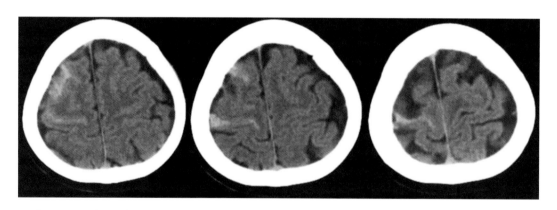

图 1-6-1　脑 CT（2024-02-20）示右侧额叶、顶叶、中央沟内高密度影，考虑蛛网膜下腔出血

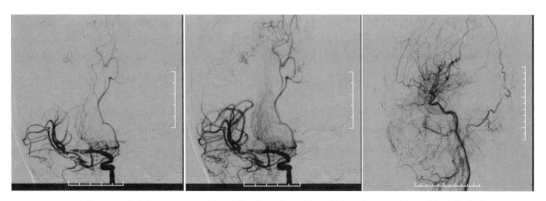

图 1-6-2　脑血管造影（2024-02-21）示右侧大脑中动脉 M1 远端重度狭窄，远端分支血流缓慢，无动脉瘤及血管畸形等异常改变

【诊疗思路分析】

中年女性，既往糖尿病病史，急性起病，以突发剧烈头痛为主要表现，神经系统查体无阳性体征，脑 CT 示右侧额顶叶蛛网膜下腔出血，DSA 示右侧大脑中动脉重度狭窄改变。根据上述病例特点，排除脑动脉瘤、脑血管畸形、硬脑膜动静脉瘘等血管病变引起的蛛网膜下腔出血，符合凸面蛛网膜下腔出血（convexal subarachnoid hemorrhage，cSAH）临床特点，故临床诊断 cSAH 明确。患者头痛为非雷击样头痛，DSA 检查无节段性、串珠样血管狭窄改变，可排除可逆性脑血管收缩综合征引起的 cSAH；脑淀粉样血管病是一种变性样血管病，好发于 60 岁以上人群，常以短暂性感觉或运动症状起病，临床表现为痴呆、精神症状、反复或多发性脑叶出血，MRI 显示脑白质疏松、脑微出血、脑叶多发含铁血黄素沉积等表现，本患者年龄、临床表现均不符合，可排除可逆性脑血管收缩综合征引起的 cSAH；引起 cSAH 的其他病因如脑静脉血栓形成、可逆性后部白质脑病等均可通过 DSA 及脑 MRI 排除。故患者发生 cSAH 原因是由大脑中动脉重度狭窄引起的。

【临床诊断】

凸面蛛网膜下腔出血；右侧大脑中动脉重度狭窄；2 型糖尿病。

【治疗过程及随访】

治疗方面给予甘油果糖脱水降颅压、尼莫地平预防血管痉挛、控制血压等对症治疗，患者头痛逐渐缓解。7 天后复查脑 CT 示左侧额顶叶、中央沟区蛛网膜下腔出血完全吸收，给予阿司匹林肠溶该片、阿托伐他汀钙片等药物治疗。出院后对患者进行长期随访观察，患者病情稳定，无神经系统症状发生。

【诊疗体会及总结】

大脑 cSAH 是指大脑凸面的非创伤性出血，位于 1 个或几个相邻脑沟内，不累及相邻的脑实质，不进入纵裂、侧裂、基底池或脑室。cSAH 是一类不同于动脉瘤性蛛网膜下腔出血的脑血管疾病，临床上比较少见。cSAH 占自发性 SAH 的 3.00% ～ 7.45%，年发病率为 5.1/10 万，因其临床表现隐匿，实际发生率可能更高。cSAH 的症状可不典型，病因多样。学者依据单个的病例报道或小的病例组研究提出了各种病因，包括可逆性脑血管收缩综合征、脑淀粉样血管病、血管炎、烟雾病、颅内静脉系统血栓、脑动脉狭窄或闭塞、脑动脉夹层、硬脑膜动静脉瘘、动静脉畸形、海绵状血管瘤、凝血障碍、脑脓肿、颅内肿瘤等。

cSAH 的病因因年龄而异，可逆性脑血管收缩综合征和颅内静脉血栓形成可能是年龄 60 岁以下患者的常见病因，而动脉粥样硬化和脑淀粉样血管病可能是年龄 60 岁以上患者的常见原因。Nakajima 等的研究显示，脑动脉粥样硬化性狭窄或闭塞存在于 50% 以上的 cSAH 患者中。杜万良等的研究表明，同侧颈内动脉或大脑中动脉粥样硬化性狭窄或闭塞占 42.6%（23/54），是我国老年患者发生 cSAH 最主要的原因。动脉严重狭窄（狭窄率 ≥ 50%）或闭塞，相应区域皮质软脑膜侧支血管代偿性扩张，当发生急剧血流动力学变化时，可致软脑膜侧支循环血管破裂或通透性增高。此外，慢性颈动脉粥样硬化性狭窄患者中，由于长期缺氧、氧化应激和炎性反应，血脑屏障通透性增加也可能在 cSAH 的血管损伤中起重要作用，同时，不同再灌注状态和化学介质引起的早期和迟发性血脑屏障破坏也是关键。

需要注意的是，动脉粥样硬化狭窄或闭塞引起的 cSAH 需要与可逆性脑血管收缩综合征、脑淀粉样血管病引起的 cSAH 鉴别。可逆性脑血管收缩综合征可表现为雷击样头痛，伴或不伴有神经功能缺损或癫痫发作，典型血管改变是颅内血管的节段性、多灶性狭窄，呈串珠样改变，通常 4 ～ 12 周可恢复正常。脑淀粉样血管病是一种变性样血管病，其导致 cSAH 的机制可能为淀粉样物质沉积导致软脑膜血管破裂出血至蛛网膜下腔，尤其是脑沟处，若病情进展，可能出现皮质梗死及血肿周围组织坏死，随后 SAH 破入脑实质形成脑叶出血，因此脑淀粉样血管病继发的 cSAH 与脑叶出血有关。

因少量出血仅局限在大脑凸面，cSAH 多无 SAH 的典型特征，仅 5 % 的患者存在颈项强直，而动脉瘤性 SAH 可多达 35%。cSAH 的诊断主要依靠神经影像学。非增强 CT 为 cSAH 的首选影像学检查，可显示凸面脑沟高密度影。FLAIR 序列、梯度回波 T2 加权成像及 SWI 序列对 cSAH 的检出有一定的优势。在 T2 FLAIR 序列，cSAH 表现为沿脑沟走行的局灶线状高信号影，对急性和亚急性少量 cSAH 成像优于非增强 CT，而

SWI 对顺磁性物质和静脉血高度敏感，且其异常持续时间较长。

对于动脉粥样硬化性狭窄或闭塞伴短暂性脑缺血发作或脑梗死的 cSAH 患者，治疗原则尚无统一规范，能否尽早给予抗栓药物及其安全性，目前仍缺乏设计良好的大规模临床研究数据。研究显示，对于动脉粥样硬化性狭窄或闭塞伴短暂性脑缺血发作或脑梗死的 cSAH 患者，可尝试进行抗栓药物治疗，抗栓治疗不增加出血风险且有利于长期预后。

总之，头颈部动脉粥样硬化性狭窄或闭塞可导致同侧、对侧及双侧半球 cSAH。经抗血小板聚集等治疗后，不会加重 SAH，且可以改善临床预后。cSAH 应探究其病因，进行个体化治疗，避免误诊及漏诊。对于存在脑血管疾病危险因素的患者，虽然症状不典型，但应进一步行脑多模态 MRI，针对病因治疗可取得良好预后。

参考文献

[1] 杜万良，荆京，王伊龙，等 . 自发性凸面蛛网膜下腔出血的临床和影像学特点 [J]. 中国卒中杂志，2015，10（7）：580-585.

[2] 杨新光，何毅华，解龙昌，等 . 以凸面蛛网膜下腔出血为主要表现的可逆性脑血管收缩综合征一例 [J]. 中国卒中杂志，2017，12（7）：636-639.

[3] 贾瑞，王雪贞，李希芝，等 . 以发作性症状为首发表现的脑凸面蛛网膜下腔出血三例并文献复习 [J]. 中国脑血管病杂志，2021，18（7）：472-476.

[4] 葛晗明，范潇男，薛茵，等 . 非外伤性脑凸面蛛网膜下腔出血伴动脉粥样硬化性狭窄或闭塞四例临床分析并文献复习 [J]. 中国脑血管病杂志，2021，18（8）：524-537.

[5] Rico M, Benavente L, Para M, et al. Headache as a crucial symptom in the etiology of convexal subarachnoid hemorrhage[J].Headache, 2013, 54 (3): 545-550.

[6] Nakajima M, Inatomi Y, Yonehara T, et al. Nontraumatic convexal subarachnoid hemorrhage concomitant with acute ischemic stroke[J]. J STROKE CEREBROVASC, 2014, 23(6): 1564-1570.

病例 7　Trousseau 综合征合并急性多发性脑梗死

临床资料

患者，男，74 岁。因"右上肢活动不灵 1.5 小时"于 2017-10-16 收入神经内科。

【现病史】

患者于 1.5 小时前无明显诱因出现右上肢活动不灵，自觉右手持物不稳，伴轻度吐字不清，无肢体麻木不适，无下肢麻木无力，无复视，无头晕头痛，症状持续存在但逐渐减轻，来诊行脑 CT 检查无明显异常，为进一步治疗收入院。

【既往史】

既往确诊肺癌病史 1 年，病理性质为鳞状细胞癌（图 1-7-1），规律化疗。否认高血压、糖尿病、冠心病、脑梗死等病史。

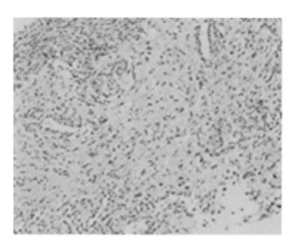

图 1-7-1 肺穿刺组织病理活检（H-E 染色）证实为肺鳞状细胞癌

【体格检查】

T 36.2℃，P 79 次 / 分，R 18 次 / 分，BP 117/74mmHg。全身皮肤黏膜无黄染，锁骨上淋巴结无肿大，胸部查体无异常。腹部平软，腹式呼吸存在，无腹壁静脉曲张，无胃肠蠕动波，肠鸣音正常，上腹部压痛，无反跳痛，肝、脾及胆囊肋下未触及，Murphy 征阴性，肝浊音界存在，无肝区叩击痛，移动性浊音阴性。神志清，言语流利，双侧瞳孔直径约 3mm，对光反射灵敏，眼球活动自如，无眼震，鼻唇沟对称，伸舌略偏左，右上肢肌力 5⁻ 级，余肢体肌力 5 级，肌张力正常，双侧病理征阴性，感觉共济检查无异常。

【辅助检查】

2017-10-16，血常规、肝肾功能、电解质、尿常规等无异常；D- 二聚体 3.23μg/ml ↑；鳞状细胞癌相关抗原 4.51ng/ml ↑，细胞角蛋白 19 片段（CYFRA）6.56ng/ml ↑，癌胚抗原（CEA）8.59 ng/ml ↑。心脏彩超及颈部血管彩超未见明显异常。2017-05-25，胸部 CT 示右下肺实性肿块（图 1-7-2）。2017-10-16，脑 CT 未见明显异常。

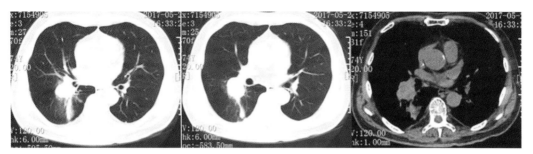

图 1-7-2　胸部 CT 检查（2017-05-25）示右下肺实性占位性病变

【初步诊断】

脑梗死；肺恶性肿瘤。

【治疗过程】

患者急性起病，以偏侧肢体为主要症状，脑 CT 检查排除脑占位性病变及脑出血，诊断急性脑梗死明确。发病时间在溶栓时间窗内，但神经系统症状逐渐减轻，NIHSS 仅 1 分，无静脉溶栓指征，给予阿司匹林肠溶片抗血小板聚集、他汀类药物抗动脉硬化及活血化瘀等对症治疗。2017-10-18，进一步完善脑 MRI 示双侧额颞枕叶、侧脑室旁、小脑多发 DWI 高信号，考虑急性脑梗死（图 1-7-3）；MRA 未见明显异常（图 1-7-4）；脑强化 MRI 未见异常。

【出院情况及随访】

经抗血小板聚集、调脂及活血化瘀等治疗后 1 周，患者病情完全恢复出院，出院 NIHSS 0 分。出院后继续口服阿司匹林肠溶片、他汀类药物治疗，随访 3 个月病情稳定，无脑梗死复发。

【诊疗思路分析】

患者为老年男性，既往确诊肺癌病史 1 年，否认高血压、糖尿病、房颤等常见脑血管病危险因素，根据患者临床症状及脑 MRI 检查诊断脑梗死明确。进一步探寻脑梗死病因，发现患者特殊之处有 D- 二聚体升高、DWI 序列双侧大脑半球及小脑多发高信号。该患者上述特点符合 Trousseau 综合征继发多发脑梗死的临床表现。需要鉴别的疾病有以下几种：①脑转移瘤：患者既往肺癌病史，需考虑脑转移瘤可能。脑转移瘤一般亚急性或慢性起病，以头痛、癫痫、局灶性神经功能缺损为主要表现，颅脑强化 MRI 可见占位性病变，DWI 无高信号改变，该患者可排除。②心源性疾病继发脑梗死：患者既往无房颤病史，心脏彩超检查排除心脏瓣膜病、心房黏液瘤等疾病，心电图无心律失常

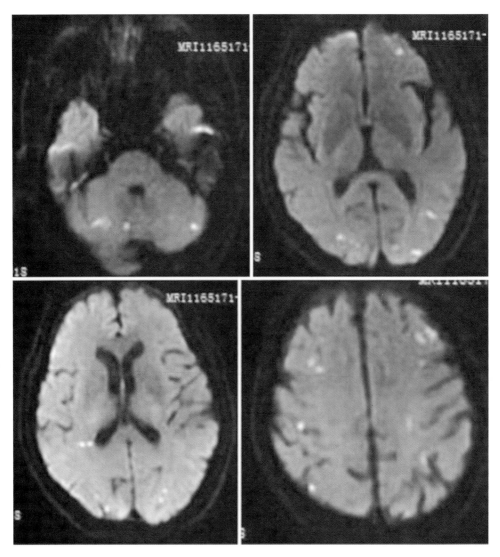

图 1-7-3　脑 MRI 检查（2017-10-18）示双侧小脑半球、双侧枕叶、双侧额颞顶叶多发 DWI 高信号

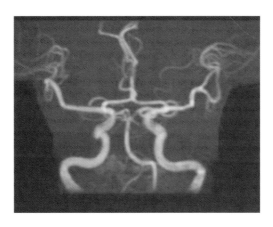

图 1-7-4　脑 MRA（2017-10-18）未见明显异常

表现，可排除心脏疾病引起脑栓塞。③嗜酸粒细胞增多症继发多发脑梗死：嗜酸性粒细胞增多症定义为外周血嗜酸性粒细胞绝对计数＞ $0.5 \times 10^9/L$，病变可累及全身多个系统，如皮肤、肺、胃肠道、心脏、神经系统等。嗜酸性粒细胞增多症引起中枢神经系统和周围神经系统损害较为常见。嗜酸性粒细胞增多症伴中枢神经系统受累患者以脑血管病最为常见，多数脑血管病患者表现为分水岭脑梗死。缺血性卒中的临床表现与梗死灶的位置、大小、梗死程度及是否伴有重要器官疾病密切相关。该患者实验室检查嗜酸性粒细胞无异常，可排除。④急性重度贫血继发多发脑梗死：急性重度贫血多由消化道出血引起，由于血液成分及血流动力学改变，可以引起双侧分水岭脑梗死，及时纠正贫血可改善预后。该患者无贫血表现，可排除。

【最终诊断】

Trousseau 综合征合并多发脑梗死；肺恶性肿瘤。

【诊疗体会及总结】

Trousseau 于 1865 年首次报道了 1 例以迁移性血栓为首发表现的隐匿性胃癌患者，之后 Sack 等将恶性肿瘤患者体内常见的由凝血和纤溶机制异常引发的各种血栓栓塞事件统称为特鲁索（Trousseau）综合征，其主要表现为游走性血栓性静脉炎、非细菌性感染性血栓性心内膜炎及动脉栓塞等。其中动脉栓塞中最常见的是脑血管疾病，有文献指出约 7% 的肿瘤患者会发生有症状的脑血管疾病，尸体解剖肿瘤患者存在脑血管疾病约 8%。而在临床工作中，恶性肿瘤作为缺血性脑卒中的原因常被忽视。

有研究总结了 15 例 Trousseau 综合征合并多发性脑梗死患者临床资料，男性 13 例、女性 2 例，其中肺腺癌 7 例，提示腺癌易引起多发性脑梗死。其原因可能与其分泌的多种癌性促凝物质有关，因为腺癌细胞可产生组织蛋白酶从而激活机体凝血系统，生成黏液蛋白引起机体的变态反应，使血管内膜周围组织等发生上皮细胞脱落、退行性变、纤维素样变从而易形成血栓。有研究认为 CA125 和 CA15-3 表达与癌症患者中血栓栓塞的发生率相关，CA125 水平显著升高与转移性癌症脑梗死复发有关。一位日本学者在一项病例报道中发现血清肿瘤标志物 CA19-9 和 CA125 显著升高，认为升高的 CA125 和 CA19-9 水平参与了血栓栓塞的形成。

Trousseau 综合征所致多发性脑梗死的发病机制尚不十分清楚，既往研究表明多与血液高凝状态有关，表现在以下几个方面：①血液高凝状态导致血管内微小血栓形成。对恶性肿瘤伴缺血性卒中或短暂性脑缺血发作患者采用 TCD 检测发现，其微栓子阳性率为 45.9%～71.4%，且微栓子与升高的 D- 二聚体水平、腺癌及癌转移密切相关，因此 Trousseau 综合征患者血液高凝状态导致微小血栓形成，进而造成脑栓塞及急性脑梗死。②血液高凝状态导致纤维蛋白血栓沉积在正常或表面变形的心脏瓣膜表面，进而引发非细菌性感染性血栓性心内膜炎。有尸体解剖研究发现，Trousseau 综合征脑血管栓子多为纤维蛋白血栓，考虑为非细菌性感染性血栓性心内膜炎所致。临床中多通过监测患者血液中的 D- 二聚体是否增高来评估是否处于高凝状态，而且 Trousseau 综合征患者的 D- 二聚体与传统意义上的血栓性疾病的 D- 二聚体相比显著升高，因此大多数学者认为 Trousseau 综合征与血浆 D- 二聚体升高相关，而且如不及时诊断治疗，血浆 D- 二聚体会呈持续性增高，反复出现脑梗死。Ito 在连续监测 Trousseau 综合征患者血浆 D- 二聚体的水平后总结发现，在 90 天内死亡的 10 例患者的连续 D- 二聚体水平显著高于在 90 天内存活的 11 例患者，这提示连续 D- 二聚体水平可能是 Trousseau 综合征的良好生物标志物，也是 Trousseau 综合征患者预后的有用预测指标。有研究表明，Trousseau 综合征患者的局灶性神经功能缺失症状和体征与传统脑梗死相比，差异无统计学意义，但常合并其他凝血功能紊乱导致的疾病，如同时发生静脉栓塞中一种或几种、颅外其他动脉栓塞、非细菌性感染性血栓性心内膜炎、弥散性血管内凝血。

在以急性多发性脑梗死为表现的 Trousseau 综合征的患者中，DWI 不累及 3 个或 3 个以上血管分布区者约 20% 为恶性肿瘤相关性脑梗死。其 MRI 特点为无强化、非环形、聚集成团或单一部位的 DWI 高信号，病灶直径 0.5 ～ 2.0cm，并常位于外周或大血管区域，分水岭区少见，无弥漫性皮质带状或深部灰质核团受累，最常见的受累部位为大脑皮质 / 皮质下，多为直径 < 1.0cm 的小病灶。有研究用"三区征"来作为由于恶性肿瘤而引起的脑梗死的影像学标志，即双侧前循环及后循环的 DWI 高信号。本例患者也符合这个"三区征"的影像学特点。

需要注意的是，影像学上表现为多发性梗死病灶的病因并不只有 Trousseau 综合征，心源性疾病（如房颤）、嗜酸粒细胞增多症、急性重度贫血、原发性中枢神经系统血管炎等疾病也可出现颅内多发梗死灶，需要与 Trousseau 综合征进行鉴别。

对于 Trousseau 综合征，目前临床首选肝素抗凝治疗并需要积极控制肿瘤，合并深静脉血栓形成者可给予低分子量肝素及维生素 K 拮抗剂，但不推荐采用口服抗凝剂治疗，肿瘤控制及 D- 二聚体水平下降后脑梗死复发风险降低，可停止抗凝治疗。而抗血小板治疗是无效的。本例患者应用肝素抗凝治疗，后续给予华法林治疗，预后相对良好。

总之，以急性多发性脑梗死为表现的 Trousseau 综合征较为少见，临床上若遇到多个动脉供血区出现了多发脑梗死并伴有 D- 二聚体和肿瘤标志物增高的患者一定要警惕隐匿性恶性肿瘤的存在，排除心源性及低灌注等所致脑梗死并尽快完善恶性肿瘤的排查，确诊为 Trousseau 综合征可用肝素治疗脑梗死，以改善患者的预后。

参考文献

[1] Ling Y, Li Y, Zhang X, et al. Clinical features of Trousseau's syndrome with multiple acute ischemic strokes[J]. Neurol Sci, 2022, 43(4): 2405–2411.

[2] Chen W, He Y, Su Y. Multifocal cerebral infarction as the first manifestation of occult malignancy: case series of Trousseau's syndrome and literature review[J]. Brain Circ, 2018, 4(2): 65–72.

[3] Finelli PF, Nouh A.Three-territory DWI acute infarcts: diagnostic value in cancer-associated hypercoagulation stroke (Trousseau syndrome)[J]. 2016, 37(11): 2033–2036.

[4] Ikushima S, Ono R, Fukuda K, et al. Trousseau's syndrome: cancer-associated thrombosis[J]. Jap J Clin Oncol, 2016, 46(3): 204–208.

[5] Ishikawa M, Nakayama K, Ishibashi T, et al.Case series of cerebral infarction with Trousseau's syndrome associated with malignant gynecological tumors[J].Mol Clin Oncol, 2016, 5(1): 138–142.

[6] Ito S, Kikuchi K, Ueda A,et al.Changes in serial D-dimer levels predict the prognoses of Trousseau's syndrome patients[J]. Front Neurol, 2018, 9: 528.

[6] Kato T, Yasuda K, Iida H, et al. Trousseau's syndrome caused by bladder cancer producing granulocyte colony-stimulating factor and parathyroid hormone-related protein: a case report[J]. Oncol lett, 2016, 12(5): 4214–4218.

[7] 刘方辉，王金涛，凌一童，等 . Trousseau 综合征和心房纤颤相关急性多发性脑梗死的临床与影像特点比较 [J]. 中风与神经疾病杂志，2021，38（6）：505-508.

[8] Sack Jr GH, Levin J, Bell WR. Trousseau's syndrome and other manifestations of chronic disseminated coagulopathy in patients with neoplasms: clinical, pathophysiologic, and therapeutic features[J]. Medicine (Baltimore), 1977, 56(1): 1–37.

病例 8　误诊为 NMDA 受体脑炎的硬脑膜动静脉瘘

临床资料

患者，男，46 岁。因"精神行为异常 7 天，加重 4 天"于 2021-06-03 收入院。

【现病史】

患者于 7 天前无明显诱因出现精神行为异常，表现为反应迟钝、答非所问、行为异常（拿车钥匙开户门），无幻觉及妄想，无发热，无意识丧失及肢体抽搐。近 4 天来因上述症状加重而来诊。

【既往史】

脑外伤史 2 年，未遗留后遗症。吸烟饮酒史，已戒 2 年。

【个人史及家族史】

无特殊。

【体格检查】

T 36.5℃，P 60 次 / 分，R 18 次 / 分，BP 126/91mmHg。高级皮质功能减退（定向力、计算力、记忆力、空间定位能力等，其中记忆力损害尤为明显），余神经系统查体大致正常。

【辅助检查】

血常规、心肌标志物测定、凝血系列、肾功能、尿便常规、C 反应蛋白、红细胞沉降率、风湿三项、抗中性粒细胞胞浆抗体（ANCA）、男性肿瘤标志物、甲功三项、同型半胱氨酸测定等未见明显正常。腰穿脑脊液检查：初压 195mmH$_2$O，末压 105mmH$_2$O；常规、生化、细胞学及病原学等未见异常。脑脊液抗谷氨酸受体（NMDA 型）抗体 IgG 阳性（1：1），血液抗谷氨酸受体（NMDA 型）抗体 IgG 阳性（1：30）。双侧颈部腋窝、腹股沟区彩超未见明显异常肿大淋巴结。胸部 CT+ 胸部增强 CT+ 全腹部增强 CT 示双肺坠积性改变，右侧胸腔少许积液，右下腹局部肠管聚集成团，结肠内明显扩张积气。心脏彩超示：EF 61%，三尖瓣反流（少量）。2021-06-03 脑 CT 示双侧大脑半球脑组织肿胀，右侧大脑半球可见多发混杂密度影（图 1-8-1）。2021-06-04 脑 MRI 示双侧脑白质多发异常信号。右侧额顶颞枕部脑沟信号增高（图 1-8-2）。

【诊疗过程及诊疗思路分析】

患者中年男性，亚急性病程，以精神行为异常为主要表现，实验室检查脑脊液常规、生化无异常，脑脊液及血清学 NMDA 受体抗体阳性，脑 MRI 示双侧脑白质异常信号、颞叶海马无异常病变，无外周肿瘤相关证据。根据上述特点，首先考虑 NMDAR 脑炎可能性大，遂给予甲泼尼龙冲击及人血免疫球蛋白治疗。但经过上述治疗后患者精神行为异常症状加重，逐渐出现不认识家人。重新梳理患者病史、治疗情况、实验室检查及影像学资料发现患者存在诸多不符合 NMDA 受体脑炎之处：发病前无前驱感染史，除精神认知障碍外，无癫痫发作、言语障碍、不自主运动及自主神经功能障碍等典型 NMDA 受体脑炎表现，脑脊液无炎性改变，脑脊液 NMDA 受体抗体滴度很低且脑脊液滴度低于血清滴度，影像学示累及脑深部白质，无边缘系统异常病变，免疫治疗效果差。综合上述特点，可排除 NMDA 受体脑炎，并重新仔细分析患者影像学特点发现：脑组织血管源性水肿表现，可见皮质静脉血管充盈，T2WI 可见脑沟多发血管流空影。遂进一步完善脑增强 MRI 检查。2021-06-07 脑增强 MRI 示：右侧额顶叶、左侧顶叶多发强化血管影，考虑静脉引流障碍并动脉增多，血管畸形不除外。右侧外侧裂静脉瘤可能（图 1-8-3）。2021-06-08，进一步完善全脑血管造影：右侧颈内动脉造影示右侧横窦硬脑膜动静脉瘘，由脑膜垂体干分支供血；左侧颈内动脉造影示上矢状窦硬脑膜动静脉瘘，由眼动脉分支供血；右侧颈外动脉造影示上矢状窦硬脑膜动静脉瘘，由多支脑膜中动脉供血，瘘口位于上矢状窦，静脉扩张明显；左侧颈外动脉造影示上矢状窦硬脑膜动静脉瘘，多支脑膜中动脉供血，流量较大，瘘口位于上矢状窦，矢状窦内少量正向血流，大部分回流至脑内，静脉扩张明显，局部形成静脉瘤改变（图 1-8-4）。根据脑血管造影结果，诊断硬脑膜动静脉瘘明确。建议患者行介入手术治疗，患者及家属拒绝手术治疗，自动出院回家。

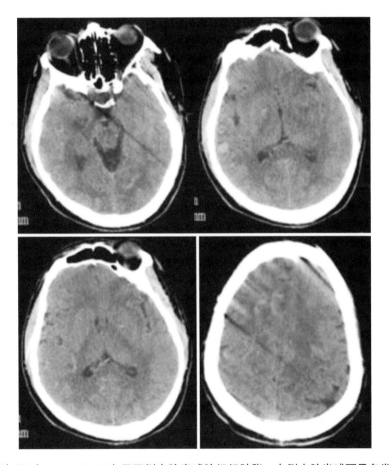

图 1-8-1 脑 CT（2021-06-03）示双侧大脑半球脑组织肿胀，右侧大脑半球可见多发混杂密度影

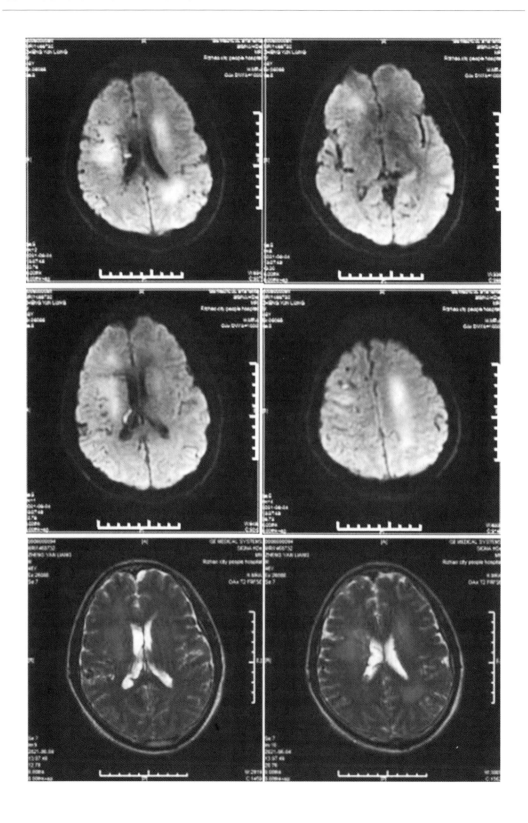

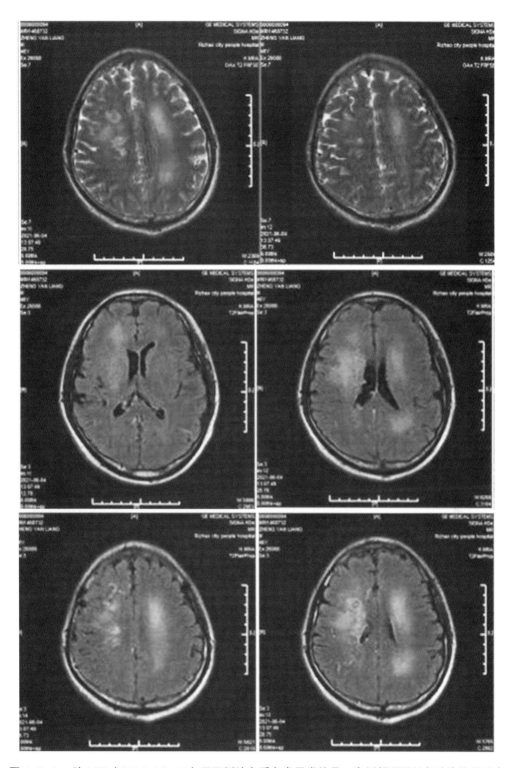

图 1-8-2 脑 MRI（2021-06-04）示双侧脑白质多发异常信号，右侧额顶颞枕部脑沟信号增高

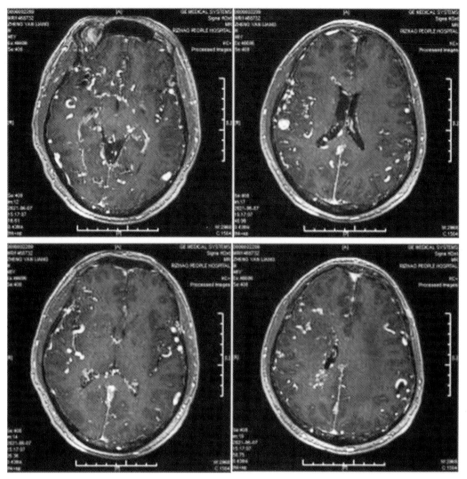

图 1-8-3　脑增强 MRI（2021-06-07）示：右侧额顶叶、左侧顶叶强化血管影增多，考虑静脉引流障碍并动脉增多，血管畸形不除外。右侧外侧裂静脉瘤可能

【最终诊断】

硬脑膜动静脉瘘。

【诊疗体会及总结】

硬脑膜动静脉瘘（dural arteriovenous fistula，DAVF）是指发生在颅内动脉和硬脑膜静脉窦、脑膜静脉或皮质静脉之间的异常动静脉短路，可能沿硬脑膜出现在任何地方。最常见的区域是横窦、乙状窦和海绵窦，导致静脉窦内压力增高回流受阻及静脉窦内血液动脉化，从而出现脑水肿、颅内压增高、静脉窦血栓、静脉破裂出血等表现，占颅内血管畸形的 10% ~ 15%。DAVF 病因尚不十分清楚，多认为后天获得性。作为一种可治性疾病，DAVF 的及时诊断并早期治疗患者往往有着非常良好的预后；然而因其临床表现千变万化，异质性极大，加之影像学改变常不典型，临床极易漏诊及延误诊断。

DAVF 与手术、头外伤、感染、硬脑膜窦血栓形成、雌激素等因素有关，但确切发病机制不明。两种假说如下。①"生理性动静脉交通"开放：硬脑膜动静脉之间存在"生理性动静脉交通"或"裂隙样血管"，某些病理状态使其开放，形成 DAVF。②新生血管：某些血管生长因子异常释放促使硬脑膜新生血管形成，致使 DAVF 形成。

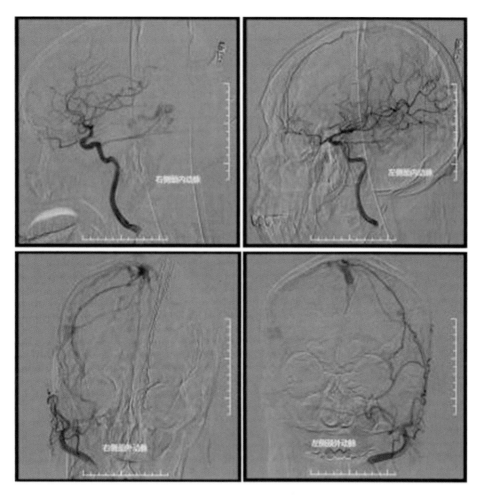

图 1-8-4　全脑血管造影（2021-06-08）：右侧颈内动脉造影示右侧横窦硬脑膜动静脉瘘，由脑膜垂体干分支供血；左侧颈内动脉造影示上矢状窦硬脑膜动静脉瘘，由眼动脉分支供血；右侧颈外动脉造影示上矢状窦硬脑膜动静脉瘘，由多支脑膜中动脉供血，瘘口位于上矢状窦，静脉扩张明显；左侧颈外动脉造影示上矢状窦硬脑膜动静脉瘘，多支脑膜中动脉供血，流量较大，瘘口位于上矢状窦，矢状窦内少量正向血流，大部分回流至脑内，静脉扩张明显，局部形成静脉瘤改变

　　DAVF 缺乏特异性临床表现，因瘘口的部位、大小、数量、血流量、供血动脉来源数量、扩张弯曲程度及引流静脉的构成、数量、引流方向不同而呈现多样性、复杂性。前颅窝 DAVF 引流至海绵窦，表现为眼部症状，如突眼、结膜水肿、眼肌麻痹、视力下降

和眶后疼痛；中颅窝 DAVF 引流至横窦和乙状窦，表现为搏动性耳鸣；幕上 DAVF 引流至矢状窦和深静脉，表现为全脑静脉充血、颅内压增高、脑积水、视盘水肿、痫性发作或痴呆；脑干区 DAVF 表现为脑神经损害和四肢瘫。因此，当患者出现上述神经功能缺损症状时，常规影像（CT、MRI）改变不典型，极易误诊。本例患者以精神认知障碍为主要表现，分析其原因是 DAVF 引流的静脉内压超过静脉循环的代偿能力时，血管通透性增加，血脑屏障破坏，引起血管源性水肿，如果静脉压持续升高，造成局部脑组织缺氧，会出现细胞毒性水肿，DWI 可表现为高信号，从而导致脑白质病变及认知障碍。此外，该病例特殊之处在于实验室检查脑脊液及血清 NMDA 受体抗体阳性，这是该病例开始被误诊为 NMDA 受体脑炎的原因之一。临床诊断 NMDA 受体脑炎除了抗体阳性外，还需要结合临床症状、影像学及治疗效果等综合判断，且抗体假阳性率较高，需要引起重视。

DAVF 的治疗包括以下几方面。①保守治疗：DSA 显示患者无皮质静脉反流，可以采取保守治疗。一般 3 ~ 6 个月进行临床及影像学检查随访观察，如果疾病稳定，可以每年进行临床和非侵袭性影像学随访。②血管内介入治疗：血管内治疗的技术包括经动脉、经静脉及直接穿刺。经动脉入路是皮质静脉反流相关进展性 DAVF 最常用的方法，需要对供血动脉进行超选，使栓塞剂能经过瘘口流入静脉内。弹簧圈是经静脉入路首选的栓塞材料。③显微手术：需要急诊清除颅内血肿的患者，多支供血动脉，其他技术不能到达供血动脉或供血动脉参与或与重要的脑神经毗邻。前颅窝内的 DAVF 首选手术治疗。④放射治疗：手术或血管内介入治疗风险较大的患者，或前两种治疗后仍残留瘘的患者。

总之，当患者有神经功能缺损、临床表现与影像不一致、对治疗效果不佳时，应仔细寻找病因，注意 MRI 上有无细微的血管形态改变，警惕 DAVF 可能，必要时进一步行脑血管造影检查明确诊断，避免误诊。

参考文献

[1] 苏新，马永杰，涂天琦，等 . 硬脑膜动静脉瘘病因及其发病机制的研究进展 [J]. 中国脑血管病杂志，2022，19（8）：572-575+581.

[2] Baharvahdat H, Ooi YC, Kim WJ, et al. Updates in the management of cranial dural arteriovenous fistula[J]. Stroke Vasc Neurol, 2019, 5(1): 50-58.

[3] Chen PM, Chen MM, McDonald M, et al. Cranial Dural Arteriovenous Fistula[J]. Stroke, 2018, 49(12): e332-e334.

[4] 张霞，余正阳，于丹丹，等 .2 例小脑幕区硬脑膜动静脉瘘误诊病例报告 [J]. 中国卒中杂志，2022，17（4）：398-401.

[5] 中华医学会神经病学分会神经感染性疾病与脑脊液细胞学学组 . 中国自身免疫性脑炎诊治专家共识（2022 年版）[J]. 中华神经科杂志，2022，55（9）：931-949.

[6] 陶霖，石吉乐，李俊恒，等 . 表现为神经功能缺损的 3 例硬脑膜动静脉瘘误诊分析 [J]. 国际神经病学神经外科学杂志，2016，43（3）：240-244.

病例 9　以眩晕起病的双侧延髓梗死

临床资料

患者，男，67 岁。因"头晕 10 小时，行走不稳 2 小时"于 2020-10-16 收入院。

【现病史】

患者入院前 10 小时无明显诱因出现眩晕，持续性，活动后加重，伴有恶心、呕吐，呕吐物为胃内容物，急诊考虑为"眩晕原因待查"，给予"甲磺酸倍他司汀、泮托拉唑、甲氧氯普胺"等药物治疗，效果欠佳。入院前 2 小时出现行走不稳，四肢肢体力弱，伴有饮水呛咳，言语不清，无理解障碍，再次急诊行脑 CT 检查排除脑出血及颅内肿瘤，急诊以"脑梗死"收入院。

【既往史及个人史】

患者 4 岁时因左眼眼球肿瘤行手术治疗，术后左眼仅存光感。有结肠肿瘤手术史、肺囊肿手术史。吸烟 40 余年，已戒烟 3 年。饮酒史 40 余年，每日约 250g 白酒。

【家族史】

无特殊。

【体格检查】

T 36.5℃，P 63 次 / 分，R 18 次 / 分，BP 150/71mmHg。神志清，构音含糊，双侧瞳孔等大等圆，直径 2.5mm，对光反应灵敏，左侧眼睑下垂，左侧眼球突出，双眼可见快速右向水平眼震，平视及双眼球向右、向左转动时眼震幅度无变化，鼻唇沟对称，伸舌居中，四肢肌力 5⁻ 级，四肢肌张力正常，双侧腱反射正常，双侧巴氏征阴性，双侧肢体浅感觉对称，双侧指鼻试验、轮替试验及跟 – 膝 – 胫试验欠稳准，颈软，无抵抗感。心肺腹查体无异常体征，双下肢无水肿。

【辅助检查】

LDL-C 1.63mmol/L，肌酸激酶 371U/L，肌红蛋白 165.80μg/L，血钾 3.44mmol/L，

脑钠肽 114.90pg/ml，血常规、凝血系列、肝功能、肾功能、甲状腺功能等正常。心电图示窦性心律，ST-T 改变。心脏超声检查示室间隔基底段增厚，二尖瓣反流（少量），主动脉瓣钙化、反流（轻度），三尖瓣反流。颈部血管彩超示左侧颈动脉分叉部内－中膜增厚伴斑块形成，椎动脉、双侧锁骨下动脉起始段结构及血流未见明显异常。脑 MRI 示双侧延髓梗死，双侧脑实质多发缺血灶，双侧脑室周围白质变性，右侧基底节区和左额叶软化灶。脑 MRA 示脑动脉硬化性改变，右侧大脑后动脉起始部狭窄（图 1-9-1），头颈部 CTA 示左侧颈总动脉、双侧颈内动脉颅内段、右侧椎动脉颅内段及基底动脉多发粥样硬化征象（图 1-9-1）。冠脉 CTA 示多发多支冠状动脉粥样硬化征象，左侧冠状动脉前降支远段壁冠状动脉形成，管腔走行僵直。

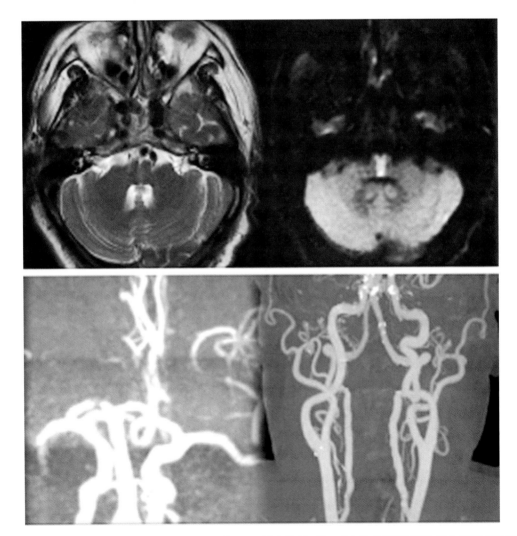

图 1-9-1　脑 MRI 示双侧延髓梗死，T2WI 和 DWI 呈高信号。脑 MRA 和头颈部 CTA 示左侧颈总动脉、双侧颈内动脉颅内段、右侧椎动脉颅内段及基底动脉多发粥样硬化征象

【诊疗思路分析】

患者老年男性，急性起病，以头晕、行走不稳起病。神经系统查体阳性体征：构音障碍，水平眼震，四肢肌力 5⁻ 级，双侧指鼻试验、轮替试验及跟 – 膝 – 胫试验欠稳准。根据患者阳性体征定位诊断为前庭、小脑、双侧皮质脊髓束、皮质延髓束，依据患者老年男性、急性起病、有动脉粥样硬化等脑卒中的危险因素，症状在数小时内达到高峰出现神经功能缺损的症状及体征，脑 CT 排除出血性病变，梗死病灶符合血管分布，定性诊断为缺血性脑血管病。脑 MRI 实为双侧延髓内侧梗死，头颈部 CTA 示椎动脉多发粥样硬化改变，考虑患者 TOAST 分型为大动脉粥样硬化型，责任血管为椎动脉。

【临床诊断】

双侧延髓内侧梗死；多发脑动脉狭窄；高血压 2 级 极高危冠心病；冠状动脉狭窄；心功能 Ⅱ 级。

【治疗过程及随访】

患者入院后给予阿司匹林 100mg qd、阿托伐他汀钙 40mg qn、氯化钾补钾等综合治疗。经治疗 2 周后出院，出院时患者头晕、眼震症状基本缓解，肢体力弱、言语不清好转，行走仍不稳，但可独立行走。随访患者延髓梗死后遗留行走不稳，患者 2021 年 11 月 13 日因肺部占位性病变、重症肺炎、多脏器功能衰竭去世。

【诊疗体会及总结】

眩晕是患者对空间定向感觉的主观体会错误，患者自觉周围物体旋转或向一侧移动，或者感觉自身旋转、摇晃或上升、下降。眩晕依照其发生的机理和性质可分为两大类，第一类称"假性眩晕"（或称脑性眩晕），多由平衡三联（视觉、本体觉、前庭觉）的大脑皮质中枢或全身性疾病影响到这些皮质中枢造成的，如心血管疾病、高血压、贫血、药物中毒等疾病；第二类称"真性眩晕"，由平衡三联的病损造成，有明确的旋转感或身体运动感，其又可分为眼性眩晕、姿态感觉性眩晕和前庭系统性眩晕。眼性眩晕多见于眼肌麻痹的患者，伴有复视，若遮蔽患侧眼睛，眩晕即可消失，本患者眼睑下垂，考虑与眼球手术有关，不考虑存在眼性眩晕。姿态感觉性眩晕可见于后索病变的患者，有深感觉障碍和共济失调。由于视觉及本体感觉系统对于定向感受仅有辅助作用，所以在前庭系统完好的情况下，这两种眩晕可不明显。临床上有视觉与本体觉系统病变的患者很少以眩晕为主要症状。前庭系统为人体辨向的主要结构，因此该系统的病变是产生眩晕的主要原因。前庭系统以内耳门为界分为周围和中枢两部分，周围部分包括前庭器官和前庭神经的内听道部分，前庭器官包含前庭和半规管两部分，里面充满内淋巴液，前庭位于内耳迷路的中部，居半规管与耳蜗之间，其中有两个相通的膜性小囊，即椭圆囊和球囊，其内各有一个囊斑，前庭刺激感受细胞毛细胞位于其中，毛细胞顶端的毛插在一小块含有耳石的胶质板中，耳石是由碳酸钙和蛋白质组成。三条半规管各有一膨大部分，称为壶腹，其内各有一个隆起，称为壶腹嵴，嵴上有毛细胞。毛细胞受到刺激产生神经冲动，经前庭神经传入中枢。前庭神经的感觉神经元胞体位于内耳道的前庭神经节内，是双极神经元，其周围突分布于椭圆囊斑、球囊斑、壶腹嵴，中枢突聚成前庭神经，与听神经合成第八对脑神经，在内耳道和面神经、内听动脉相伴而行，前庭神经的中枢部分出内耳门在桥延沟的外侧进入脑干，前庭神经的纤维止于前庭神经核和小脑。前庭神经核有上核、脊髓核、内侧核和外侧核，前庭神经核与脑内其他部位的联系极为丰富，发出的纤维小部分经过小脑下脚止于小脑的绒球及小结；前庭外侧核发出纤维止于脊髓前索的前角细胞，调节躯体平衡；发出纤维加入内侧纵束，与眼球运动神经核和上部颈髓建立联系，调节眼球及颈肌反射性活动；发出的纤维还可进入脑干网状结构。

前庭系统及其联系径路上任何部位发生病变均可导致眩晕发作，临床上表现也不一样，分别称为周围性眩晕和中枢性眩晕。周围性眩晕为突发程度较重的眩晕，常伴有耳鸣或耳聋，自主神经症状明显，常有恶心、呕吐、面色苍白、心率慢、出冷汗，眼震多表现为水平或水平旋转性，躯体倾倒方向与眼震慢相方向一致，前庭功能试验无反应或反应减弱，无意识障碍及脑干症状。而中枢性眩晕为逐渐起病的程度较轻的眩晕，自主神经症状及听觉受损的症状不明显，眼震方向多变，水平、旋转或垂直性，躯体倾倒方向与眼震慢相方向不一致，可有意识障碍、脑干受损的症状。本患者以突发眩晕为首发症状，首发症状表现形式酷似周围性眩晕，给予对症治疗后症状不缓解，很快出现脑干受损的表现，因此考虑患者为中枢性眩晕。文献报道眩晕/头晕是延髓梗死常见首发症状，本患者与文献报道相符，以眩晕为首发症状，本患者梗死部位为延髓内侧梗死，文献报道延髓内侧病灶引起眼动及前庭异常多见于舌下周核复合体、前庭神经核传出纤维、下橄榄核传出纤维及旁中央束等结构损害，患者眼震考虑与内侧纵束受累有关。对于以头晕发病的双侧延髓内侧梗死，可表现为孤立性头晕，其是指单纯的发作性或持续性头晕，没有其他神经系统的定位症状和体征，多见于外周前庭系统疾病，但也可见于后循环缺血。对于孤立性头晕为首发症状的双侧延髓内侧梗死的患者，因缺乏其他神经系统的定位症状及体征，如不及时完善脑 MRI 检查，极易发生漏诊误诊。

延髓梗死发病率较低，约占后循环缺血性脑卒中的7%。延髓梗死血供来源多、变异性大、解剖结构复杂，因此梗死灶的微小差异可以引起完全不同的临床表现。临床上常根据供血动脉区域的不同将延髓梗死分为外侧延髓梗死（lateral medullary infarction,

LMI）和内侧延髓梗死（medial medullary infarction，MMI）。早期 Kim 和 Han 将 LMI 和 MMI 进行了更详细的划分。我国学者刘长月等分析 256 例延髓梗死，其将 LMI 横轴位细分为以下几型。①"斜外侧"型：梗死灶在 MRI 上呈现斜带状，主要包括疑核、三叉神经脊束核、脊髓丘脑束；②"背侧"型：梗死灶局限于延髓背侧，主要包括迷走神经背核、孤束核、薄束核及楔束核；③"浅外侧"型：梗死灶位于延髓尾侧，局限于外侧浅表区域；④"背外侧"型：延髓累及延髓的整个背外侧。将 MMI 横轴位细分为以下几型。①"腹内侧"型：梗死灶局限于内侧延髓梗死，主要累及皮质脊髓束；②"中内侧"型：梗死灶从腹侧向中间延伸，主要累及皮质脊髓束和内侧丘系；③"背内侧"型：梗死灶进一步向背侧延伸，主要累及皮质脊髓束、内侧丘系和内侧纵束、舌下神经核。文献报道大动脉粥样硬化型是延髓梗死的常见发病机制，其次为小动脉闭塞型，有少数患者为动脉夹层或心源性栓塞所致。刘长月等研究发现大动脉粥样硬化型是延髓"斜外侧"组及"背外侧"组的主要发病机制，小动脉闭塞型是延髓"背侧"组及"浅外侧"组的主要发病机制。既往亦有研究表明延髓内侧梗死的发病机制以椎动脉粥样硬化性狭窄最常见，闭塞次之，其次是穿支动脉疾病。

　　LMI 主要由脊髓后动脉和小脑下后动脉（长旋动脉）供血，MMI 主要由脊髓前动脉和椎动脉延髓支（短旋动脉）供血。延髓上部血供由双侧椎动脉发出的脊髓前动脉提供，延髓中部及下部的血供由双侧脊髓前动脉汇合而成的单干提供。目前研究认为，双侧延髓内侧梗死（bilateral medial medullary infarction，BMMI）患者的血管病变主要为后循环动脉粥样硬化、血管变异或动脉夹层等，若血管变异如双侧脊髓前动脉起源于同一椎动脉的情况下，单侧椎动脉病变即可出现双侧延髓梗死。既往研究提示，双侧延髓内侧梗死患者最主要的血管病变为椎动脉粥样硬化，其他血管病变包括基底动脉粥样硬化、脊髓前动脉闭塞。也有研究认为双侧延髓内侧梗死为椎动脉粥样硬化分支闭塞所致。本患者有烟酒不良嗜好、高血压、冠心病等脑血管病危险因素，年龄也是动脉粥样硬化性疾病的高发阶段，且脑 MRA 及 CTA 提示椎动脉粥样硬化性病变，考虑患者 TOAST 分型符合大动脉粥样硬化型，责任血管为椎动脉，与文献报道相符。

　　MMI 较 LMI 少见，约占所有延髓梗死的 25%，而 BMMI 是更为罕见的脑血管疾病。Kumral 等根据 MMI 的临床表现大致将其分为 4 型。①经典的 Dejerine 综合征：表现为病灶对侧轻偏瘫、深感觉障碍和同侧舌瘫三联征；②感觉运动性卒中：表现为对侧轻偏瘫、对侧深感觉减退但无舌瘫；③单纯轻偏瘫；④双侧 MMI 综合征：表现为四肢轻瘫、双侧深感觉障碍、吞咽困难、发音困难、构音障碍及呼吸衰竭等。BMMI 患者的临床表现差异很大，且与梗死部位密切相关。本患者首发症状为眩晕及查体有眼震，考虑为前庭及内侧纵束受累有关。患者病理征阴性，考虑处于脑休克期。患者四肢无力为双侧皮质脊髓束所致，共济失调、行走不稳考虑为内侧丘系受累导致深感觉障碍所致，遗憾的是我们未对患者进行深感觉的查体。患者构音障碍、饮水呛咳为累及疑核或皮质延髓束所致，患者伸舌居中考虑可能与舌下神经、舌下神经核损伤不完全，或者因双侧舌下神经核及舌下神经均受累，双侧舌肌均力弱导致伸舌居中，但此种情况下会出现伸舌无力。

脑 MRI 是 BMMI 的重要诊断依据，其典型表现为急性期双侧延髓内侧长 T1WI、长 T2WI 信号，FLAIR 及 DWI 序列高信号表现，可呈"心形""Y 形""扇形"外观。在解剖学上，延髓的血管供应分为 4 个血管区：前内侧区、前外侧区、外侧区和后外侧区。延髓在垂直方向上分为以下 3 组：延髓头侧，以网状体背外侧隆起为标志；中髓质，其特征是下橄榄核腹外侧隆起；尾髓质，其特征为圆形，第四脑室封闭。头端延髓的内侧部分可进一步分为腹侧、中和背侧。BMMI 更常见于延髓头端，当梗死发生在前内侧区时呈"Y 形"梗死灶，延髓头端的腹、中、背侧均受累时呈典型的"Y 形"梗死灶；当梗死发生在前内侧和前外侧区域时呈"心形"梗死灶；当梗死发生在延髓头端的腹侧时呈"扇形"梗死灶。除了上述 3 种外观外，根据延髓累及不同部位可出现不同形状，如"点状""倒八形""米老鼠头形""V 形"或病灶形态无特异表现的。其中"Y 形"梗死是最常见的，代表前内侧区域的整个损伤。因此，典型的舌下麻痹、四肢瘫痪和双侧深部感觉障碍三联征主要发生在"Y 形"梗死中。"心形"梗死意味着缺血延伸到前外侧部分区域。"扇形"梗死是罕见的梗死形式。前两种形式的 BMMI 可能与不良预后相关，因为髓质缺血的扩大可导致延髓麻痹和呼吸衰竭。本患者的脑 MRI 显示病灶局限于前内侧区，且延髓头端的腹侧、中、背侧均受累，符合典型"Y 形"梗死的表现。BMMI 呼吸衰竭的发生率估计为 20%，高于以前的单侧 MMI。呼吸障碍可能是由于内侧髓质网状结构、疑核、疑后核和孤束核受损所致，且易发生在"Y 形"梗死的患者中，本患者未发生呼吸衰竭。

由于 BMMI 临床表现多样且呈非特异性，疾病初期症状不典型，尤其早期脑休克期可表现为病理征阴性、腱反射消失、四肢弛缓性瘫痪，此时极易误诊为吉兰 - 巴雷综合征。随着病情进展，四肢弛缓性瘫痪转变为上运动神经元性瘫痪，对于此类临床表现者，如果早期 MRI 阴性，应复查 MRI 以明确诊断。同时 BMMI 也需要与脑干脑炎、上升性脊髓炎、颅内感染等疾病鉴别。对于存在心脑血管病危险因素，症状不典型的患者应详细询问病史，并结合临床体征和脑影像学检查等仔细进行鉴别。

BMMI 的治疗原则上按照脑梗死进行治疗，实际上 BMMI 急性期患者极少接受静脉溶栓、机械取栓治疗，可能与 BMMI 患者的就诊时间、起病初期症状不典型容易被误诊有关。目前 BMMI 患者接受的治疗方案主要为抗血小板聚集、调节血脂稳定斑块、改善血液循环、积极防治并发症、对症支持及康复训练等。BMMI 患者的短期预后差，尤其是合并有呼吸衰竭的患者，对患者及其家人造成极大的负担。因此，怀疑 BMMI 的患者建议及早行脑 MRI 检查，争取在时间窗内进行静脉溶栓或机械取栓，提高患者从静脉溶栓或机械取栓中获益的可能性。

参考文献

[1] 王武庆，付蓉，毕国荣，等 . 血管源性头晕 / 眩晕诊疗中国专家共识 [J]. 中国神经免疫学和神经病学杂志，2020，27（4）：253-260.

[2] Kim JS, Han YS. Medial medullary infarction: clinical, imaging, and outcome study in 86 consecutive patients[J]. Stroke, 2009, 40(10): 3221-3225.

[3] Kim JS. Pure lateral medullary infarction: clinical–radiological correlation of 130 acute, consecutive patients[J]. Brain, 2003, 126(Pt 8): 1864-1872.

[4] 刘长月，张雅静，袁子云，等 . 延髓不同部位梗死的临床特征分析 [J]. 中华神经科杂志，2023，56(8)：886-894.

[5] 方文丽 . 我国双侧延髓内侧梗死 139 例临床分析 [J]. 国际医药卫生导报，2023，29（15）：2096-2101.

[6] Kumral E, Afsar N, Kırbas D, et al. Spectrum of medial medullary infarction: clinical and magnetic resonance imaging findings[J]. J Neurol, 2002, 249(1): 85-93.

[7] Hu F, Nie H, Bai Y, et al. The stroke mechanism, clinical presentation, and radiological feature of bilateral medial medullary infarction[J]. Neurol Sci, 2022, 43(12): 6881-6888.

病例 10　Ondine's curse 综合征

> **临床资料**
>
> 男性，72 岁，因"言语不清伴右下肢无力 4 小时"于 2022-03-30 住院。

【现病史】

患者于入院前 4 小时无明显诱因突然出现言语不清，伴右下肢无力，行走不稳，头晕、恶心，呕吐胃内容物多次，自觉吞咽困难、饮水呛咳，无头痛，无复视、耳鸣，无意识障碍，在外未行诊疗，为求明确诊治来我院。门诊行颅脑 CT 检查示脑白质脱髓鞘改变，以"脑梗死"收住神经内科。

【既往史】

高血压病史 10 余年，收缩压最高达 210mmHg，目前口服缬沙坦控制血压，血压控制不佳；糖尿病病史 5 年，目前口服阿卡波糖，血糖控制不佳；慢性阻塞性肺疾病、冠心病病史 6 年；延髓梗死病史 2 年，无明显后遗症，目前口服硫酸氢氯吡格雷片、阿托伐他汀钙片；直肠恶性肿瘤术后、结肠息肉切除术后 1 年余。

【体格检查】

BP 213/102mmHg，神志清，构音障碍，高级智能正常，右侧上睑下垂，睑裂约 3.0mm，左侧睑裂约 7.0mm，双侧瞳孔等大正圆，直径约 3mm，对光反射灵敏，鼻唇沟右侧浅，咽反射减弱，伸舌左偏，四肢肌张力正常，左下肢肌力Ⅳ级，左上肢及右侧肢体肌力Ⅴ级，双侧感觉对称，指鼻试验稳准，左侧跟 - 膝 - 胫试验欠稳准，双侧病理征未引出，颈软，Kernig 征阴性。双肺呼吸音粗，未闻及干湿性啰音，心律齐，各瓣膜听诊区未闻及杂音，腹软，无压痛、反跳痛。NIHSS 评分 6 分，洼田饮水试验Ⅴ级，mRS 评分 3 分。

【辅助检查】

脑 MRI（2022-03-31）：延髓右侧梗死；双侧脑实质多发缺血灶、软化灶；脑MRA 符合脑动脉硬化并多发血管狭窄表现（图 1-10-1）。化验血常规、尿便常规、凝血系列、肝功能、肾功能、血脂、电解质、甲功五项、病毒五项均正常。颈部血管彩超示双侧颈动脉分叉部及球部内 - 中膜增厚伴斑块形成。

【诊疗过程】

患者入院后处于静脉溶栓时间窗内，血压降至 180/100mmHg 以下后给予阿替普酶静脉溶栓治疗。溶栓 44 分钟时患者出现呕吐咖啡色物，考虑消化道出血，停用阿替普酶，给予泮托拉唑抑制胃酸分泌，鼻饲去甲肾上腺素止血等治疗，随即间断呕血 5 次，量约50ml。溶栓后 NIHSS 评分 4 分。复查血常规示血红蛋白较前无明显变化，24 小时后复查颅脑 CT 未见出血，给予抗血小板聚集、调脂抗动脉硬化、改善循环等治疗。2022-04-01，14:30 左右患者出现血氧饱和度下降，降至 68%，查看患者意识丧失，呼吸浅慢，HR 120 次 / 分，给予增大氧流量、翻身、拍背、吸痰，无明显效果，考虑患者呼吸骤停，给予气管插管、球囊辅助呼吸，转入重症监护病房给予机械通气。2022-04-02 患者神志转清，后患者病情逐渐好转。至 2022-04-21 患者头晕、肢体无力完全缓解，饮水呛咳、吞咽困难完全缓解，但患者白天可撤机自主呼吸，夜间睡眠后出现呼吸浅慢、呼吸停止，需无创呼吸机机械通气。出院后患者于家中每晚睡前气管切开处接呼吸机辅助通气。出院 1 年随访，患者仍需夜间应用呼吸机。

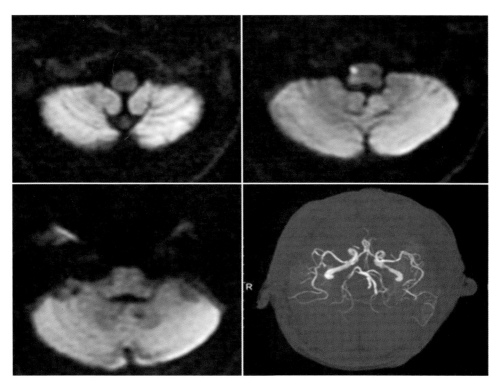

图 1-10-1　脑 MRI（2022-03-31）：延髓右侧梗死；双侧脑实质多发缺血灶、软化灶；脑 MRA 符合脑动脉硬化并多发血管狭窄表现

该患者急性起病，以言语不清、肢体无力、饮水呛咳为主要临床表现，脑 MRI 可见右侧延髓外侧梗死灶，诊断延髓梗死。患者诊疗中出现呼吸衰竭，给予机械通气。经治疗，患者除睡眠后呼吸停止外，其他症状均缓解，考虑为翁丁咒语综合征（Ondine's curse syndrome）。

【临床诊断】

延髓梗死；Ondine's curse 综合征。

【诊疗体会及总结】

延髓梗死（medullary infarction，MI）在临床上少见，因可导致呼吸及心脏中枢活动紊乱，易引发呼吸、心跳骤停，具有较高的病死率，故为较为危险的脑梗死类型之一。其中，外侧延髓梗死（lateral medullary infarction，LMI）是延髓梗死常见类型，约占延髓梗死的 75%，发病率相对内侧延髓梗死（medial medullary infarction，MMI）更高，LMI 供血主要来自小脑后下动脉、脊髓后动脉及椎动脉供血的外侧组与后侧组，由于患者梗死部位、侧支循环代偿能力不同等，导致 LMI 临床表现也更为复杂多样，仅部分患者有典型临床表现。根据头颅磁共振，将延髓病灶位置分为上、中、下段3个解剖平面：上段为脑桥延髓沟到小脑下脚水平，中段为小脑下脚水平到下橄榄核水平，下段为下橄榄核到枕骨大孔水平。邹璇等发现，MI后呼吸、心跳骤停患者以LMI为主，中段延髓偏背侧患者更为常见。而MMI因供血动脉更为丰富，且与呼吸、心跳中枢的解剖学关系不如LMI密切，故MMI出现呼吸、心跳骤停的概率低，仅有少量相关报道。该患者2年前曾患MMI（图1-10-2），未累及呼吸功能，治疗后无明显后遗症。

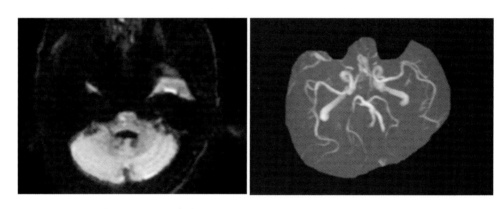

图1-10-2　脑MRI（2020年）：延髓右侧梗死，MRA示双侧椎动脉颅内段基本正常

LMI解剖结构包括脊髓丘脑束、三叉神经脊束、三叉神经脊束核、疑核、前庭神经核、网状结构交感神经下行纤维、绳状体。控制呼吸、心跳的神经中枢位于延髓网状结构，在延髓中央偏背外侧。这些结构缺血损伤均可能造成呼吸、心跳骤停。

人类的呼吸中枢由随意呼吸运动中枢和自主呼吸运动中枢组成，由从大脑皮层到脑桥、延髓的多种神经结构共同参与。随意呼吸运动中枢起源于大脑皮层水平，神经冲动沿皮质脊髓束传导，至脑桥呼吸组和背侧呼吸组，背侧呼吸组是指延髓腹外侧的孤束及孤束核，在觉醒状态下，控制主动的、随意的呼吸运动，比如可完成一定程度的屏气、深呼吸、唱歌等。而自主呼吸系统主要是对血液中氧气和二氧化碳含量的变化进行自动的调节，启动呼吸运动，其中枢是腹侧呼吸组，特别是前包钦格区，睡眠状态时的呼吸运动主要依赖自主呼吸运动中枢的作用。当延髓特别是腹侧发生病变时，觉醒状态下呼吸运动影响不大，但睡眠状态下不能对二氧化碳潴留进行有效的应答，出现二氧化碳潴留、低氧血症及呼吸暂停，可导致死亡，即Ondine's curse综合征，为中枢性睡眠呼吸暂停综合征的一种特殊类型。

本患者延髓梗死位于外侧延髓，发病后48小时内出现呼吸骤停，此后表现为觉醒状态下可维持正常呼吸，睡眠后出现呼吸停止，符合Ondine's curse综合征。部分患者经治疗后可逐渐痊愈，但该患者发病至今已2年，仍未恢复至正常，夜间睡眠时仍依赖呼吸机辅助呼吸，考虑与自主呼吸运动中枢损伤程度重有关。

参考文献

[1] Ohira J, Ohara N, Hinoda T, et al. Patient characteristics with negative diffusion–weighted imagingfindings in acute lateral medullaryinfarction[J]. Neurol Sci, 2021, 42（2）: 689–696.

[2] Shrestha R, Pandit R, Acharya A, et al. Clinicoradiological profile of patients with lateral medullary syndrome: A five years observation from a single–centered tertiary hospital in nepal[J]. Cureus, 2022, 14（9）: e28834.

[3] Zhu Q, Liang H, Zhu H. Isolated dysphagia caused by lateral medullary infarction: a case of atypical avellis syndrome[J]. Neurol India, 2022, 70（5）: 2258–2259.

[4] 邹璇，井奚月，周官恩，等 . 延髓梗死后呼吸、心跳骤停患者的影像学特征及主要临床表现：一项单中心回顾性研究 [J]. 中风与神经疾病杂志，2022，39（6）: 496–499.

[5] Hata Y, Yoshida K, Kinoshita K, et al. Sudden unexpected death owing to unilateral medial medullary infarction with early involvement of the respiratory center[J]. Leg Med (Tokyo), 2014, 16(3): 146–149.

病例 11　手结区（Hand knob 区）脑梗死

> **临床资料** ▶
>
> 患者，男性，60 岁，农民，右利手，急性起病。因"右上肢无力 22 小时"于 2023-03-30 收入院。

【现病史】

患者于入院前 22 小时前无明显诱因出现右上肢无力，自觉右手无力明显，尚可持物、拿筷子、系纽扣等精细动作稍差，右上臂、前臂活动尚可，未特殊治疗，症状逐渐加重，后出现右手持物掉落，伴右上臂、前臂活动差，无明显肢体麻木不适，来我院就诊，完善颅脑 CT 排除出血后收入院。

【既往史】

既往高血压病史，未规律服药治疗。长期吸烟饮酒史。

【体格检查】

T 36.2℃，P 58 次 / 分，R 18 次 / 分，BP 163/85mmHg，神志清，言语清晰，双侧

瞳孔等大等圆，直径约 3mm，直接对光反射、间接对光反射均灵敏，四肢肌张力正常，右上肢近端肌力 5 级，远端肌力 5⁻ 级，左上肢、双下肢肌力 5 级，右上肢指鼻试验差，左上肢指鼻试验稳准，双下肢跟 – 膝 – 胫试验稳准，四肢腱反射对称引出，双侧浅感觉、深感觉对称，闭目难立征阴性，直线行走平稳，双侧病理征未引出。颈软，无抵抗。心肺腹查体无明显异常。

【辅助检查】

2023-03-30 化验检查：血常规、肝肾功能、凝血、血脂、风湿三项、血清激酶、尿便常规大致正常。2023-03-30 颈部血管彩超示：双侧颈动脉内膜增厚伴斑块形成，右侧锁骨下动脉起始段内中膜增厚伴斑块形成，左侧椎动脉管腔内未见明显血流信号，考虑闭塞。心脏彩超示：左房增大，二尖瓣少量反流，三尖瓣轻度反流。2023-04-01 颅脑 MRI+MRA 示：左侧额顶叶脑梗死，脑实质少许缺血灶，轻度脑动脉硬化（图 1-11-1）。2024-04-01 双上肢肌电图未见明显异常。

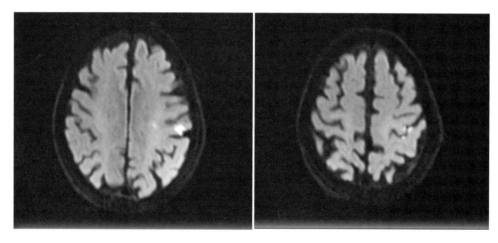

图 1-11-1　颅脑 MRI+MRA 示左侧额顶叶高信号

【诊疗思路分析】

患者老年男性，既往高血压、长期吸烟等脑血管病危险因素，急性起病，以单侧肢体远端无力起病，颅脑 MRI 示左侧额顶叶新发梗死灶，肌电图排除右侧周围神经损伤，诊断急性脑梗死明确。脑 MRA 未见明显狭窄改变，排除大动脉粥样硬化性病因；患者无明确心源性栓塞症状，不考虑心源性栓塞；患者梗死区域位于颞叶皮层，不符合小血管闭塞型病因。因此，根据 TOAST 分型考虑为不明原因型。

【临床诊断】

脑梗死；高血压病 3 级（极高危）；窦性心动过缓。

【治疗过程及随访】

给予阿司匹林肠溶片联合氯吡格雷片抗血小板聚集、阿托伐他汀钙片降脂等治疗，舒血宁活血化瘀，B 族维生素营养周围神经，丁苯酞注射液改善脑代谢等对症支持治疗，并配合针灸治疗，患者右侧肢体无力症状较前明显改善，出院后规律口服阿司匹林肠溶片、阿托伐他汀钙片等药物治疗。1 个月后随访，患者病情完全恢复。

【诊疗体会及总结】

手结区（Hand knob 区）是大脑中央前回的一个树状样结构，因解剖形态特别，在头部 MRI 上可作为识别中央前回的可靠性标志（图 1-11-2）。在健康人群和患者的头部 MRI 横断面上，约 90% 呈倒置的 Ω 形，10% 呈平卧的 ε 形；在矢状面上，92% 呈钩状，形态学特征典型，易于辨认。手结区在头部 MRI 横断面主要有 5 种形态变异，即 Ω、内侧不对称的 ε、ε、外侧不对称的 ε 及 null 形，其中 Ω 形最多见，null 形较少。

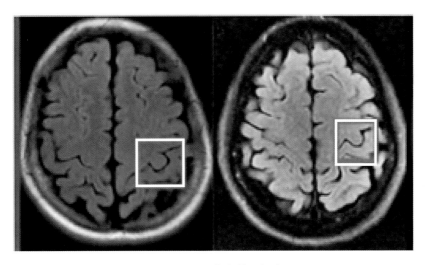

图 1-11-2　中央前回标志

手结区是手指运动的皮质中枢，其梗死临床较少见，不足缺血性卒中的 1%，其临床表现与周围神经损伤类似，可仅表现为单侧上肢远端纯运动性瘫，少数合并感觉障碍，易被误诊为周围神经病变，需注意鉴别。有研究表明，手结区内侧部分对应于尺侧的手指，外侧部分对应于桡侧手指，因此手结区脑梗死主要引起桡神经或尺神经支配的肌肉乏力，少数可出现正中神经支配的肌肉乏力，根据病灶大小及累及部位不同，也可以表现为单指、多指、手腕及手臂无力。

手结区梗死多为浅表的皮质小梗死，非深部白质腔隙性脑梗死，不同部位梗死的发病机制不同。与心源性栓塞相对，手结区梗死大多是动脉 – 动脉的栓塞，因动脉栓塞常致小而表浅的梗死。大动脉粥样硬化是最可能的病因，主要为颈内动脉粥样硬化或溃疡斑块。根据急性卒中 Org10172 治疗试验分型标准，手结区梗死的病因分为大动脉粥样硬化、心源性栓塞、小血管病变、其他确定病因、不明原因型。有 Wang 等[3] 表明，大动脉粥样硬化型占手结区梗死病因的 33.33%，不明原因型占 33.33%，心源性栓塞型占 22.22%，其他病因占 14.29%。

另一机制是血流动力学低灌注。手结区内侧部分通常由大脑中动脉和大脑前动脉交界区血管供血，因此，在颅内外大动脉狭窄的基础上更易发生低灌注梗死。也有报道特鲁索综合征所致的血液高凝状态及 DIC 可能是其重要的病因和机制。

手结区梗死危险因素与大多数卒中人群分布一致，其中高血压是最常见的危险因素，约 75% 的手结区梗死患者存在高血压。其他危险因素还包括高脂血症、糖尿病、吸烟、房颤、卒中史、高同型半胱氨酸血症等。多项研究显示手结区梗死的男性发病率高于女性。

由于临床上脑梗死所致的单纯性手瘫痪并不多见，且多为周围神经病变引起，很少由中枢病变所致，手结区梗死可仅致单侧特定手指出现无力，并且在许多情况下缺乏皮质、锥体束、小脑体征，因此常被误诊为周围神经病变，所以对该病的辅助检查常首选神经传导速度测定和肌电图。该患者肌电图检查示右侧尺神经传导速度无异常，不考虑右侧尺神经损伤所致，排除外周病变后，应考虑其他病因。若进行神经影像学检查，首选头部 MRI，因 MRI 对小的急性脑梗死敏感性较高，而 CT 对较小梗死灶易漏诊，且脑梗死发病 24 小时内可能不显影。但单纯 MRI T1 加权成像、T2 加权成像、液体衰减反转恢复序列检查常不能得到快速有效的诊断，并且 MRI T2 加权成像较难区分皮质小梗死和脑脊液腔隙，此时 DWI 可清楚显示病灶。若存在责任大血管的狭窄或闭塞，可进一步完善全脑血管 DSA 检查以进一步明确血管情况。患者急性起病，具有脑血管病危险因素，存在持续的神经功能缺损症状和体征，发病和疾病的演变过程不符合常规周围神经病变的特点，应考虑手结区梗死的可能，再结合体格检查、头部 MRI、肌电图等检查可明确诊断。

手结区梗死主要需与周围神经病相鉴别。当累及尺侧手指时，受累肢体腕部及以上部位肌力正常，余肢体检查正常，受累手呈爪形手的特殊姿势，此时应注意与尺神经损伤进行鉴别，尺神经损伤最常见肘管综合征。另外，还需与其他可导致单纯运动性手部无力的周围神经病鉴别，包括肌萎缩侧索硬化症、颈神经根病、重症肌无力、神经性肌萎缩、远端肌病等。

手结区梗死的急性期治疗与大多数脑梗死治疗类似，包括抗血小板聚集、调脂、稳定斑块、改善脑循环、神经保护、降纤、脑保护等治疗，二级预防包括抗血小板聚集、调脂、控制危险因素等，心源性栓塞及特鲁索综合征患者则进行抗凝治疗。手结区血供较丰富，小栓子可很快发生自溶，预后及复发率与卒中病因和危险因素的控制有关，常预后较好，复发率低。经脑梗死规范治疗后，大部分患者的症状可很快缓解，不影响正常生活。部分患者有卒中复发风险，不同机制复发率不同，动脉粥样硬化患者可能复发率更高，主要见于颈动脉狭窄及斑块溃疡患者。另外，少数患者如高龄、合并多种基础疾病、存在肿瘤、感染等预后较差。总之，一般患者均可获得良性的预后，手部运动或感觉功能可恢复良好，对少数合并多种基础疾病的高龄患者仍需谨慎对待。

总之，对手结区脑梗死的影像学特征、临床表现、危险因素、诊断及鉴别诊断、治疗及预后应进行全面的综述，便于进一步了解手结区脑梗死，在临床上对该疾病较快地做出诊断，避免误诊、漏诊，使患者得到及时有效的治疗。

参考文献

[1] 徐加平，曹威寅，庄圣，等 . 以"爪形手"为稳定期表现累及手结区的脑梗死 1 例 [J]. 中国临床案例成果数据库，2022，4（1）：E06842-E06842.

[2] Lee SJ. Recurrent patent foramen ovale-related cerebral infarcts alternately causing bilateral hand paresis[J]. Case Rep Neurol, 2017, 9(2): 210–215.

[3] Wang Y, Dong Q, Li SJ, et al. New clinical characteristics and risk factors of hand knob infarction[J]. Neurol Sci, 2018, 39(5): 857–862.

[4] 崔博，丁岩，卫华，等 . 特鲁索综合征致手结区脑梗死 1 例 [J]. 中国临床案例成果数据库，2023，5（1）：E00562.

病例 12　颈动脉支架术后继发脑过度灌注综合征

临床资料

患者，女性，75 岁，农民。因"头晕 1 个月"于 2022-01-09 收入院。

【现病史】

患者近 1 个月来无明显诱因出现头晕不适，自觉头昏沉、头重脚轻，四肢乏力，无视物旋转，无恶心呕吐，无偏侧肢体无力，无言语不清，无意识丧失，在家无特殊治疗，症状无减轻，为进一步治疗来诊并收住神经内科。

【既往史】

既往高血压、房颤病史。

【体格检查】

T 36.0℃，P 65 次 / 分，R 18 次 / 分，BP 146/87mmHg。神志清，言语清晰，双侧瞳孔等大等圆，直径约 3mm，直接对光反射、间接对光反射均灵敏，四肢肌力 5 级，肌张力正常，双侧指鼻试验稳准，双下肢跟 – 膝 – 胫试验稳准，四肢腱反射对称引出，双侧浅感觉、深感觉对称，闭目难立征阴性。

【辅助检查】

2022-01-10，化验血常规、肝肾功能、血脂、电解质、尿粪常规等无明显异常。2022-01-10，颈部血管彩超示双侧颈总动脉末端重度狭窄改变（狭窄率 90% ～ 99%）。2022-01-11，脑 MRI 示双侧顶叶皮层及皮层下散在 DWI 高信号，MRA 未见明显异常（图 1-12-1）。2022-01-11，脑血管造影示左侧颈总动脉末端重度狭窄，狭窄率约 90%；右侧颈总动脉末端、右侧颈内动脉起始段弥漫性重度狭窄，最终狭窄率约 95%；双侧椎动脉、基底动脉未见明显异常，基底动脉向前循环代偿差（图 1-12-2）。

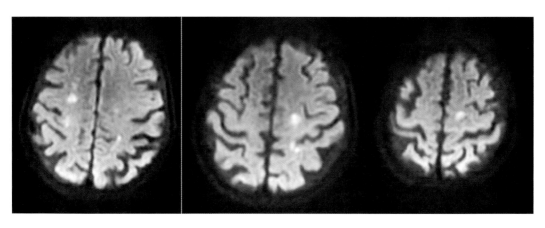

图 1-12-1　脑 MRI（2022-01-11）示双侧顶叶皮层及皮层下散在 DWI 高信号

【诊疗过程】

入院后给予阿司匹林肠溶片联合硫酸氢氯吡格雷抗血小板聚集、阿托伐他汀钙片降脂等治疗。患者双侧顶叶皮层及皮层下脑梗死灶，责任血管为双侧重度狭窄的颈动脉，具备行颈动脉支架植入术或颈动脉内膜剥脱术手术指征，患者及家属要求行颈动脉支架植入术。术前考虑患者双侧颈动脉均重度狭窄，且右侧颈动脉狭窄较左侧更为严重，若同期行双侧颈动脉血管成形术，手术风险较高，决定先行右侧颈动脉支架植入术，2 周后再行左侧颈动脉支架植入术。于 2022-01-13 局麻下行右侧颈动脉支架植入术，术中在右侧颈总动脉末端及颈内动脉起始段植入 2 枚支架（图 1-12-3），支架植入术后残余 30%～40% 狭窄，术后安返病房。术后将收缩压控制在 100～130mmHg。

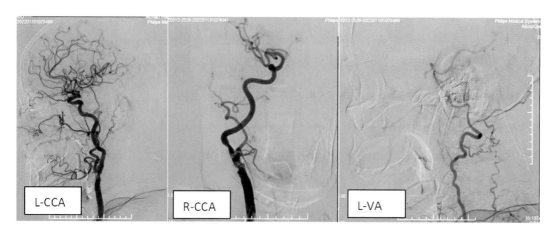

图 1-12-2　脑血管造影（2022-01-11）示左侧颈总动脉末端重度狭窄，狭窄率约 90%；右侧颈总动脉末端、右侧颈内动脉起始段弥漫性重度狭窄，最终狭窄率约 95%；双侧椎动脉、基底动脉未见明显异常，基底动脉向前循环代偿差

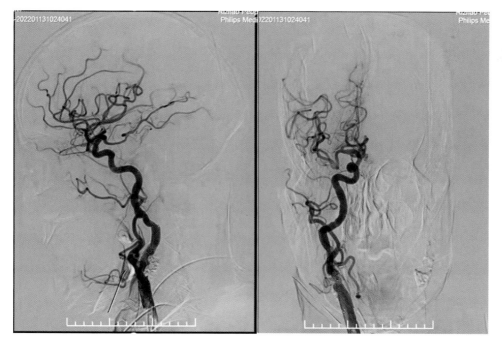

图 1-12-3　右侧颈动脉支架植入术后（2022-01-13）可见右侧颈总动脉末端及颈内动脉起始段残余 30%～40% 狭窄

【病情变化】

患者于 2022-01-14 23:30 突发左侧肢体无力伴意识模糊，急查头颅 CT 示右侧大脑半球弥漫性出血（图 1-12-4）。患者病情逐渐加重，转入重症医学科给予气管插管、呼吸机辅助呼吸等治疗。患者家属拒绝进一步行去骨瓣减压治疗，于 2022-01-17 自动出院回家。

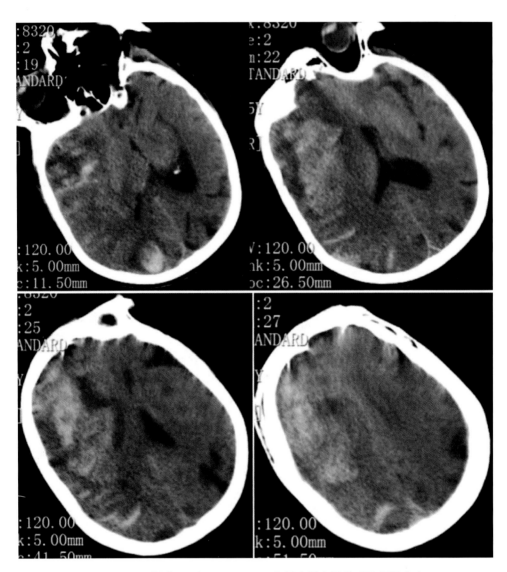

图 1-12-4 颅脑 CT（2022-01-14）示右侧大脑半球弥漫性出血

【最后诊断】

颈动脉支架植入术后继发脑过度灌注综合征；脑疝；脑梗死；双侧颈动脉重度

狭窄。

【诊疗体会及总结】

脑过度灌注综合征（cerebral hyperperfusion syndrome，CHS）是颈动脉血运重建术后少见但严重的并发症，常见于颈动脉内膜切除术（carotid endarterectomy，CEA）和颈动脉支架植入术（carotid artery stenting，CAS）后，也可见于颅内动脉支架植入术后。CHS 是由于术后脑血流量（CBF）急剧增加，致使病人出现严重头痛、癫痫、神经功能障碍、意识障碍等脑水肿相关的临床表现，严重时可发生脑出血。文献报道 CHS 是术后出血性卒中的主要原因，发病率多在 3% 以内，致残率为 38.2%，死亡率高达50%。

CHS 的临床特征包括术侧搏动性头痛、眼眶痛、癫痫发作、局灶性神经功能障碍和意识障碍，严重时可发生脑出血；影像学表现为术后患侧 CBF 增加超过基线检查时的 100%，且排除新发颅内缺血灶。结合上述临床特征和影像学表现，可以诊断 CHS。仅存在影像学过度灌注而无相关临床症状时，称为脑过度灌注现象。有研究表明，CHS 最主要的临床危险因素是高血压，包括术前长期高血压和术后血压波动；其他常见临床危险因素包括女性、手术近期在患侧发生大面积缺血性卒中、颈动脉近闭塞（即非常严重的颈动脉狭窄伴远端血管塌陷）、对侧颈动脉狭窄 ≥ 70% 以及冠心病。CHS 主要的发病机制是长期低灌注导致的脑血管反应性（cerebrovascular reactivity，CVR）受损，由于血运重建术后同侧大脑中动脉血流的平均流速依赖于脑灌注压（cerebral perfusion pressure，CPP），当 CPP 快速升高时，术前长期呈低灌注且 CVR 受损的区域中，脑小血管无法有效收缩，会引起 CBF 明显升高，进而发生脑过度灌注。

目前认为 CHS 的高危因素主要包括术前长期原发性高血压、微血管病、糖尿病、高龄（>70 岁）、3 个月内对侧行 CEA、对侧颈动脉闭塞、不完整的 Willis 环；术中远端颈动脉压增加 40mmHg 以上、术中应用高剂量的含挥发性卤化物麻醉剂、围术期脑梗死、术后持续难治性高灌注；术中和术后高血压、术后应用抗凝剂或抗血小板药物。此外，也有学者认为脑血管储备减少、术后高血压和持续数小时以上的高灌注是 CEA 术后出现 CHS 最重要的危险因素。曾有研究表明，腔隙和脑白质高信号（white matter hyperintensity，WMH）是 CEA 后发生 CHS 的主要预测特征。因此，脑小血管病（cerebral small vessel disease，CSVD）与 CHS 关系密切，研究进一步证实腔隙个数增多、Fazekas 评分增加可增加颈动脉狭窄 CAS 后发生 CHS 的风险。

影像学检查也是诊断及预测 CHS 的重要手段，主要包括单光子发射计算机体层成像、CT、MRI 和经颅多普勒超声。多种影像技术在术前、术中和术后早期均能提示 CHS 的发生，协助临床医生制订治疗决策。近年来，影像学的发展提高了对 CHS 预测的准确性，但也存在一定的局限性。未来，利用多模态影像学联合人工智能技术构建 CHS 的早期预警体系令人期待。

CHS 和颅内出血可在 CAS 术后数小时或数天发生，因此强调应严格控制术前、术中和术后血压是预防术后 CHS 的关键一项，但收缩压的量化指标并没有共识，多认为是 140mmHg 以下。此外，关于颈动脉重建最佳的手术时机仍存在争议，传统上认为缺血性事件发生后 3～4 周内手术会增加手术风险，但欧洲颈动脉手术试验和北美症状性颈动脉内膜切除术试验表明，如果在神经功能缺损发生后 2 周内手术，患者可获益最大。有 Meta 分析显示，对症状性的颈动脉狭窄进行非常紧急手术（＜48h）和紧急手术（≥48h），非常紧急手术组术后 30d 内卒中发生率为 6.6%，紧急手术组为 3.2%，差异有统计学意义。麻醉方式也可能与 CAS 发生有关，全麻可降低患者术后 CHS 发生率，机制可能在于全麻可以更好地控制术中血压。但一些麻醉药物对脑血流量和脑血管自身调节有不同影响，高剂量的异氟烷可以影响脑血流自身调节能力，有可能增加 CHS 的风险。

CHS 是颈动脉重建术后严重且少见的并发症，目前并没有特效的治疗方法。症状出现后，治疗措施必须集中在防止进一步恶化以及进行影像学检查以评估脑水肿或脑出血。主要干预措施包括：积极降收缩压至 120～140mmHg，并在癫痫发作时开始抗惊厥治疗。围术期 TCD 监测提示术后血压控制＜140/90mmHg，可以有效降低 CHS，血压控制＜120/80mmHg，1 个月内未见 CHS 的发生。脑水肿可以应用甘露醇和高渗盐水脱水，但潜在效果和对远期预后的影响尚不明确，如果脑水肿进一步导致颅内压升高，考虑加用镇静、呼吸机等治疗。

分析该患者双侧颈动脉均重度狭窄，且已发生双侧大脑半球低灌注性脑梗死，尽管手术预案已充分考虑到有发生 CHS 的风险，手术仅处理了右侧颈内动脉狭窄，未处理左侧颈内动脉狭窄，术后也严格进行了血压控制，还是在术后第二天发生了严重的过度灌注综合征并脑出血，最后导致患者预后极差。

因此，对于颈内动脉极重度狭窄患者，如同时合并侧支循环代偿较差，出现相应的颅内灌注明显降低者，CAS 术后发生 CHS 的可能性较高，临床医生需高度警惕，对此类患者应根据具体情况制订个体化的治疗策略，重在预防并发症的发生，其次在于早发现、早纠正。

参考文献

[1] 范晓媛，有慧，冯逢（审校）．脑过度灌注综合征的影像学研究进展 [J]．国际医学放射学杂志，

2023，46（5）：543–546，550.

[2] 胡军，陈莹，王禹，等 . 脑小血管病影像学特征与颈动脉支架置入术后脑过度灌注综合征的相关性分析 [J]. 中国脑血管病杂志，2022，19（9）：585–592.

[3] 宁雅婵，张建，谷涌泉，等 . 颈动脉重建术后脑过度灌注综合征的研究进展 [J]. 中国微创外科杂志，2020，20（3）：262–264.

[4] González García A, Moniche F, Escudero–Martínez I, et al. Clinical predictors of hyperperfusion syndrome following carotid stenting: results from a national prospective multicenter study[J]. JACC Cardiovasc Interv, 2019, 12(9): 873–882.

[5] 王春梅，隗立兵，宋礼坡，等 . 颈动脉支架植入术后管理 [J]. 介入放射学杂志，2021，30（1）：92–96.

[6] 贾子昌，卞焕菊，韩金涛，等 . 颈动脉支架成形术后脑高灌注综合征 [J]. 北京大学学报（医学版），2019，51（4）：733–736.

第 2 章

中枢神经系统炎性疾病

病例 1　MOG 抗体相关脑炎

临床资料

患者，男，51 岁。因"左侧偏身麻木不适 1 天"于 2020-09-09 收入院。

【现病史】

患者入院前 1 天无明显诱因出现左侧偏身麻木不适，无头痛、无头晕，无肢体无力，无言语含糊，无口角歪斜，无视物模糊，无复视，在家未行特殊治疗，为求进一步诊疗收入院。

【既往史】

20 余年前有发作性双眼视力下降病史，曾诊断为视神经炎。否认高血压、糖尿病、冠心病、肝炎、结核分枝杆菌感染等病史。否认外伤、输血史。否认食物、药物过敏史。否认烟酒史。

【个人史及家族史】

家族史无特殊。

【体格检查】

T 36.4℃，P 67 次 / 分，R 18 次 / 分，BP 123/74mmHg。神志清，言语流利，双侧瞳孔等大等圆，直径 3mm，光反射灵敏，眼球各方向运动灵活，双侧鼻唇沟对称，伸舌居中，咽反射正常，颈软，四肢肌力 5 级，肌张力正常，左侧偏身痛觉减退，双侧指鼻、跟 - 膝 - 胫试验稳准，双侧腱反射正常，双侧巴氏征阴性。

【辅助检查】

2020-09-09，血尿粪常规、生化三系、电解质、凝血功能、甲功五项、病毒四项、乙肝五项、肿瘤标志物、同型半胱氨酸等大致正常。心电图大致正常。心脏超声：二尖瓣少量反流，主动脉瓣轻度反流。颈部血管超声：未见明显异常。胸部增强 CT：右肺上叶微结节，考虑良性；右肾小囊肿；左侧盆腔钙化性结节灶，考虑良性。脑电图：未见明显异常。

2020-9-10，腰椎穿刺脑脊液压力 195mmH$_2$O，末压 120mmH$_2$O；脑脊液常规、生化、免疫、墨汁染色、找结核杆菌、找肿瘤细胞均无异常；自身免疫性脑炎自身抗体谱六项（血、脑脊液）：NMDA 受体抗体 IgG、LGI1 抗体 IgG、Caspr2 抗体 IgG、GABABR 抗体 IgG、AMPAR1 抗体 IgG、AFAR2 抗体 IgG 均阴性；肿瘤自身抗体谱 14 项（血、脑脊液）阴性；寡克隆区带（OCB）5 项（血、脑脊液）阴性。2020-09-12，中枢神经系统脱髓鞘疾病自身抗体谱（血清）MOG-IgG 1 ∶ 100 ＋，AQP4-IgG、MBP 阴性；中枢神经系统脱髓鞘疾病自身抗体谱（脑脊液）MOG-IgG 1 ∶ 100 ＋，AQP4-IgG、MBP 阴性。

2020-09-09，脑 MRI 示右侧丘脑、中脑、颞叶内侧信号异常，占位效应不明显（图 2-1-1）。2020-09-11，脑增强 MRI 示右背侧丘脑、中脑及右侧颞叶异常信号，考虑脑占位病变可能（图 2-1-2）。2020-09-15，颈椎、胸椎 MRI 及强化示颈椎退行性变；C5/6、6/7 椎间盘膨出；颈椎强化未见明显异常；胸椎退变；胸椎强化未见明显异常。2020-09-15，脑 MRS 示右背侧丘脑 MRS，在 2.0ppm 见 N- 乙酰天门冬氨酸（NAA）峰，在 3.2ppm 见 Cho 峰，在 3.03ppm 处见 Cr 峰，其中 Cho/NAA=1.05，Cho/Cr=1.23（图 2-1-3）。

【诊疗思路分析】

患者为中年男性，既往有双眼视力下降病史，本次急性起病，主要以左侧偏身麻木不适为主要症状，查体表现为左侧偏身痛觉减退，脑及增强 MRI 提示右侧丘脑、中脑、颞叶内侧信号异常，实验室检查血清及脑脊液 MOG 抗体均阳性。根据上述特点，病变综合定位于右侧丘脑、中脑、颞叶内侧及视神经。定性诊断：中年男性，反复出现神经系统损害为主要特点，脑 MRI 提示脱髓鞘病变，血清及脑脊液 MOG 抗体均阳性，故可诊断为 MOG 抗体相关性脑炎。鉴别诊断方面需要考虑与多发性硬化、中枢神经系统淋巴瘤、脑胶质瘤病、副肿瘤性神经系统疾病、神经结核、神经梅毒、脊髓亚急性联合变性、Leber 遗传性视神经病变、血管炎、神经白塞病等鉴别。①视神经脊髓炎谱系疾病：该病多以视神经和脊髓受累为表现，发病前多有上呼吸道感染或消化道感染史，脊髓受累病灶多长于 3 个节段，除有横贯性脊髓炎症状外，常伴有视力下降或 VEP 异常，AQP4 抗体常增高，可送检中枢神经系统脱髓鞘抗体谱协诊。②多发性硬化：该病多表现为时间及空间多发，女性多于男性，影像学上可见垂直于侧脑室的脱髓鞘病灶，亦可累及视神经及脊髓，但脊髓受累节段大多短于 3 个节段，实验室检查脑脊液寡克隆区带阳性等以助鉴别。③转移癌 / 肿瘤：如脑转移瘤、原发性中枢神经系统淋巴瘤、血管内淋巴瘤、神经胶质细胞瘤等，据脑 MRS、激素治疗效果及随访结果等可排除。④颅内感染性疾病：由病毒、细菌、结核、真菌、梅毒、寄生虫等感染导致，可通过腰穿、病原学检查排除。⑤血管性疾病：脑梗死、脑出血可引起相应部位的功能障碍，该脑 MRI 未见出血及梗死灶，可排除血管性疾病。⑥中毒和代谢性疾病：如重金属中毒、一氧化碳中毒、Wernicke 脑病、严重的电解质紊乱等引起的脑病可有类似影像学表现，患者无相关病史，可排除。

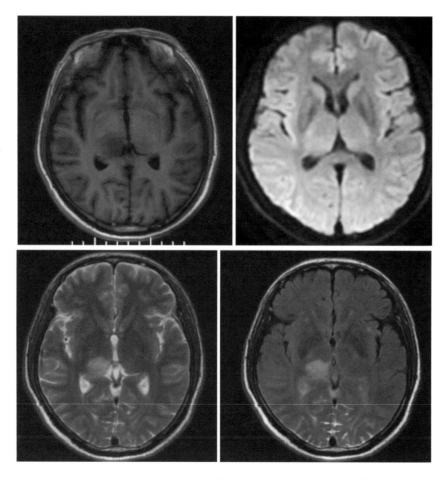

图 2-1-1　脑 MRI（2020-09-09）示右侧丘脑、中脑、颞叶内侧信号异常，占位效应不明显

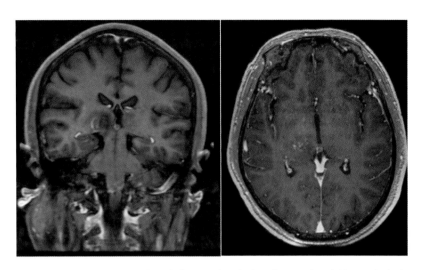

图 2-1-2 脑增强 MRI（2020-09-11）示右背侧丘脑、中脑及右侧颞叶异常信号，考虑脑占位病变可能

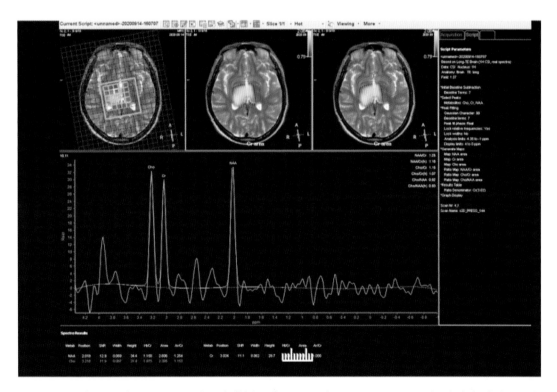

图 2-1-3 脑 MRS（2020-09-15）示右背侧丘脑 MRS，在 2.0ppm 见 N- 乙酰天门冬氨酸（NAA）峰，在 3.2ppm 见 Cho 峰，在 3.03ppm 处见 Cr 峰，其中 Cho/NAA=1.05，Cho/Cr=1.23

【临床诊断】

MOG 抗体相关脑炎。

【治疗过程及随访】

入院后给予甲强龙1.0g冲击治疗并逐渐减量至120mg后停用,改为醋酸泼尼松(75mg qd)治疗。出院时患者肢体麻木症状基本恢复,出院后继续规律口服吗替麦考酚酯(1g bid)及醋酸泼尼松等治疗。出院2个月随访,患者病情稳定,无相关神经系统症状复发。

【诊疗体会及总结】

髓鞘少突胶质细胞糖蛋白(myelin oligodendrocyte glycoprotein,MOG)是一种位于少突胶质细胞髓鞘表面的糖蛋白,主要在大脑、脊髓和视神经表达。目前研究认为MOG抗体相关疾病(MOG-IgG associated disorder,MOGAD)是由MOG抗体介导的中枢神经系统炎性脱髓鞘疾病。MOG-IgG可能是MOGAD的致病性抗体。MOGAD先前被归类为水通道蛋白4(aquaporin-4,AQP4)血清阴性的视神经脊髓炎谱系疾病(neuromyelitis optica spectrum disorder,NMOSD),现在已被确定为一种独立的疾病谱。与多发性硬化和血清AQP4-IgG阳性的NMOSD具有多种临床发作形式的特征不同,MOGAD可以有单相或复发的过程,主要症状可包括视神经炎、脊髓炎、脑干脑炎及急性播散性脑脊髓炎等。

该病在不同地理区域和种族中男女比例约为1:1,不同于AQP4-IgG+NMOSD(9:1)和多发性硬化(3:1)。任何年龄均可发病,年发病率约为1.6/10万人/年(儿童3.1/10万人/年;成年人1.3/10万人/年)。总的来说,这与AQP4-IgG+NMOSD相似,但明显低于多发性硬化。MOG抗体病的致病机制尚不清楚,有研究表明,MOG特异性抗体与少突胶质细胞表面抗原结合后释放髓鞘基质蛋白(myelin basic protein,MBP),使髓鞘破坏,细胞损伤程度取决于抗体水平,纯化后的MOG抗体不仅能够通过典型的免疫球蛋白介导组织破坏,而且诱导T淋巴细胞聚集引起免疫反应增强,使脱髓鞘加重。

MOGAD病灶可广泛累及中枢神经系统,可有不同的临床表现,如视神经炎、脑膜脑炎、脑干脑炎、脊髓炎等,可单独发生,也可以各种组合发生,儿童和成人中发生率不同。儿童MOGAD多见急性播散性脑脊髓炎,而成年人MOGAD最常见的表现是视神经炎-脊髓炎表型和脑干脑炎。其中,视神经炎往往孤立发生,约50%的病例为双侧同时发生或反复发作。有时为类固醇依赖性的,并伴有慢性复发性炎症性视神经病变样表型。与AQP4-IgG+NMOSD相比,虽然病情最重时视力缺陷严重,但恢复通常良好。约50%的患者视力下降前有严重的眶周和额颞叶头痛。典型的影像学特征为视神经在增强扫描中被强化,80%的患者视交叉前部受到损害。

本例患者既往有过视神经的受累,未遗留明显视力缺陷。MOGAD常见的脑部症状除脑部局灶定位症状外还有意识障碍、认知障碍、行为改变或癫痫发作，部分以癫痫为首发症状，或在病程中出现。另外 12% 的患者可有脑膜受累，30% 的患者可能有脑干脑炎表现，20% ～ 30% 的患者出现脊髓炎。部分 MOGAD 可有炎性脱髓鞘假瘤表现，根据累及部位，有不同的临床表现。MOGAD 脑 MRI 病灶分布不如多发性硬化具有特异性，两侧脑室旁白质区病灶多见，皮质、丘脑、海马病灶在 MOGAD 具有相对特异性，病灶亦可见于胼胝体、内囊和脑干、小脑。多发病灶常见，病灶绝大多数呈斑片状。大病灶可类似于脱髓鞘假瘤样，中、小病灶一般数目不多。病灶可有或无强化，脑病或癫痫患者有时可出现软脑膜强化。该患者脑及增强 MRI 提示右背侧丘脑、中脑及右侧颞叶异常信号，表现为假瘤样改变，在其诊断中具有一定的迷惑性，增加了诊断的难度。

MOGAD 临床病例资料积累较少，本例患者表现为既往有视神经受累表现，此次表现为偏侧肢体无力，影像学特点是右背侧丘脑、中脑及右侧颞叶异常信号，结合中国专家组建议的 MOGAD 诊断标准，诊断 MOGAD 需要符合以下所有标准：①用全长人 MOG 作为靶抗原的细胞法检测血清 MOG-IgG 阳性。②临床有下列表现之一或组合：a. 视神经炎，包括慢性复发性炎性视神经病变；b. TM；c. 脑炎或脑膜脑炎；d. 脑干脑炎。③与中枢神经系统脱髓鞘相关的 MRI 或电生理（孤立性视神经炎患者的神觉诱发电位）检查结果。④排除其他诊断。应注意的是，由于可能存在 MOG-IgG 短暂阳性或低 MOG-IgG 滴度的患者，因此对于存在非典型表现的患者，且在第 2 次采用不同细胞法检测后未确认 MOG-IgG 阳性的患者，应诊断为"可能 MOGAD"。根据病史、查体及相关辅助检查结果，与自身免疫性脑炎、NMOSD、中枢神经系统淋巴瘤等疾病鉴别后，考虑"MOGAD"诊断明确。通过该病例，提示我们在临床工作中如遇到视神经受累，颅内占位性病变待排患者，需要拓宽诊断思路，及时送检血清及脑脊液检查，迅速明确诊断，从而对患者能及时进行有效的治疗，改善患者预后，提高患者生活质量。

目前 MOGAD 的治疗研究数据有限，治疗分为急性期治疗和缓解期治疗。急性期主要药物及疗法包括激素、静脉注射大剂量免疫球蛋白和血浆置换，大部分应用甲泼尼龙冲击的患者，影像学可迅速地发生改变。也有在激素减量或停药过程中，患者症状有迅速复发的倾向。对于已出现复发的 MOGAD 患者，应进行缓解期预防复发的治疗。对于初次发作的 MOGAD 患者是否需要长期免疫调节治疗有待进一步观察，需要根据患者受累部位、病情轻重、MOG-IgG 滴度和阳性持续时间等综合评估。不同免疫药物，包括小剂量激素、硫唑嘌呤、吗替麦考酚酯、利妥昔单抗和甲氨蝶呤等，可能会降低 MOGAD 患者的复发风险，特别是当治疗持续 3 个月以上时。该患者早期识别，及时诊断并治疗，缓解期密切监测，均是获得更好预后的重要因素。

参考文献

[1] Reindl M, Waters P. Myelin oligodendrocyte glycoprotein antibodies in neurological disease[J]. Nat Rev Neurol, 2019, 15(2) : 89−102.

[2] Hacohen Y, Banwell B. Treatment approaches for MOG−Ab−associated demyelination in children[J]. Curr Treat Options Neurol, 2019, 21(1): 2.

[3] Flanagan EP, Cabre P, Weinshenker BG, et al. Epidemiology of aquaporin−4 autoimmunity and neuromyelitis optica spectrum[J]. Ann Neurol, 2016, 79(5): 775−783.

[4] Kingwell E, Marriott JJ, Jetté N, et al. Incidence and prevalence of multiple sclerosis in Europe: a systematic review[J]. BMC Neurol, 2013, 13: 128.

[5] Willumsen JS, Aarseth JH, Myhr KM, et al. High incidence and prevalence of MS in Møre and Romsdal County, Norway, 1950−2018[J].Neurol Neuroimmunol Neuroinflamm, 2020, 7(3):e713.

[6] Zhou D,Srivastava R,Nessler S,et al. Identification of a pathogenic antibody response to native myelin oligodendrocyte glycoprotein in multiple sclerosis[J]. Proc Natl Acad Sci USA,2006, 103 (50): 19057−19062.

[7] Waters P, Fadda G, Woodhall M, et al. Serial anti−myelin oligodendrocyte glycoprotein antibody analyses and outcomes in children with demyelinating syndromes[J]. JAMA Neurol, 2020, 77: 82.

[8] Cobo−Calvo A, Ruiz A, Rollot F, et al. Clinical features and risk of relapse in children and adults with myelin oligodendrocyte glycoprotein antibody−associated disease[J]. Ann Neurol, 2021, 89: 30−41.

[9] Jurynczyk M, Messina S, Woodhall MR, et al. Clinical presentation and prognosis in MOG−antibody disease: a UK study[J]. Brain, 2017, 140: 3128−3138.

[10] Lee HJ, Kim B, Waters P, et al. Chronic relapsing inflammatory optic neuropathy (CRION): a manifestation of myelin oligodendrocyte glycoprotein antibodies[J]. J Neuroinflammation, 2018, 15: 302.

[11] Asseyer S, Hamblin J, Messina S, et al. Prodromal headache in MOG−antibody positive optic neuritis[J]. Mult Scler Relat Disord, 2020, 40: 101965.

[12] Chen JJ,Flanagan EP,Jitprapaikulsan J,et al. Myelin oligodendrocyte glycoprotein antibody−positive optic neuritis: clinical characteristics, radiologic clues, and outcome[J]. Am J Ophthalmol, 2018, 195: 8−15.

[13] Sechi E, Cacciaguerra L, Chen JJ, et al. Myelin oligodendrocyte glycoprotein antibody−associated disease (MOGAD): a review of clinical and MRI features, diagnosis, and management[J]. Front Neurol, 2022, 13: 885218.

[14] 中国免疫学会神经免疫分会，邱伟，徐雁 . 抗髓鞘少突胶质细胞糖蛋白免疫球蛋白 G 抗体相关疾病诊断和治疗中国专家共识 [J]. 中国神经免疫学和神经病学杂志，2020，27（2）：86−95.

病例 2 类固醇激素反应性慢性淋巴细胞性炎症伴脑桥血管周围强化症

临床资料

患者，男，18 岁。因"头晕、行走不稳 7 天"于 2015−05−20 收入院。

【现病史】

患者于入院前 7 天无明显诱因出现头晕、行走不稳，头晕呈持续性，与体位变化无关，无视物旋转，无恶心呕吐，无饮水呛咳及吞咽困难，无言语不清，无肢体麻木无力，无发热，无复视及视物缺损，无眼球疼痛及流泪，无耳鸣耳聋，无口腔溃疡及生殖器溃疡，无大小便异常，体重无明显减轻。发病前无上呼吸道感染、腹泻及疫苗接种史。

【既往史】

既往有癫痫病史 6 年，具体癫痫病因不详，曾行"癫痫病灶切除手术"治疗，并长期口服左乙拉西坦、拉莫三嗪等抗癫痫药物，未再出现癫痫症状。

【个人史及家族史】

既往无吸烟饮酒史，无毒物接触史，无家族遗传病史及类似疾病。

【体格检查】

神志清，言语流利，高级智能活动正常，眼球活动自如，未见眼震，双侧瞳孔等大等圆，直径约 3mm，对光反射灵敏，鼻唇沟对称，悬雍垂居中，双侧软腭上提有力，咽反射正常，伸舌居中，四肢肌力 5 级，双侧指鼻试验、跟 – 膝 – 胫试验欠稳准，Romberg 征（＋），深浅感觉检查无异常，腱反射（＋＋），双侧巴氏征（＋），颈软无抵抗。

【辅助检查】

实验室检查包括血常规、肝肾功能、风湿三项、甲状腺功能、ENA 谱、抗 dsDNA 抗体、抗 SS–A 抗体、抗 SS–B 抗体、肌酶、乙肝抗原、梅毒螺旋体抗体、HIV 抗体、尿有机酸、抗核抗体谱、抗中性粒细胞胞浆抗体（ANCA）等无异常。脑脊液常规无异常；脑脊液生化示蛋白 3g/L（0.12 ～ 0.6g/L），氯定量 132mmol/L（120 ～ 120mmol/L），葡萄糖 2.55mmol/L（2.5 ～ 4.5mmol/L）；脑脊液免疫球蛋白 G 543mg/L（0 ～ 34mg/L）；脑脊液未发现抗酸杆菌及真菌；脑脊液未见寡克隆区带。视觉诱发电位及脑干听觉诱发电位未见明显异常。2015–05–20，脑 MRI 示脑干异常信号，右侧额颞部术后，MRA 未见明显异常（图 2–2–1A、B）。2015–05–21，脑增强 MRI 示脑桥"胡椒粉样"斑点状、曲线状异常信号（图 2–2–1C、D）。

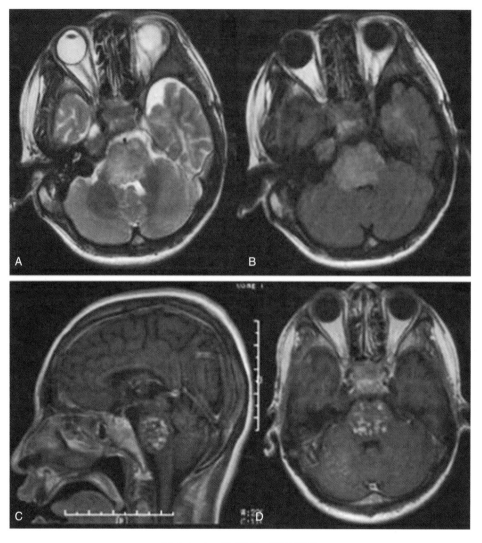

图 2-2-1　脑 MRI+ 增强 MRI

A、B 为脑 MRI T2、FLAIR 序列可见累及整个脑桥高信号，脑组织肿胀明显；C、D 可见脑桥 "胡椒粉样" 强化病灶

【诊疗思路分析】

患者青年男性，亚急性病程，以头晕、行走不稳为主要表现，查体可见小脑及双侧锥体束受累体征，实验室检查脑脊液蛋白增高，脑 MRI 示脑桥异常信号改变，脑强化 MRI 可见 "胡椒粉样" 斑点状强化。根据上述特点，定位于脑桥、小脑明确，定性诊断首先考虑累及脑干及小脑的免疫相关性炎症，类固醇激素反应性慢性淋巴细胞性炎症伴脑桥血管周围强化症（chronic lymphocytic inflammation with pontine perivascular enhancement responsive to steroids，CLIPPERS）可能性大。需要考虑的鉴别诊断包括中枢神经系统感染、多发性硬化、淋巴瘤样肉芽肿、神经结节病、中枢神经系统血管炎、

神经结节病、神经白塞病、干燥综合征等疾病。本例患者发病前无发热、腹泻及疫苗接种等病史，脑脊液常规白细胞不高，病毒筛查无异常，且对类固醇激素治疗敏感，可排除中枢神经系统感染性疾病。本例脑 MRI 未见脑室旁多发斑片状脱髓鞘病灶，视觉诱发电位及听觉诱发电位未见明显异常，脑脊液亦无寡克隆区带等脱髓鞘疾病表现，临床上无复发缓解的病程，且脱髓鞘疾病脑增强 MRI 多为结节状或环形强化，故不符合多发性硬化或临床孤立综合征的临床表现。淋巴瘤样肉芽肿老年发病相对多见，多有肺部结节病变及皮肤红斑等多系统损伤病变，且预后差，多在发病后 2 年内死亡，故本例患者表现不符。本例患者 MRA 检查未见脑血管多发狭窄及串珠样改变，血液免疫学检查未见明显异常，可排除中枢神经系统血管炎可能。神经结节病多累及垂体、下丘脑及脑膜，胸部 CT 可见结节影，且无脑桥"胡椒粉样"斑点状强化病灶，故该患者可排除。神经白塞病虽可累及脑干，但多有口腔溃疡、眼葡萄膜炎、生殖器溃疡等多系统受损的体征，也较容易鉴别。干燥综合征也可累及中枢神经系统，但干燥综合征为累及多个脏器和系统的慢性炎症性自身免疫性疾病，临床上可出现除外分泌腺受损引起口干、眼干外，还可出现胃肠道、肺、血液系统等多个脏器受损的体征，本例患者无其他脏器损伤的证据，且抗 SS-A 抗体、抗 SS-B 抗体及抗 ds-DNA 抗体阴性亦不支持干燥综合征的诊断。

【初步诊断】

中枢神经系统免疫相关性炎症 CLIPPERS？

【治疗过程及随访】

自 2015-05-21 起给予甲强龙冲击治疗（500mg×3 天，250mg×3 天，120mg×3 天），之后改口服泼尼松 60mg 治疗；免疫球蛋白 20g×5 天；为对抗激素副作用，给予泮托拉唑、葡萄糖酸钙、氯化钾等药物治疗。住院治疗 13 天，患者病情较前明显好转，未诉头晕，无行走不稳，无肢体无力，神经系统查体未见明显异常。复查脑平扫及增强 MRI（2015-06-01）示脑干、小脑异常强化影较前明显减轻（图 2-2-2）。出院后对患者进行了跟踪随访，并将泼尼松逐渐减量，从口服泼尼松 60mg 开始，每 10 天减 5mg 至逐渐停掉泼尼松治疗，患者未出现新的病情变化。2015-10-15 再次复查脑 MRI 未见明显异常（图 2-2-3）。

【最终诊断】

CLIPPERS。

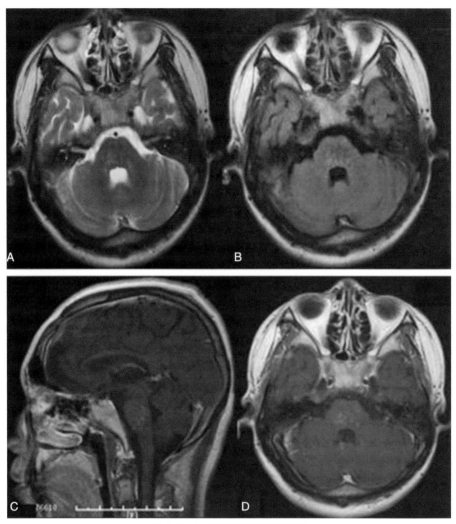

图 2-2-2　脑平扫及增强 MRI

A、B 为治疗后脑 MRI T2、FLAIR 序列，可见脑桥异常病灶基本消失；C、D 可见脑桥强化病灶明显减轻

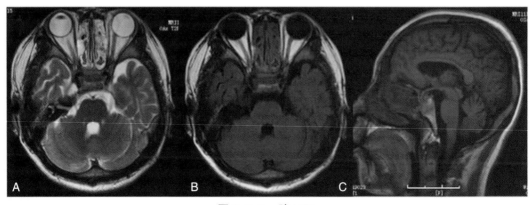

图 2-2-3　脑 MRI

5 个月后复查脑 MRI T2、FLAIR、T1 序列未见明显异常

【诊疗体会及总结】

CLIPPERS 是一种在脑桥、中脑、小脑血管周围以淋巴细胞浸润为主、类固醇激素治疗有效的慢性炎性疾病。其发病年龄 13 ～ 86 岁，男女均可受累，男性患者稍多于女性患者。临床表现为特征性的共济失调、构音障碍、面部感觉异常、复视等脑干、小脑及脑神经受累的症状，也可出现认知功能障碍、长传导束及脊髓损伤等症状，通常无假性脑膜炎、意识水平改变、发热、盗汗、体重下降、关节炎、葡萄膜炎、口腔及生殖器溃疡等全身症状。患者一般亚急性起病，症状可持续数周，如果未给予特殊治疗，可出现复发缓解的病程。

CLIPPERS 特征性影像学表现为治疗前行脑强化 MRI 可见脑桥血管周围"胡椒粉样"斑点状、曲线状强化病灶，部分患者病灶分布于中脑、小脑及丘脑。强化病灶以脑桥为中心，可累及多个相邻区域。部分患者可累及颈胸髓及幕上结构如内囊、基底节、胼胝体、大脑白质等。通常没有占位效应及血管源性水肿表现，但有一些病例在复发时可出现脑桥、小脑中脚肿胀表现。MRA 和 DSA 的颅内血管及颈部血管没有特异性表现，尤其不会出现血管性疾病的异常改变。在疾病的进展过程中可出现脑桥、小脑、脊髓及大脑的萎缩，合并认知功能障碍的患者尤其会出现大脑萎缩的表现。CLIPPERS 患者的脑脊液常规检查可以无异常或出现轻度蛋白及细胞数增高，部分脑脊液可暂时性出现寡克隆区带，寡克隆带非持续性出现也可出现于神经结节病、急性播散性脑脊髓炎、干燥综合征等疾病中。

神经病理学检查可发现白质内血管周围性炎症，以 CD3+ 和（或）CD4+T 淋巴细胞浸润为主，可合并 CD68+ 组织细胞浸润，小动脉或小静脉周围均可受累；可伴有脑实质性炎性浸润；无血管炎、结节病、组织细胞增多症、淋巴瘤、淋巴瘤样肉芽肿、多发性硬化等疾病的特征性病理改变。此外，病理学检查还可见神经轴索损伤。CLIPPERS 血管周围性炎症的病理基础决定了其特征性强化表现的影像学特点。

关于 CLIPPERS 诊断标准尚无明确指南及专家共识意见，一般认为临床诊断主要符合以下几条：①亚急性、渐进性脑干、小脑受损的症状，如共济失调、构音障碍、复视、面部感觉异常等；②脑 MRI 可见累及脑干、小脑的典型"胡椒粉样"斑点状、曲线状强化病灶；③脑组织活检可见血管周围明显的 T 淋巴细胞浸润性炎症反应；④对类固醇激素异常敏感；⑤排除其他可能的疾病。需要注意的是，脑组织活检并不是诊断 CLIPPERS 的必需条件。本例患者虽未行脑组织病理活检，但均符合其他诊断条件，故最终诊断 CLIPPERS。

治疗方面，CLIPPERS 早期应用大剂量激素治疗效果显著，会很快出现临床症状和影像学的显著改善，且需要长期的激素维持防止病情复发。有研究表明静脉注射免疫球蛋白（IVIg）可能无效，由于本例患者入院时考虑自身免疫性疾病如脱髓鞘疾病不能除外，故给予甲强龙联合 IVIg 治疗，经上述治疗后症状显著缓解，IVIg 治疗有无效果尚需要进一步研究。短期的糖皮质激素治疗可能会引起疾病的复发，长期的免疫抑制剂治疗可以有效地缓解复发，但需要注意其伴随的严重副作用。

总之，CLIPPERS 作为一种罕见的中枢神经系统慢性炎症性疾病，临床工作者可能因为缺乏对它的认识而误诊漏诊，"胡椒粉"样强化是它特征性的影像改变，结合激素敏感、亚急性起病的脑干小脑症状特点可以识别及诊断，后续的随访和影像复查有助于帮助我们进一步与类 CLIPPERS 影像学表现疾病进行鉴别。

参考文献

[1] 周雁，崔丽英，倪俊，等.类固醇激素反应性慢性淋巴细胞性炎症伴脑桥血管周围强化症一例临床及影像学分析 [J]. 中华神经科杂志，2013，46：95-99.

[2] 蔡彤彤，黄应明，林麒，等.CLIPPERS 综合征 1 例报告 [J]. 中国神经精神疾病杂志，2020，46（9）：552-554.

[3] Tian D,Zhu X,Xue R,et al.Case 259: Primary central nervous system lymphomatoid granulomatosis mimicking chronic lymphocytic inflammation with pontine perivascular enhancement responsive to steroids (CLIPPERS) [J].Radiology, 2018, 289(2): 572-577.

[4] 张晓丹，薛蓉，田德才，等. 对激素治疗敏感的慢性淋巴细胞性炎症伴脑桥血管周围强化症一例报道 [J]. 中华神经医学杂志，2015，14（3）：296-298.

[5] List J, Lesemann A, Wiener E, et al. A new case of chronic lymphocytic inflammation with pontine perivascular enhancement responsive to steroids[J]. Brain, 2011, 134: e185.

[6] Taieb G, Wacongne A, Renard D,et al. A new case of chronic lymphocytic inflammation with pontine perivascular enhancement responsive to steroids with initial normal magnetic resonance imaging[J]. Brain, 2011, 134(Pt 8): e182.

[7] Gabilondo I, Saiz A, Graus F, et al. Response to immunotherapy in CLIPPERS syndrome[J]. J Neurol, 2011, 258: 2090-2092.

病例 3   以呃逆为首发症状的视神经脊髓炎谱系疾病

临床资料

患者，女，55 岁。因"发热、咳嗽 7 天，呃逆、呕吐伴左侧肢体麻木 6 天"于 2023-04-23 收入神经内科。

【现病史】

患者于 7 天前受凉后出现发热、咳嗽，咳少许痰，体温约 37.4℃。1 天后上述症状缓解，出现反复呃逆，伴腹胀、恶心，有时呕吐，食欲不佳，于消化内科就诊后给予曲美布汀、米曲菌胰酶片等治疗，效果不佳。患者自觉左侧肢体麻木，伴有烧灼样疼痛，并出现右侧面部出汗减少及头痛，为累及双侧颞部搏动性疼痛，无复视及饮水呛咳，无肢体活动障碍，无视力下降。

【既往史】

冠状动脉粥样硬化性疾病病史 4 年，机化性肺炎病史 2 个月。

【个人史及家族史】

无特殊。

【体格检查】

神志清楚，言语流利，右侧眼球略内陷，右侧瞳孔直径约 2mm，左侧瞳孔直径约 3mm，对光反射灵敏，无眼震，右侧面部皮肤干燥，鼻唇沟对称，伸舌居中，咽反射无异常。双上肢肌力 5⁻ 级，双下肢肌力 5 级，双上肢腱反射活跃，双下肢腱反射略亢进，左下肢踝阵挛（＋），双侧 Hoffmann 征及双侧 Babinski 征阳性。双侧 C3 ～ T1 节段痛觉减退，Lhermitte 征阳性。共济检查无异常。

【辅助检查】

实验室检查包括血常规、肝肾功能、抗核抗体谱、ANCA、抗双链 dsDNA 抗体、抗环瓜氨酸肽抗体等均无异常。脑 MRI（2023-04-23）未见明显异常。颈椎、胸椎及强化 MRI（2023-04-23）示 C3 ～ T3 水平脊髓内长节段 T2 高信号，病变位于脊髓中央呈 H 型，增强后不均匀片状强化（图 2-3-1）。2024-04-23 双侧视觉诱发电位未见明显障碍。2023-04-24 行腰穿脑脊液检查，脑脊液压力 190mmH₂O；脑脊液常规：无色透明，白细胞 $50×10^6$/L，单核细胞数 95%，多核细胞数 5%；脑脊液生化：蛋白 688.7mg/L（150 ～ 450mg/L），氯定量 116mmol/L（120 ～ 130mmol/L），乳酸脱氢酶 27.2U/L（13 ～ 23U/L）；脑脊液免疫：免疫球蛋白 G 57mg/L（0 ～ 34mg/L），免疫球蛋白 A 7.1mg/L（0 ～ 34mg/L）；脑脊液脱落细胞学：少许淋巴细胞及单核细胞，未见肿瘤细胞。2023-04-24 血清及脑脊液水通道蛋白 4（AQP4）-IgG 阳性。

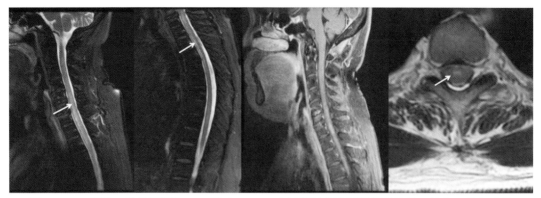

图 2-3-1　颈椎、胸椎及强化 MRI 示 C3～T3 水平脊髓内弥漫性异常信号，伴有不均匀强化

【诊疗思路分析】

中年女性，急性病程，以呃逆、呕吐及肢体麻木为主要症状，查体有右侧 Horner 征、双侧病理征、Lhermitte 征及 C3～T1 节段痛觉减退等体征，颈胸髓 MRI 可见颈胸髓病变，脑脊液可见蛋白及细胞数增高等特点。根据上述特点，定位诊断：依据中枢性呃逆、呕吐定位于延髓极后区，依据右侧 Horner 征定位于右侧 C8～T1 脊髓交感中枢，双侧 Hoffmann 征及 Babinski 征阳性定位于颈髓颈膨大以上双侧锥体束，双侧 C3～T1 节段痛觉减退定位于双侧 C3～T1 脊髓丘脑束，Lhermitte 征定位于颈髓后索，综合定位于延髓极后区、颈胸段脊髓。定性诊断：中年女性，急性起病，发病前有上呼吸道感染诱因，以脊髓病变＞3 个节段及延髓极后区病变为主要特点，实验室检查脑脊液有炎性改变，考虑中枢神经系统脱髓鞘疾病，视神经脊髓炎谱系疾病可能性大。鉴别诊断：①多发性硬化，好发于 30 岁左右女性，多为复发缓解病程，脊髓病灶多累及偏侧部分，呈短节段，脑脊液特异性 OCB 阳性；② MOG 抗体相关疾病，儿童期较成年人多见，多为复发缓解病程，以视神经炎、急性播散性脑脊髓炎、脑炎或脑膜炎、视神经 - 脊髓炎为主要表现，脊髓病变可累及长节段或短节段，腰髓、圆锥病变多见，轴位呈横贯性，血清 MOG 抗体阳性可鉴别。经上述分析后考虑患者视神经脊髓炎谱系疾病可能性大，遂进一步完善血清及脑脊液寡克隆区带（OCB）、AQP4 抗体及 MOG 抗体检查，结果回报血清及脑脊液 AQP4-IgG 阳性。

【临床诊断】

视神经脊髓炎谱系疾病（NMOSD）。

【治疗过程及随访】

给予甲泼尼龙冲击治疗后并序贯减量，1g×3 天→ 500mg×3 天→ 240mg×3 天→

120mg×3 天；免疫球蛋白 0.4g/（kg·d）×5 天；吗替麦考酚酯 0.5g bid；补钾、补钙、抑酸、营养神经、普瑞巴林镇痛等对症治疗。出院时患者肢体麻木疼痛症状缓解，无呃逆呕吐，无肢体无力，改为醋酸泼尼松 60mg/d 口服治疗，嘱每 2 周减 5mg，减至 10mg/d 长期维持治疗。已随访 1 年，病情稳定无复发。

【诊疗体会及总结】

视神经脊髓炎谱系疾病（NMOSD）是一组自身免疫介导的以视神经和脊髓受累为主的中枢神经系统炎性脱髓鞘疾病。NMOSD 的发病机制主要与 AQP4 抗体相关，是不同于多发性硬化的独立疾病实体。NMOSD 好发于青壮年，女性居多，临床上多以严重的视神经炎和纵向延伸的长节段横贯性脊髓炎为主要临床特征，复发率及致残率高。NMOSD 累及的颅内病灶常位于脑室管膜周围、丘脑、脑干等中线结构，这些区域的易感性可能与这些部位 AQP-4 表达丰富及血脑屏障破坏相关。其中延髓背侧近四脑室周围的极后区及孤束核受累，即可出现顽固性呃逆。顽固性呃逆可以是 NMOSD 的前驱或唯一症状，见于 15.7%～62.0% 的 NMOSD 患者。而多发性硬化鲜有顽固性呃逆的报道。并且呃逆往往提示了更严重的神经功能缺陷及更快速的病情进展。本例患者首次发病表现为顽固性呃逆，易误诊为消化道疾病，但消化系统检查多提示阴性。患者合并了肢体麻木及疼痛症状才提示临床医师可能为神经系统疾病，进一步检查明确了 NMOSD 诊断，提示 NMOSD 可以以非视神经炎和脊髓炎起病，临床上无法解释的呃逆需要警惕中枢病变及 NMOSD 的可能性。此外，由于 MRI 表现不典型，易误诊为占位疾病，行手术治疗，从而延误病情。

值得注意的是，NMOSD 可以合并许多自身免疫性疾病，如系统性红斑狼疮、干燥综合征或桥本甲状腺炎等。实际上，自身免疫性疾病的存在可能使 NMOSD 的诊断更可靠。这就提示我们包括干燥综合征在内的其他自身免疫疾病如果累及了神经系统，要注意排除 NMOSD，避免漏诊。同样，如果怀疑 NMOSD，也可以根据临床症状排除干燥综合征、重症肌无力、桥本甲状腺炎等自身免疫性疾病。

目前关于 NMOSD 的治疗主要参考 NMO 的治疗原则。急性期主张以大剂量糖皮质激素冲击治疗，对于反应较差者可改用血浆置换疗法或联合丙种球蛋白治疗。缓解期建议应用免疫抑制药预防和减少复发。对于上述治疗无效或已用最大剂量激素后病情仍有反复者，干细胞移植可以作为最后的选择。

综上所述，NMOSD 可能以顽固性呃逆为首发症状，首次就诊科室往往是消化科，极易引起误诊及延误治疗，会严重影响其工作、生活。因此，对不明原因顽固性呃逆尤其是合并有自身免疫性疾病史的患者，非专科医师亦需要关注神经系统疾病，对存在疑问的患者，应尽早行脑、脊髓 MRI 及血清、脑脊液免疫相关抗体等检查，以及时诊断和治疗，减少复发和恶化。

参考文献

[1] 邓钰双，王健 . 以顽固性呃逆、恶心起病的视神经脊髓炎谱系疾病 2 例并文献复习 [J]. 重庆医科大学学报，2017，42（6）：733-736.

[2] 中国免疫学会神经免疫分会 . 中国视神经脊髓炎谱系疾病诊断与治疗指南 (2021 版)[J]. 中国神经免疫学和神经病学杂志，2021，28（6）：423-432.

[3] 姚海燕，黄清梅，邱伟，等 .MOG 抗体阳性视神经脊髓炎谱系疾病临床和影像学特点 [J]. 中国神经精神疾病杂志，2018，44（11）：646-650.

[4] Hinson SR,Pittock SJ,Lucchinetti CF,et al.Pathogenic potential of IgG binding to water channel extracellular domain in neuromyelitis optica[J].Neurology, 69(24): 2221-2231.

[5] 黄鑫，刘建国，雷霞，等 . 视神经脊髓炎谱系疾病复发相关因素的临床研究 [J]. 中风与神经疾病杂志，2016，33（5）：433-437.

病例 4　单纯疱疹病毒性脑炎继发抗 NMDA 受体脑炎

临床资料

患者，男，71 岁。因"发热 2 天，反应迟钝、答非所问 10 小时"于 2021-03-12 第一次住院。

【现病史】

患者于入院前 2 天受凉后出现发热，体温约 38.3℃，伴有鼻塞、流涕，无咳嗽、咳痰，无口唇、皮肤疱疹，自行口服感冒药物后好转。10 小时前患者出现反应迟钝、不能听懂他人讲话，答非所问，无行为异常，为进一步治疗来诊并收入院。

【既往史】

既往体健。

【体格检查】

神志清，精神差，感觉性失语，高级智能查体不能配合，双侧瞳孔直径约 3mm，对光反射灵敏，双侧鼻唇沟对称，四肢可活动，肌力检查不合作，双侧病理征阴性，脑膜刺激征阴性。

【辅助检查】

2021-03-13，完善腰穿脑脊液检查，脑脊液常规示白细胞 430×10^6/L、红细胞 10×10^6/L、单核细胞比率 58%；脑脊液生化示蛋白 879.4mg/L、葡萄糖 3.45mmol/L；脑脊液自身免疫性抗体及副肿瘤抗体阴性。2021-03-15，视频脑电图示左侧额颞区弥漫性高波幅慢波，可见尖波及棘波发放。2021-03-20，脑 MRI 示左侧颞叶、海马、岛叶、额叶内侧异常信号（图 2-4-1）。

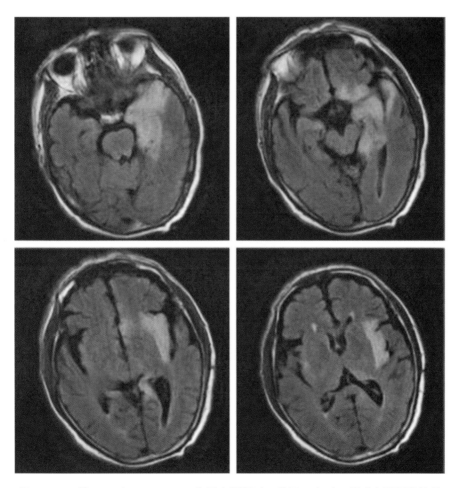

图 2-4-1　脑 MRI（2021-03-20）示左侧颞叶、海马、岛叶、额叶内侧异常信号

【病情演变】

入院后患者精神障碍症状加重，出现淡漠、不认人、大小便不能自理，并有发作性意识不清、双眼上翻及肢体抽搐等症状。给予阿昔洛韦抗病毒及左乙拉西坦抗癫痫等治

疗 3 周，于 2021-04-01 出院，出院时患者病情恢复良好，能够交流，生活能自理，无精神行为异常，无癫痫发作，仍有轻度反应迟钝及近记忆力遗忘。

【诊疗思路分析】

该患者首次起病以发热、精神认知障碍及癫痫为主要临床表现，实验室检查脑脊液白细胞数、蛋白均高，脑脊液自身免疫性抗体阴性，脑 MRI 可见典型"刀切征"及"基底节区回避"等影像特点，经规范、足量抗病毒治疗后病情明显好转。单纯疱疹病毒性脑炎的诊断主要依据患者的病史、临床症状、腰椎穿刺术及脑脊液常规检查、病原学检查、影像学检查、脑电图检查等临床资料进行综合诊断，该患者虽未行脑脊液单纯疱疹病毒PCR 检测，临床症状、脑脊液检查及影像学检查均符合单纯疱疹病毒性脑炎临床特点，且抗病毒治疗有效，排除其他疾病后临床诊断单纯疱疹病毒性脑炎明确。

【临床诊断】

单纯疱疹病毒性脑炎；症状性癫痫。

【第二次住院情况】

该患者因"精神行为异常 3 天"于 2021-04-26 再次来诊。患者于 3 天前渐出现不认识家人、少言少语，随地大小便，离家后找不到家门，无发热，无癫痫发作，为进一步治疗收入院。查体：神志清，淡漠，不言语，高级智能查体不能配合，双侧瞳孔直径约 3mm，对光反射灵敏，双侧鼻唇沟对称，四肢可活动，肌力检查不合作，双侧病理征阴性，脑膜刺激征阴性。入院后复查脑 MRI 示左侧颞叶、海马、岛叶及额叶病灶较前无扩大，颞叶萎缩，伴局部脑膜强化（图 2-4-2）。首先考虑单纯疱疹病毒性脑炎复发可能性大，给予阿昔洛韦抗病毒治疗后，但精神行为异常症状持续加重无好转。遂再次复查腰穿，脑脊液常规示白细胞 40×10^6/L、红细胞 0×10^6/L、单核细胞比率 95%，脑脊液生化示蛋白 1005.8mg/L、葡萄糖 3.24mmol/L，脑脊液抗谷氨酸受体（NMDA 型）抗体 IgG 阳性（1∶1000）。根据患者上述检查结果，诊断抗 NMDA 受体脑炎明确，给予大剂量甲泼尼龙冲击及免疫球蛋白等治疗，患者病情逐渐恢复，能够进行简单交流，认识家人，生活能自理，仍遗留反应迟钝、遗忘。

【最终诊断】

单纯疱疹病毒性脑炎继发抗 NMDA 受体脑炎；症状性癫痫。

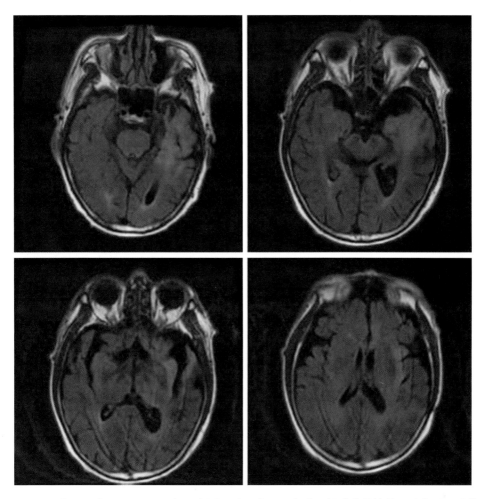

图 2-4-2　脑 MRI（2021-04-26）示左侧颞叶、海马、岛叶及额叶病灶较前无扩大，颞叶萎缩

【诊疗体会及总结】

病毒性脑炎与抗 NMDA 受体脑炎关系密切，在认识抗 NMDA 受体脑炎之前，大部分病例被误诊为病毒性脑炎。但两者在临床表现及相关辅助检查方面还是有区别。抗 NMDA 受体脑炎常起病缓和，呈亚急性病程，而病毒性脑炎起病急，进展快。抗 NMDA 受体脑炎具有显著的精神症状与行为、人格改变，常由躁动发展为缄默；锥体外系症状如肌张力不全、舞蹈样手足徐动常见；口咽部症状如吞咽困难、语言障碍突出；多有惊厥，但常不如病毒性脑炎发作频繁，难以控制。抗 NMDA 受体脑炎体温正常或有间断发热，而病毒性脑炎常有高热。严重的病毒性脑炎可有意识障碍，甚至昏迷，但精神症状相对少见。抗 NMDA 受体脑炎脑脊液淋巴细胞增多，蛋白增高，葡萄糖正常，与病毒性脑炎相似，但其脑脊液中存在特异性抗 NMDA 受体抗体，可资鉴别。抗 NMDA 受体脑炎

脑电图常见广泛性或局限性慢波，可有痫样放电，与病毒性脑炎类似。病毒性脑炎病变广泛，而抗 NMDA 受体脑炎以双颞及扣带回病变显著。

感染为抗 NMDA 受体脑炎的诱因之一，26% ～ 70% 的抗 NMDA 受体脑炎存在病毒感染前驱症状或前驱感染事件。近年来，国内外陆续有文献报道单纯疱疹病毒性脑炎后可继发抗 NMDA 受体脑炎，儿童患者更多见。单纯疱疹病毒性脑炎可能存在独特的触发抗 NMDA 受体抗体产生的机制，HSV 感染可能造成中枢神经系统免疫耐受被破坏。有研究发现，27% 的 HSE 患者可在起病后 2 ～ 16 周（中位 32 天）内继发自身免疫性脑炎，以抗 NMDA 受体脑炎为主，其余包括抗 GABA 受体抗体及未知抗原等抗体。其临床表现为"双相病程"，病毒感染时多有发热、头痛、腹泻等前驱症状，后出现轻微的意识和人格改变，部分可出现精神行为异常，经抗病毒治疗后患者症状逐渐减轻，但 2 个月内患者再次出现急性或亚急性脑病、精神行为改变、自主神经功能失调、癫痫发作和运动障碍等。部分患者因自身免疫性脑炎的症状出现较早而很难与原发病单纯疱疹病毒性脑炎鉴别。青少年和成年人的临床症状相似，但儿童与之不同，常发展为舞蹈样运动障碍，而合并运动障碍的患者若抗 NMDA 受体抗体阴性则患者多具有与多巴胺 -2 受体的胞外区结合的自身抗体，随后可能出现行为改变（易怒、躁动和精神错乱）、癫痫发作及语言、睡眠和自主神经功能障碍，可能导致中枢通气不足，需要加强护理。

本病例呈现典型"双峰脑炎"病程，第一峰以发热、精神行为异常、癫痫发作为主要症状的病毒性脑炎期，经规范抗病毒治疗后病情好转；第二峰以精神行为异常为主要表现的自身免疫性脑炎期，给予大剂量激素冲击及免疫球蛋白治疗后病情有所恢复。总之，临床上对单纯疱疹病毒性脑炎后发生的"二次脑炎"要警惕发生了抗 NMDA 受体脑炎可能。

参考文献

[1] Yushvayev-Cavalier Y, Nichter C, Ramirez-Zamora A. Possible autoimmune association between herpes simplex virus infection and subsequent anti- N-methyl-D-aspartate receptor encephalitis a pediatric patient with abnormal movements[J].Pediatr Neurol, 2015, 52(4): 454-456.

[2] 赵曼曼 . 抗 N- 甲基 -D- 天门冬氨酸受体脑炎与病毒性脑炎的关系 [J]. 国际儿科学杂志，2016，43（6）：453-456.

[3] 付子垚，任海涛、薛岚平，等 . 成人病毒性脑炎后自身免疫性脑炎的临床特点 [J]. 中华医学杂志，2020，100（25）：1933-1936.

[4] Armangue T, Spatola M, Vlagea A, et al. Frequency, symptoms, risk factors, and outcomes of autoimmune encephalitis after herpes simplex encephalitis: a prospective observational study and retrospective analysis[J].Lancet Neurol, 2018, 17(9): 760772.

[5] 迟博闻，王佳伟 . 单纯疱疹病毒感染后自身免疫性脑炎的研究进展 [J]. 首都医科大学学报，2021，42（3）：341-346.

病例 5　LGI1 及 Caspr2 双抗体阳性自身免疫性脑炎

患者，男，66 岁。因"突发记忆力减退、行为异常 2 天"于 2017-12-14 收入院。

【现病史】

患者于 2 天前突然出现记忆力减退、行为异常，记忆力减退以近记忆力障碍为主，表现为对刚发生过的事情不能回忆，重复多次做相同动作，时有胡言乱语、答不切题，夜间入睡困难、睡眠不能维持。无意识丧失及肢体抽搐，无幻觉及妄想，无发热，无肢体麻木无力，无肢体颤搐及疼痛。

【既往史】

近 3 ～ 4 天前有呼吸道感染病史。否认其他病史。

【个人史及家族史】

无特殊。

【体格检查】

BP 151/88mmHg。神志清楚，构音清晰。高级皮质功能查体：记忆力下降，计算力、定向力正常。双侧瞳孔等大同圆，对光反射灵敏，眼球运动自如，无眼震。鼻唇沟对称，伸舌居中。四肢肌力 5 级，无感觉障碍，共济检查无异常，脑膜刺激征阴性。

【辅助检查】

2017-12-18，完善腰穿脑脊液检查，脑脊液常规示白细胞 0×10^6/L、红细胞 10×10^6/L；脑脊液生化示蛋白 272.8mg/L、葡萄糖 3.29mmol/L；脑脊液培养 + 药敏：阴性。外送血清及脑脊液副肿瘤综合征相关抗体：均阴性（包括抗 Hu/Yo/Ri/CV2/Ma2/Amphiphysin/ANNA-3/Tr/PCA-2/GAD 抗体）；外送血及脑脊液自身免疫相关抗体：血 LGI1 抗体（1 ∶ 32）、Caspr2 抗体（1 ∶ 100），脑脊液 LGI1 抗体（1 ∶ 3.2）、Caspr2 抗体（1 ∶ 3.2）。2017-12-21 男性肿瘤标志物：NSE 24.15（0 ～ 15.2）ng/ml、

总前列腺抗原 4.85（0 ～ 4）ng/ml。血钠：130（132 ～ 145）mmol/L；MMSE 15 分。
2017-12-15，脑 MRI 示双侧海马区 T2WI 及 DWI 稍高异常信号（图 2-5-1）。

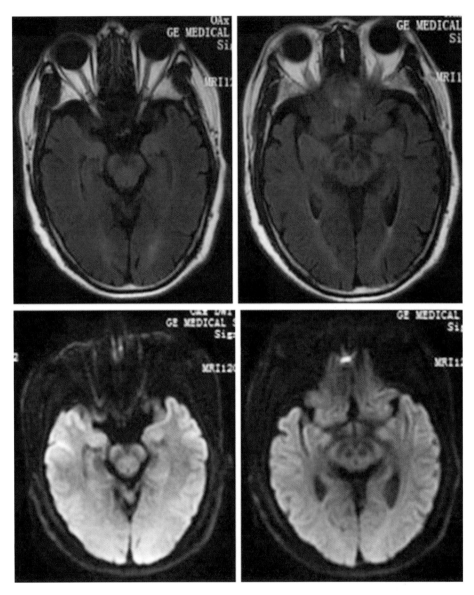

图 2-5-1　脑 MRI（2017-12-15）示双侧海马区 T2WI 及 DWI 稍高异常信号

【诊疗过程及诊疗思路分析】

老年男性，急性病程，以认知障碍、行为异常为主要临床表现；入院后即给予足量
抗病毒药物阿昔洛韦治疗，效果不佳，并出现一过性意识丧失、肢体抽搐，考虑癫痫发作；
病程中出现腹胀、便秘、多汗等自主神经功能紊乱症状及睡眠障碍；实验室检查脑脊液
白细胞数、蛋白等无异常，脑脊液及血清自身免疫性脑炎相关抗体 LGI1、Caspr2 抗体

阳性，脑 MRI 可见双侧海马区异常信号。根据患者的病史、临床症状、影像学检查及实验室检查等临床资料进行综合分析，排除单纯疱疹病毒性脑炎、副肿瘤综合征等疾病后临床诊断 LGI1 及 Caspr2 双抗体阳性自身免疫性脑炎明确。

【临床诊断】

LGI1 及 Caspr2 双抗体阳性自身免疫性脑炎；低钠血症。

【治疗结果及随访】

患者自身免疫性脑炎抗体结果回报后调整为甲泼尼龙 + 丙种球蛋白治疗，治疗 2 周后认知及行为障碍症状好转出院，但仍遗留记忆力下降。

患者于出院后 4 个月无明显诱因再次出现癫痫发作，表现为意识丧失伴四肢抽搐，持续约 5 分钟后自行缓解。复查脑 MRI 双侧海马区异常信号较前好转（图 2-5-2）。视频脑电图示慢波散发、阵发多量，额、顶、枕颞区散发多量尖波。给予规律口服激素治疗（总疗程为 6 个月），加用丙戊酸钠缓释片抗癫痫治疗。随访 1 年，未再出现癫痫发作，仍遗留记忆力下降。

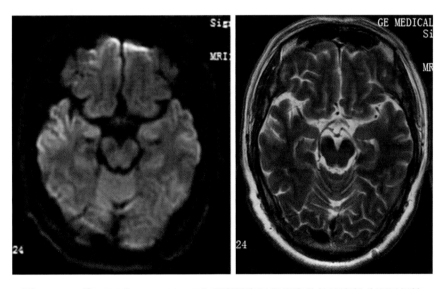

图 2-5-2　脑 MRI（2018-04-21）示双侧海马区异常信号改变较前明显好转

【最终诊断】

LGI1 及 Caspr2 双抗体阳性自身免疫性脑炎；症状性癫痫。

【诊疗体会及总结】

自身免疫性脑炎（autoimmune encephalitis，AE）是一类由抗神经抗体介导的或者抗体相关的中枢神经系统自身免疫性疾病。随着抗神经抗体谱系的不断扩展与普遍应用，确诊病例与日俱增，也出现了多种抗神经抗体同时阳性的 AE 病例——抗体重叠现象。神经元电压门控钾通道（voltage-gated potassium channel，VGKC）复合体自身抗体的主要靶抗原为 LGI1 及 Caspr2，同时存在于中枢和周围神经系统。LGI1 主要表达于中枢神经系统海马和颞叶皮质，为突触前膜分泌的糖蛋白，其抗体与 LGI1 结合后抑制了 LGI蛋白功能，进而使 K^+ 通道激活且快速关闭，Ca^{2+} 内流，导致突触前膜去极化及突触传递增多，从而引起癫痫样发作。Caspr2 主要分布于周围神经和海马的细胞黏附分子中。LGI1 抗体和 Caspr2 抗体相关疾病在临床表型上相似，存在 LGI1 及 Caspr2 抗体双阳的疾病。根据 LGI1 和 Caspr2 蛋白的分布，LGI1 抗体相关疾病主要表现为边缘型脑炎，而 Caspr2 抗体相关疾病的特征是边缘脑炎、获得性神经肌强直或 Morvan 综合征。

本例患者为 66 岁男性，临床表现为记忆力减退、精神行为异常、癫痫发作、低钠血症和失眠。其中，记忆力减退、精神行为异常、癫痫发作与中枢神经系统损害有关，影像学检查示在双侧海马区出现病灶，符合 LGI1 抗体相关脑炎表现。Caspr2 分布于蓝斑核及中缝核，蓝斑核及中缝核是参与睡眠与觉醒调节的重要核团。在 Caspr2 抗体相关脑炎患者中，Caspr2 抗体作用于上述核团，边缘系统环路功能受损，导致睡眠觉醒系统神经功能紊乱而引起严重的失眠。本患者失眠症状符合 Caspr2 抗体相关脑炎表现。研究表明，Caspr2 蛋白还可表达于周围神经有髓纤维的轴突，周围神经过度兴奋导致神经性肌强直的发生，神经性肌强直可伴有疼痛。但该患者未出现神经肌强直临床症状，但该患者存在大便干结、腹胀、多汗等症状，可考虑为 CASPER2 抗体阳性相关自主神经系统损害。

LGI1 抗体阳性患者易患低钠血症。已有研究发现，LGI1 抗体可与下丘脑抗利尿激素神经元结合，导致其分泌增加，致稀释性低钠血症。Caspr2 抗体疾病患者也出现低钠血症，但其机制尚不清楚。根据文献回顾，超过 1/3 的 LGI1 和 Caspr2 双抗体阳性患者出现低钠血症。LGI1 抗体阳性患者的肿瘤发病率为 5% ～ 10%，而 Caspr2 抗体阳性患者的肿瘤发病率约为 20%，尤其是胸腺瘤，主要发生在 Morvan 综合征或获得性神经肌强直的患者。此外，研究发现的双阳性患者肿瘤（一般为胸腺瘤）发生率高达 46%。本例患者我们进行了相关肿瘤筛查，目前未发现肿瘤。仍须继续动态监测，必要时可完善 PET-CT 检查等。

在治疗和预后方面，我们采用人免疫球蛋白调节免疫，糖皮质激素冲击疗法，后改为口服泼尼松，逐渐减少剂量。精神行为异常、失眠均有改善，但记忆力减退症状改善不明显。据报道，对于 LGI1 和（或）Caspr2 抗体阳性的患者，无肿瘤，对免疫治疗（包括皮质类固醇、IVIg 和血浆置换）反应良好。高达 70% 的 LGI1 抗体阳性患者随访

2 年，预后良好。73% 的 Caspr2 抗体阳性患者在免疫治疗后神经损伤有所改善。此外，有研究发现，肿瘤切除后患者的 Caspr2 抗体有利于神经系统损伤的恢复。在我们的病例中，记忆力减退症状缓解不明显，Van Sonderen 等对 LGI1 抗体阳性患者治疗后的长期随访进行了研究，发现记忆丧失、冷漠和空间定向障碍是最常见的 3 种后遗症，可能需要增加神经系统的支持治疗，以改善症状。需要指出的是，尽管自身抗体在神经系统自身免疫性疾病中起着重要作用，但自身抗体的检出率是非常低的。抗 NMDA 受体脑炎中 NMDA 受体抗体的检出率只有 38%。因此，自身抗体阴性并不能排除神经系统自身免疫性疾病的诊断。

综上所述，LGI1 和 Caspr2 双抗体阳性自身免疫性脑炎临床罕见。若患者出现认知精神障碍合并失眠、自主神经功能障碍或周围神经兴奋症状，需要警惕该病可能，及早完善相关抗体检测并给予免疫治疗可改善患者的预后。由于自主神经受累，这类患者可以发生猝死，需要提高警惕。

参考文献

[1] Binks SNM, Klein CJ, Waters P, et al. LGI1, Caspr2 and related antibodies: a molecular evolution of the phenotypes[J]. J Neurol Neurosurg Psychiatry, 2018, 89(5): 526–534.

[2] Ghimire P, Khanal UP, Gajurel BP, et al. Anti-LGI1, anti-GABABR, and Anti-Caspr2 encephalitides in Asia: A systematic review[J]. Brain Behav, 2020, 10(10): e01793.

[3] 王起，杨静，才丽娜，等 . 6 例富亮氨酸胶质瘤失活 1 蛋白抗体脑炎临床特点分析 [J]. 中国神经免疫学和神经病学杂志，2019，26（1）：44–47

[4] 孙健，朱雯华，罗苏珊，等 . Caspr2/LGI1 抗体双阳性女性 Morvan 综合征 (附 1 例报告及文献复习)[J]. 中国临床神经科学，2019，27（3）：273–280.

[5] 魏燕燕，申向民，卢伟，等 . Caspr2 及 LGI1 抗体阳性的非典型莫旺综合征 1 例报告 [J]. 中国神经精神疾病杂志，2019，45（2）：107–109.

[6] 董立羚，关鸿志，黄颜，等 . 抗富含亮氨酸胶质瘤失活蛋白 1 和抗接触蛋白相关蛋白 2 双抗体阳性疾病的临床特点 [J]. 中国医学科学院学报，2019，41（3）：344–350.

[7] van Sonderen A, Thijs RD, Coenders EC. Anti-LGI1 encephalitis: clinical syndrome and long-term follow-up[J]. Neurology. 2016, 87(14): 1449–1456.

病例 6　初始误诊为 CLIPPERS 综合征的隐球菌性脑膜炎

临床资料

患者，男，66 岁。因"头晕、头痛 2 个月，加重伴言语不清、饮水呛咳 10 余天"于 2022-05-28 第一次住院。

【现病史】

患者于 2 个月前无明显诱因出现头晕、头痛，头晕呈非旋转性，头痛为全头胀痛，自觉走路不稳，无恶心、呕吐，无复视、耳鸣，1 个月前于外院就诊，行脑 MRI 检查未见明显异常，住院治疗，诊治过程不详，病情无好转。10 余天前自觉头晕头痛症状加重，行走不稳加重，并出现言语不清、饮水呛咳伴吞咽困难，为求进一步诊治收入神经内科。

【既往史】

健康。

【体格检查】

神志清，构音含糊，高级智能正常，双侧瞳孔等大正圆，直径约 3mm，对光反射灵敏，鼻唇沟右侧略浅，伸舌居中，咽反射消失，四肢肌力 5 级，肌张力正常，双侧感觉对称，指鼻试验、跟 - 膝 - 胫试验稳准，Romberg 征阳性，双侧病理征未引出，颈软。心肺腹查体未见明显异常。

【辅助检查】

2022-05-29，复查脑 MRI 示脑桥、双侧半球及蚓部、双侧基底节区片状影（图 2-6-1）。完善腰穿检查，脑脊液压力 180mmH$_2$O，无色透明，脑脊液常规示白细胞 20×10^6/L、红细胞 30×10^6/L；脑脊液生化示蛋白 971.4mg/L、葡萄糖 2.55mmol/L；脑脊液免疫球蛋白 G 为 192.00mg/L，免疫球蛋白 A 为 27.00 mg/L，免疫球蛋白 M 为 10.30 mg/L；涂片见少许淋巴细胞、单核细胞；血清及脑脊液自身免疫性抗体及中枢神经系统脱髓鞘疾病抗体阴性。实验室检查血常规、尿便常规、凝血系列、肝功能、肾功能、血脂、风湿三项、甲功五项、肿瘤标志物、乙肝五项、病毒四项均正常。2022-05-30 行脑 MRI 强化：脑沟内多发异常强化影（双侧小脑半球、双侧基底节区为著）（图 2-6-2），考虑脑膜炎症可能，建议结合相关实验室检查。

【诊疗思路分析】

该患者亚急性起病，以头晕、头痛、言语不清、饮水呛咳为主要临床表现，实验室检查脑脊液白细胞数、蛋白均增高，脑脊液自身免疫性脑炎抗体阴性，脑 MRI 可见小脑、脑桥、基底节区多发斑点状、曲线状、类胡椒盐样强化病灶，考虑患者类固醇激素反应性慢性淋巴细胞性炎症伴脑桥血管周围强化症（CLIPPERS）综合征可能性大。CLIPPERS 综合征是一种病因未明的慢性中枢神经系统炎性疾病，该病于 2010 年被首

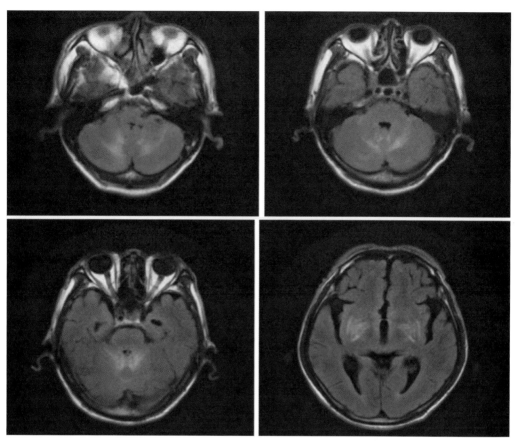

图 2-6-1　脑 MRI（2022-05-29）示脑桥、双侧半球及蚓部、双侧基底节区片状影

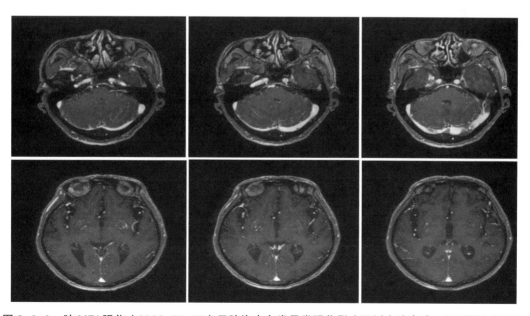

图 2-6-2　脑 MRI 强化（2022-05-30）示脑沟内多发异常强化影（双侧小脑半球、双侧基底节区为著），考虑脑膜炎症可能

次报道，是在脑桥、中脑及小脑血管周围以淋巴细胞浸润为主、对类固醇激素治疗有效的慢性炎性疾病，其影像学特征性表现是对类固醇有反应的后脑点状和曲线状增强病灶。2022-06-01 给予患者甲强龙 1.0g 冲击治疗，次日患者头晕、头痛明显减轻，饮水呛咳、行走不稳较前明显好转。甲强龙每 3 天减半，患者症状逐渐减轻，减至 240mg 时，患者再次感头痛头晕、行走不稳，但程度较轻。2022-06-14 复查脑 MRI 示双侧小脑半球脑沟内轻度强化，较前明显减轻（图 2-6-3）。患者于 2022-06-14 出院，出院后继续口服强的松治疗，60mg/d，逐渐减量。

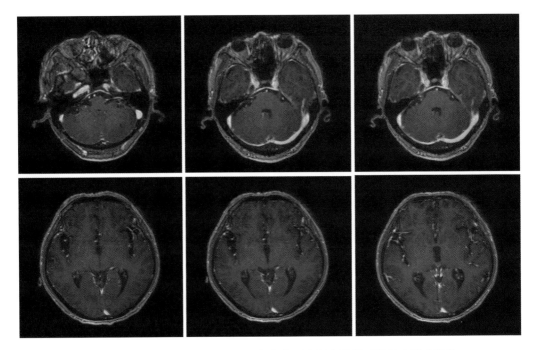

图 2-6-3　脑 MRI（2022-06-14）复查示双侧小脑半球脑沟内轻度强化

【临床诊断】

中枢神经系统炎症，CLIPPERS 综合征可能性大。

【第二次住院情况】

患者出院后 10 天头痛头晕加重于 2022-06-24 再次来诊。入院查体：神志清，精神可，言语流利，双侧瞳孔直径约 3mm，对光反射灵敏，双侧鼻唇沟对称，鼻唇沟右侧略浅，伸舌居中，咽反射存在，四肢肌力 5 级，肌张力正常，双侧感觉对称，指鼻试验、跟-膝-胫试验稳准，Romberg 征阴性，双侧病理征未引出，颈软，脑膜刺激征阴性。心肺腹查体未见明显异常。复查腰穿，脑脊液压力 200mmH$_2$O，墨汁染色找到新型隐球菌，考虑隐球菌性脑膜炎，给予两性霉素 B、氟康唑注射液治疗，患者症状逐渐缓解。2022-07-16 及 2022-08-12 两次复查腰穿，墨汁染色均未找到新型隐球菌，但血清隐球菌抗原阳性。患者头晕头痛及行走不稳症状完全消失，于 2022-08-31 出院。出院后半年复查腰穿，脑脊液压力 130mmH$_2$O，墨汁染色未找到隐球菌，患者未再出现头晕头痛、行走不稳等不适。

【诊疗体会及总结】

隐球菌属于条件致病菌，主要存在于鸽子及其他禽类粪便中或被禽类粪便污染的土壤中。隐球菌性脑膜炎（cryptococcal meningitis，CM）是最常见的真菌性中枢神经系统感染，也是隐球菌病最常见的表现，其临床表现各异，包括发热、渐进性头痛、呕吐、脑神经损害、精神和神经症状（精神错乱、易激动、定向力障碍、行为改变、嗜睡）等。CM 可以发生于获得性免疫缺陷综合征（acquired immunodeficiency syndrome，AIDS）和其他免疫功能低下人群如器官移植者，也可以发生在免疫功能正常者。在美国和欧洲，80% 的隐球菌病发生在 AIDS 人群。在中国，非人类免疫缺陷病毒（human immunodeficiency virus，HIV）相关 CM 在 CM 中的比例高达71%，致残率及致死率均较高。

脑脊液墨汁染色涂片及培养可快速鉴定新型隐球菌，发现隐球菌生长可确诊本病，但其敏感度不高。生理生物化学试验，如 API-20C Aux 酵母鉴定试剂也可以鉴定新型隐球菌。血液和（或）脑脊液乳胶凝集试验检测隐球菌荚膜多糖抗原，是一项敏感性较高的方法，但在免疫性疾病患者中可能呈假阳性结果。本患者第一次住院时脑脊液墨汁染色未找到新型隐球菌，可能与真菌负荷低或检验的敏感度低有关。大剂量激素可能暂时抑制了炎症反应、降低了颅内压，所以患者症状明显减轻。随着真菌负荷量的增加，患者症状再次加重，后经抗真菌对因治疗后症状才得以完全缓解。

神经影像学检查在本病诊断中发挥重要作用，但其表现多样，主要包括 VR 间隙扩大、胶状假性囊肿、脑膜强化、脑积水、肉芽肿、脑萎缩、血管炎等，基底节区和脑膜是最常见的受累部位。免疫功能不全患者因免疫抑制及没有免疫活性的多糖荚膜，故假性囊肿、肉芽肿或脑膜强化相对少见。本患者第一次入院的脑 MRI 片已经存在胶状假性囊肿、脑膜强化，但因对此影像改变的识别不足及未找到隐球菌、颅内压不高，而未考虑到此疾病，在临床工作应注意识别。

参考文献

[1] 中华医学会神经病学分会神经感染性疾病与脑脊液细胞学学组 . 非人类免疫缺陷病毒相关隐球菌性脑膜炎诊断的中国专家共识 [J]. 中华神经科杂志，2023，56（10）：1093-1102.

[2] Lu CH, Chang WN, Chang HW , et al. The prognostic factors of cryptococcal meningitis in HIV−negative patients[J]. J Hosp Infect, 1999, 42(4): 313−320.

[3] Chen JH, Varma A, Diaz MR,et al. Cryptococcus neoformans strains and infection in apparently immunocompetent patients, China[J]. Emerg Infect Dis, 2008, 14: 755−762.

[4] Panackal AA, Williamson KC, Beek D, et al. Fighting the monster: applying the host damage framework to human central nervous system infections[J].mBio, 2016, 7(1): e01906−e01915.

[5] 刘正印，王贵强，朱利平，等 . 隐球菌性脑膜炎诊治专家共识 [J]. 中华内科杂志，2018，57（5）：317−323.

病例 7　神经梅毒

临床资料

患者，男，64 岁。因"精神障碍 3 个月余"于 2023-10-27 收入院。

【现病史】

患者 3 个月来无明显诱因出现精神行为异常，表现为情绪不稳，严重时有烦躁不安，打人倾向。期间自述"北京有房子，需装修"，自行去北京一次，第二次报警后被警察发现在北京流浪，无法记得回家的路。后有自行两次去广州、两次去青岛的行为，及时被家人阻止，一周前由家人送去精神专科医院治疗，效果不佳。目前为求进一步系统诊治来院，遂以"精神障碍原因待诊"收入院。

【既往史】

高血压病史 1 年。

【体格检查】

T 36.8 ℃，P 83 次 / 分，R 19 次 / 分，BP 131/89mmHg。神志清楚，构音含糊，反应稍迟钝。双侧瞳孔等大等圆，直径 0.3cm，左瞳孔对光反射（+），右瞳孔对光反射（+），鼻唇沟对称，伸舌居中，咽反射正常，颈软，四肢肌张力正常，双上肢肌力 5 级，右下肢肌力 5⁻ 级，左侧躯体感觉正常，右侧躯体感觉正常，双侧腱反射正常，双侧巴氏征阴性，双侧克氏征阴性。

【辅助检查】

2023-10-28，血清梅毒抗体阳性，梅毒试验（TRUST）1 ： 32 阳性。2023-10-30，腰穿脑脊液检查：初压 150mmH$_2$O、末压 50mmH$_2$O，脑脊液常规示白细胞 10×10^6/L、红细胞 0×10^6/L，脑脊液生化示蛋白 573mg/L、葡萄糖 2.76mmol/L，脑脊液自身免疫性脑炎相关抗体及副肿瘤标志物相关抗体（血 + 脑脊液）阴性，二代测序检测出 8 个序列梅毒螺旋体。MMSE 20 分，MOCA 18 分。2023-10-28，脑 MRI 示左侧基底节区软化灶（图 2-7-1）。

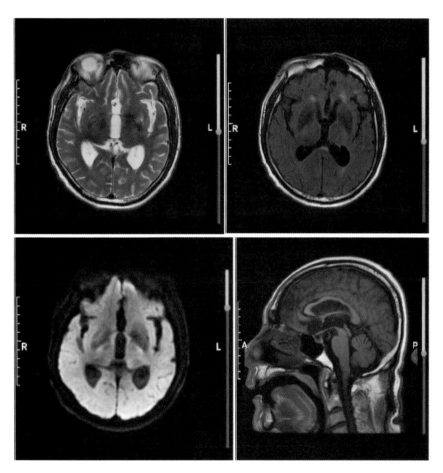

图 2-7-1　脑 MRI（2023-10-28）示左侧基底节软化灶

【诊疗思路分析】

该患者首次精神认知障碍为主要临床表现，实验室检查脑脊液白细胞数正常、蛋白稍高，脑脊液自身免疫性脑炎抗体、副肿瘤综合征抗体阴性，脑 MRI 未见明显异常，TRUST 试验阳性，二代测序检测出梅毒螺旋体 8 个序列，经规范、足量青霉素治疗病情稍有好转。神经梅毒的诊断主要依据患者的病史、临床症状、腰椎穿刺术及脑脊液常规检查、病原学检查、影像学检查、脑电图检查等临床资料进行综合诊断，该患者TRUST 试验阳性，二代测序检测出梅毒螺旋体 8 个序列，且青霉素治疗后患者症状有好转，排除其他疾病后临床诊断明确。

【临床诊断】

神经梅毒；麻痹性痴呆。

【治疗过程及随访】

患者完善腰椎穿刺于 2023-10-30 自动出院，于外院行青霉素治疗。给予青霉素 400U，每 4 小时 1 次，连续 2 周，应用苄星青霉素每周 240U 肌内注射，共 3 次。门诊随访患者精神障碍较前稍有好转，未再出现自行外出情况，但仍有精神淡漠、反应迟钝及近记忆力遗忘。

【诊疗体会及总结】

中枢神经系统中的梅毒螺旋体感染被称为神经梅毒，通常在患有未经治疗的梅毒数月至数年的人中发生，并可由于脑膜血管梅毒和全身轻瘫导致慢性发作的认知障碍和精神症状。

在临床工作中，典型的神经梅毒主要分为以下 5 类：无症状神经梅毒、梅毒性脑膜炎、血管型梅毒、脊髓痨和麻痹性痴呆。眼梅毒及耳梅毒同时也包括在神经梅毒范围内。早、晚期神经梅毒并无明确时间划分点，不同神经梅毒分型为疾病不同时间段的表现，常有部分重叠。①无症状神经梅毒：多无明显症状或体征，但存在脑脊液异常改变。②梅毒性脑膜炎：潜伏期多为 2 个月至 2 年。表现为发热、头痛、精神行为异常等，慢性及亚急性者主要累及颅底脑膜，可出现第Ⅱ、Ⅲ、Ⅳ、Ⅴ、Ⅵ、Ⅷ对脑神经损害。③血管型梅毒：潜伏期多为 5 ~ 12 年，主要累及大脑中动脉供血区，脊髓血管型梅毒表现为横贯性脊髓病变，需要同脊髓痨相鉴别。④脊髓痨：潜伏期多为 15 ~ 25 年，主要累及脊髓后根、后索，但也可累及脊膜、脑膜、脑神经、前角细胞、前根、自主神经系统等。临床表现可出现电击样痛、感觉异常、共济失调、膀胱直肠功能障碍、内脏危象等，典型的三联征包括电击样痛、感觉障碍、尿潴留。⑤麻痹性痴呆：潜伏期为 10 ~ 15 年，主要表现为精神智力减退，如记忆力下降、行为异常、性格改变等，同时也可出现共济失调、面 – 唇 – 舌 – 手指震颤等。

梅毒螺旋体侵入人体后可刺激机体产生两类抗体：一类是抗密螺旋体的特异性抗

体，在梅毒的潜伏期即可产生，常用作梅毒螺旋体感染确证试验的有梅毒螺旋体颗粒凝集试验（TPPA）、梅毒螺旋体血凝测定法（TPHA）、荧光螺旋体抗体吸收试验（FTA-ABS），另一类抗体是非特异性抗体，是针对梅毒螺旋体损害患者组织后释放出的物质（类脂质）而产生的抗体，相应的检测试验称为非特异性试验，常用的有快速血浆反应素试验（RPR）、甲苯胺红不加热血清试验（TRUST）、性病研究试验（VDRL）。

非梅毒螺旋体血清学试验可能存在假阳性情况。一般假阳性时其抗体滴度低，很少超过 1∶8；感染极早期可出现假阴性，晚期梅毒因反应素水平过低也可导致假阴性存在。非梅毒螺旋体血清学试验的敏感性及特异性较低。梅毒螺旋体血清学试验敏感性及特异性均较高，但在肿瘤及免疫异常患者中亦存在阳性反应情况。综上所述，梅毒的诊断需要结合两种血清学试验结果。

2018 年中国卫生行业标准《梅毒诊断》（WS273—2018）及 2014 年中国疾病预防控制中心发布的《梅毒诊疗指南》中神经梅毒的脑脊液结果需要符合以下两条：①白细胞计数 $\geq 10 \times 10^6$/L，蛋白量 > 500mg/L，且排除其他原因引起的异常（为 2014 年指南的疑似神经梅毒诊断标准）；② VDRL/RPR/TRUST 或 FTA-ABS/TPPA/TPHA 阳性。我国《指南》更关注梅毒入侵中枢神经系统的证据，确诊需要有脑脊液炎性证据及血清学试验阳性，避免误诊。

脑脊液检查也是重要的实验室检查。实质型神经梅毒患者具有较高的脑脊液蛋白异常比例及 RPR 阳性率。但部分脑脊液细胞数及蛋白含量可处于正常范围内，多见于未经规范治疗、存在不典型症状或复发患者。

影像学检查：神经梅毒的病理表现多样，因此存在多种影像学改变。脑 MRI 检查可出现脑膜增厚及强化、脑萎缩（前部脑叶为主）、脑室扩大、脑白质病变、皮质及皮质下缺血性改变、水肿、肉芽肿、脊髓肿胀、脊髓后索异常信号、视神经萎缩等，影像学表现缺乏特异性。

梅毒性脑炎患者尽早规范青霉素驱梅治疗效果较好，有些临床症状能够完全消失。治疗后需要每 6 个月复查脑脊液，脑脊液异常可在 2 年后恢复，否则需要再次规范治疗。

总之，神经梅毒的诊断，主要基于患者的临床表现及梅毒螺旋体的血清学检查，由于目前尚无大规模神经梅毒临床研究，神经梅毒的诊断仍存在巨大挑战。临床上遇到亚急性起病的精神障碍或痴呆患者，要警惕神经梅毒可能。

参考文献

[1] 沈颂科，程玉燕，杨森．神经梅毒和心血管梅毒 [J]. 中国医学文摘：皮肤科学，2015，32（4）：418–424.

[2] 栾兴宝，翁文佳，张明，等．神经梅毒诊断现状及脑脊液检测的进展 [J]. 中国皮肤性病学杂志，2021，35（12）：1426–1430.

[3] Mizoguchi T, Hara M, Nakajima H. Neurosyphilis presenting as autoimmune limbic encephalitis: a case report and literature review[J]. Medicine (Baltimore),2022, 101(33): e30062.

[4] Zhou J, Zhang H, Tang K, et al. An updated review of recent advances in neurosyphilis[J]. Front Med (Lausanne), 2022, 9: 800383.

[5] Zhang HL, Lin LR, Liu GL, et al. Clinical spectrum of neurosyphilis among HIV–negative patients in the modern era[J]. Dermatology, 2013, 22 6(2): 148–156.

第3章

神经系统退行性疾病

病例 1　散发成年型神经元核内包涵体病

临床资料

　　患者，女，69 岁，农民。右利手，急性起病。主因"发作性反应迟钝、精神行为异常 6 年，再发伴行走不稳 1 天"于 2018-01-24 收入院。

【现病史】

　　患者于 6 年前无明显诱因出现发作性反应迟钝，忘事，睡眠增多，伴有胡言乱语、不认人，小便失禁及便秘。每次持续 10 天左右，思睡、精神症状可缓解，但反应迟钝、忘事不能完全恢复正常。每年发作 1～2 次。反复住院治疗多次，曾诊断"脑梗死""脑动脉供血不足"等疾病。1 天前再次出现上述症状，伴行走不稳、肢体乏力，为进一步治疗收入院。

【既往史】

　　既往有高血压病史 4 年，否认糖尿病、冠心病、关节炎、口腔溃疡、皮肤病、外伤等病史。

【个人史及家族史】

　　无吸烟、饮酒史，无毒物接触史，无一氧化碳接触史，家族中无类似疾病史。

【体格检查】

　　嗜睡，反应迟钝，言语缓慢，粗测记忆力、计算力、定向力均减退，双侧瞳孔等大等圆，直径约 1.5mm，对光反射灵敏，眼球活动自如，未见眼震，鼻唇沟对称，伸舌居中，颈软无抵抗，四肢肌力 5 级，肌张力正常，四肢腱反射（－），双侧 Hoffman 征、Babinski 征、Chaddock 征（－），深浅感觉及共济检查不能配合。双下肢皮肤干燥，呈鱼鳞样改变。

【辅助检查】

入院后实验室检查血常规、肝肾功能、电解质、血糖、凝血系列、甲功五项、肿瘤标志物、风湿系列、免疫系列等无明显异常。视频脑电图（2018-01-26）示各导联广泛 θ、δ 波出现，以右侧为著。神经传导速度（NCV）（2018-01-27）示双侧正中神经运动神经传导速度（MCV）、感觉神经传导速度（SCV）减慢；双侧尺神经 MCV、SCV 减慢，波幅下降；双侧腓总神经 MCV 减慢，波幅正常；双侧腓肠神经左侧 SCV 未引出，右侧减慢；左侧上下肢皮肤交感反应障碍。脑 MRI（2018-01-27）示 T2 双侧大脑半球白质高信号，DWI 示皮质下白质异常信号（图 3-1-1）。

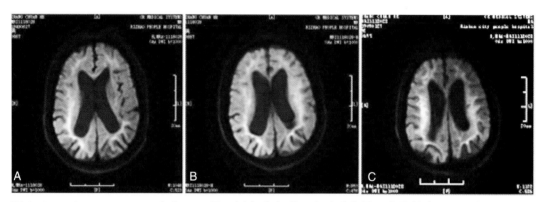

图 3-1-1　A. 2015-06-27 患者 DWI 示双侧大脑皮质下皮髓质交界区曲线样高信号，右侧为著；B. 2016-09-22 患者 DWI 示皮髓质交界区曲线样高信号较前进展；C. 2018-01-27 患者 DWI 示皮髓质交界区异常信号向深部延伸进展

【诊疗思路分析】

依据患者临床症状表现为思睡、认知障碍及精神异常症状，脑电图示广泛慢波表现，MRI 示双侧大脑皮质下白质病变，定位于大脑皮质及皮质下结构；依据患者查体双侧针尖样瞳孔及皮肤干燥表现，肌电图示皮肤交感神经反应障碍，定位于自主神经；依据患者查体四肢腱反射消失，NCV 示波幅降低、传导速度减慢，定位于周围神经。因此，综合定位于大脑皮质、皮质下白质、自主神经及周围神经。该患者以反复发作性精神认知障碍起病，病情进展过程中出现周围神经损害及自主神经功能障碍等表现，结合脑 MRI DWI 序列皮髓质交界区高信号的典型"绸带征"改变，符合散发型神经元核内

包涵体病临床表现，遂进一步完善皮肤活检以证实。

【病理活检】

2018-02-02 在患者右下肢踝关节以上 10cm 处切取大小约 1.2cm×1.0cm 皮肤及皮下组织送天坛医院病理活检。病理检查结果回报：皮肤组织，苏木精－伊红染色在部分汗腺细胞、脂肪细胞和纤维细胞的核内可见嗜酸性包涵体，包涵体 P62 抗体、泛素抗体强阳性染色（图 3-1-2）。

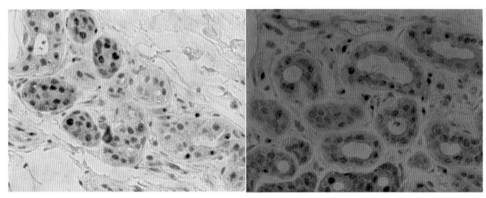

图 3-1-2　患者下肢皮肤病理检查结果：皮肤组织，苏木精－伊红染色在部分汗腺细胞、脂肪细胞和纤维细胞的核内可见嗜酸性包涵体，包涵体 P62 抗体、泛素抗体强阳性染色

【临床诊断】

散发成年型神经元核内包涵体病（neuronal intranuclear inclusion disease，NIID）。

【治疗过程及随访】

因目前 NIID 无有效治疗方法，仅给予对症支持治疗，如艾地苯醌改善线粒体功能、胞二磷胆碱营养脑神经等治疗，患者病情逐渐好转出院。出院后随访半年，未再出现病情复发。

【诊疗体会及总结】

神经元核内包涵体病（NIID）是以中枢和外周神经系统及内脏器官内嗜酸性透明包涵体为特征的慢性进行性神经系统退行性病变。NIID 的临床表现具有高度异质性，常表现为中枢神经系统、外周神经系统及自主神经系统受累，被认为是一种异质性疾病。以前该病确诊需要通过活检，目前通过皮肤活检就可以确诊。该病在 1968 年由 Lindenberg 首先报道，并提出了"神经元核内包涵体病（NIID）"的诊断。该病在 2017

年前国内没有相关疾病的报道，2017 年以后随着在微信群里广泛传播及学习，全国各地相继发现了很多疑诊 NIID 病例，使得神经内科同仁对该病有了深刻的认识。NIID 典型病理特征为神经系统、皮肤脂肪组织或汗腺组织内嗜酸性透明包涵体，该包涵体为位于核周直径 1.5 ～ 10μm 的圆形物质，泛素阳性，P62 阳性，且由电镜下无膜结构的纤维物质构成。2019 年以后，国内外多个团队先后报道了 NIID 与 NOTCH2NLC 基因 5′ 非翻译区域（UTR）GGC 重复扩展突变相关，明确了 NIID 的致病基因，基因检测使临床确诊变得更为简单易行。

NIID 分为未成年型和成年型两大类，而成年型进一步分为散发型和家族型。成人散发型主要表现为痴呆，发病年龄 51 ～ 76 岁，病程 1 ～ 19 年；家族型可以表现为痴呆、肢体无力或者两者兼有，发病年龄 16 ～ 68 岁。NIID 临床表现主要有：痴呆（94.7%），可为首发和最主要的临床表现；自主神经功能受损，如瞳孔缩小、膀胱功能障碍（尿失禁）、晕厥、呕吐等；意识障碍，持续时间从几小时到数天不等；感觉障碍，轻微振动觉减退，可有末梢型麻木；肌力下降，四肢末端轻度下降；行为异常，易怒、言语不清、失用症、沉迷于赌博等；亚急性脑炎、全面强直发作、共济失调等表现。

大脑皮髓交界区 DWI 高信号为 NIID 具有特征性的影像学表现，且不随时间进展而消亡，可以作为诊断标志物。T2 及 FLAIR 序列出现白质高信号，无特异性。洪道俊等和 Yokoi 等通过对成年型 NIID 的尸检研究发现，T2-FLAIR 序列高信号区域的脑白质病变为广泛脱髓鞘改变。部分 NIID 患者在疾病早期可出现胼胝体 DWI 及 T2-FLAIR 高信号的影像学表现，也为 NIID 的诊断提供了有价值的线索，此影像特点提示胼胝体深部脑白质大的连合纤维和皮质下弓状纤维均易受累。NIID 患者的脑 MRI 还可表现为皮质肿胀和增强。有研究发现这些增强病变选择性地沿后部皮质表面分布，在临床上与发作性脑病急性期有关。有学者通过对比研究发现，与脑 MRI 中无强化病变的患者相比，有皮质增强改变的成年型 NIID 患者，具有发病年龄更小、病程更短，且有较高偏头痛发生率的临床特点。广泛的脑萎缩也是 NIID 患者常见的影像改变，且具有与年龄不相符的特点。成年型 NIID 患者的脑 MRI 表现虽具有一定特征性，但缺乏敏感性，尤其针对散发患者，敏感性较低，仍须依赖基因及病理诊断确诊。周围神经病变在 NIID 中常见，在神经电生理检查中通常表现为脱髓鞘性感觉运动神经病变，伴或不伴轻度轴突损伤。

NIID 高级神经功能检查如 MMSE，近半数患者评分降低（< 24 分）。额叶评定量表（frontal assessment battery，FAB）也有超过 90% 患者评分降低。其他方面，脑脊液检查可见蛋白升高，血清 CK 水平可升高，糖化血红蛋白水平可升高，神经传导检查可有传导速度下降、波幅减低。需要与 NIID 进行鉴别的疾病有多系统萎缩、帕金森病、脊髓小脑共济失调、代谢性脑病及脆 X 相关震颤 / 共济失调综合征等。

目前，NIID 尚无有效的治疗方法，但对于周围神经受累、痴呆、帕金森综合征等，对症用药可以延缓某些症状的发展。现阶段尚无大宗临床病例报道，还需要积累更多病例行进一步分析。

由于 NIID 是一种神经系统变性病，对于神经系统变性病，随着诊断明确，目前尚无明确有效药物治疗，故目前对该病的治疗以对症支持治疗为主，如有癫痫发作可给予抗癫痫药物，如有周围神经损伤可给予营养神经治疗等。期待随着越来越多的病例被发现，其治疗方法有所进展。

参考文献

[1] 陈浩，徐传英，鲍磊，等．神经元核内包涵体病和 NOTCH2NLC 基因 [J]．中国神经免疫学和神经病学杂志，2020，27（5）：341-342.

[2] 李洁，毛晨晖，高晶．神经元核内包涵体病研究进展 [J]．中华神经科杂志，2019，52（5）：437-440.

[3] Yokoi S, Yasui K, Hasegawa Y, et al. Pathological background of subcortical hyper intensities on diffusion-weighted images in a case of neuronal intranuclear inclusion disease[J]. Clin Neuropathol, 2016, 35(6): 375-380.

[4] 洪道俊，王朝霞．神经元核内包涵体病的再认识 [J]．中华神经科杂志，2020，53（10）：741-745.

[5] Tian Y, Zhou L, Gao J, et al. Clinical features of NOTCH2NLC-related neuronal intranuclear inclusion disease[J]. J Neurol Neurosurg Psychiatry, 2022, 93(12): 1289-1298.

[6] Ishiura H, Shibata S, Yoshimura J, et al. Noncoding CGG repeat expansions in neuronal intranuclear inclusion disease, oculopharyngodistal myopathy and an overlapping disease[J]. Nat Genet, 2019, 51(8): 1222-1232.

病例 2　中枢神经系统表面铁沉积症

临床资料

患者，男，75 岁。因"头晕伴双下肢无力 10 余天"于 2023-04-26 收入院。

【现病史】

患者于 10 余天前无明显诱因出现头晕，呈阵发性、非旋转性，伴有恶心、呕吐，双下肢无力，自觉走路不稳，无复视，无尿便障碍，为求进一步诊治来院，收入神经内科。

【既往史】

慢性阻塞性肺疾病、肺源性心脏病、前列腺增生病史，双耳听力减退病史 10 余年，骶 2 椎体骨折病史。

【体格检查】

神志清，构音清晰，双侧瞳孔等大正圆，直径约 3mm，对光反射灵敏，无眼震，双侧鼻唇沟对称，双耳听力减退，Rinne 试验气导＞骨导，但两者时间均明显缩短，Weber 试验居中，伸舌居中，咽反射减弱，四肢肌力 5 级，肌张力正常，双侧感觉对称，双侧指鼻试验、跟 – 膝 – 胫试验欠稳准，Romberg 征睁闭眼均不稳，行走宽基底步态，四肢腱反射对称（++），双侧病理征未引出，颈软。双肺呼吸音粗，未闻及干湿性啰音，心律齐，未闻及明显杂音。

【辅助检查】

入院后血常规、尿便常规、凝血系列、肝肾功能、血脂、电解质、同型半胱氨酸、叶酸、维生素 B_{12}、男性肿瘤标志物、甲状腺功能、乙肝五项、病毒四项均无明显异常。脑脊液压力 140mmH_2O，无色透明，脑脊液常规示白细胞 0×10^6/L、红细胞 0×10^6/L；脑脊液生化、脑脊液免疫球蛋白均未见明显异常，涂片未见细菌、结核杆菌、隐球菌；血清及脑脊液自身免疫性脑炎抗体及自身免疫性小脑共济失调抗体均阴性。2023-04-28 行脑 MRI 检查：双侧脑实质缺血灶；考虑脑沟、脑表面及双侧脑室壁含铁血黄素沉积；小脑萎缩；脑 MRI 符合脑动脉硬化改变（图 3-2-1）。

【诊疗思路分析】

该患者亚急性起病，以头晕、走路不稳为主要症状，临床表现为共济失调，而共济失调常见于脑血管病、免疫性疾病（如自身免疫性脑炎、自身免疫性小脑共济失调）、神经系统变性疾病（如多系统萎缩）、遗传性疾病（如遗传性脊髓小脑共济失调）等。结合该患者的病史、临床表现、实验室检查、MRI 特异性的表现及脑脊液实验室检查及相应抗体检查，诊断为中枢神经系统表面铁沉积症（superficial siderosis of the central nervous system, SSCNS）。该病病因尚不明确，根据检验及影像学检查结果，基本可以排除脑血管病、肿瘤、自身免疫性疾病、遗传性共济失调等。住院期间，给予患者对症处理，头晕较前好转后患者要求出院。随访半年，患者步态、听力减退均无明显改善。

【临床诊断】

中枢神经系统表面铁沉积症。

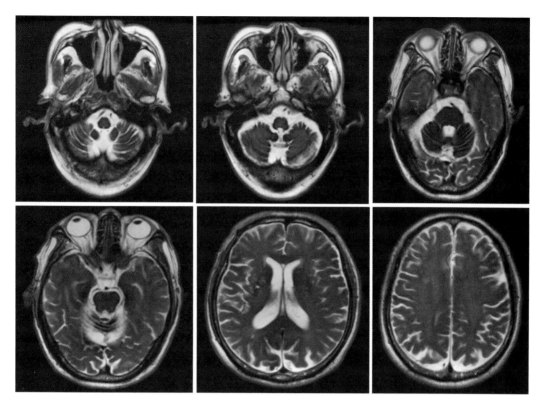

图 3-2-1　脑 MRI（2023-04-28）示双侧大脑半球、小脑半球脑沟及脑表面、脑干表面、双侧脑室壁见线样短 T2 信号影，考虑含铁血黄素沉积

【诊疗体会及总结】

中枢神经系统表面铁沉积症（SSCNS）是因慢性或间歇性蛛网膜下腔出血导致血液分解产物在软脑膜或软脊膜表面沉积的一种罕见的进行性神经系统疾病。其典型临床表现为听力下降（95%）、进行性小脑共济失调（88%）和脊髓病变（76%）三联征，并可出现认知障碍（24%）、泌尿系统损害（24%）、嗅觉减退（17%）、瞳孔不等大（10%）、感觉异常（13%）等常见临床表现。按铁沉积部位可将其分为皮质铁沉积症和幕下铁沉积症。皮质铁沉积症多见于淀粉样脑血管病、中枢神经系统血管炎、可逆性脑血管收缩综合征、皮质静脉梗死等；幕下铁沉积症发病率高于皮质铁沉积症，可独立发生或与皮质铁沉积症同时存在。本例患者以头晕、行走不稳为主要表现，双耳听力减退 10 余年，病理征阳性，因此，具备 SSCNS 三联征。

目前 SSCNS 发病机制尚不明确，可能是由于血红素被释放，在血红素加氧酶和铁蛋白的作用下致使含铁血黄素沉积在中枢神经系统表面。有研究认为该机制可以分为 5 个步骤，包括血液慢性或间歇性外渗至蛛网膜下腔并经脑脊液播散；红细胞溶解；血红素进入中枢神经系统表面；血红素转化为游离铁、铁蛋白和含铁血黄素；神经组织损伤。

通常，从出血到 SSCNS 的临床症状及放射学征象出现要经过数个月到数年的时间，在中枢神经系统中，铁沉积主要累及后窝，尤其是小脑和前庭耳蜗神经容易受累，因为这两个部位神经胶质细胞和小神经胶质细胞的数量丰富；也有文献认为，小脑的脑沟、脑裂比大脑更深、更宽，约为大脑表面积的 80%，使得小脑的表面积扩大，与铁离子的接触增多，因此小脑更容易受累。而位听神经在进入内耳道之前相当长的一段位于脑桥池内，脑脊液流量更大，因此接触的铁和血红蛋白更多，因此神经损伤更严重。

在 MRI 出现以前，SSCNS 的诊断主要依靠临床表现、病理、腰椎穿刺及术中所见，MRI 的临床应用使 SSCNS 的检出率得到了提高，目前 MRI 已经成为诊断 SSCNS 的重要手段。SSCNS 的 MRI 主要表现为 T2WI 小脑、脑干、大脑、脊髓表面线状低信号，或伴有不同程度小脑萎缩，血液代谢产物在脑表面或蛛网膜下腔沉积。而磁敏感加权成像（SWI）对含铁血黄素更为敏感，可以更好地显示含铁血黄素沉积。需要注意的是，早期影像学敏感度仅为 25%，因此在病程早期影像学阴性并不能排除 SSCNS。本例脑 MRI 影像表现亦符合 SSCNS 的诊断。

对于 SSCNS 的治疗，一是针对明确出血病因的患者进行外科手术治疗，其主要目的是去除出血灶，修补硬膜破裂，防治疾病进展；二是去除已经沉积的铁，去铁酮是一种铁螯合剂，因其可以穿透血脑屏障并结合游离铁，偶可见用于 SSCNS 的治疗；三是对症治疗，如使用人工耳蜗以改善听力障碍。本患者未应用手术或去铁剂，经对症治疗后症状未再加重而出院。在临床工作中，对于出现头晕、共济失调、听力减退的患者，要想到本病的可能。

参考文献

[1] Chen H,Raza HK,Jing J,et al.Superficial siderosis of central nervous system with unknown cause: report of 2 cases and review of the literature[J].Br J Neurosurg, 2019, 33(3): 305-308.

[2] Richard C,Simmonet L,Guegan-Massardier E,et al.Multiple cavernous malformations as a cause for superficial siderosis of the central nervous system[J].Acta Neurol Belg, 2020, 120(3): 755-757.

[3] Rembilla C,Lanterna LA,Bonito V,et al.Updating superficial siderosis of the central nervous system: bleeding of a dorsal osteophyte into the subarachnoid space from a perforating artery[J].J Neurosurg Spine, 2018, 30(1): 106-110.

[4] Wilson D,Chatterjee F,Farmer SF,et al.Infratentorial superficial siderosis: classification, diagnostic criteria, and rational investigation pathway[J]. Ann Neurol, 2017, 81(3): 333-343.

[5] Fearnley JM, Stevens JM, Rudge P. Superficial siderosis of the central nervous system[J]. Brain, 1995, 118(Pt4): 1051-1066.

[6] Levy M, Turtzo C, Llinas RH. Superficial siderosis: a case report and review of the literature[J]. Nat Clin Pract Neurol, 2007, 3(1): 54-59.

[7] Calvo M, de Miguel C, Pinel A, et al. Diffuse superficial siderosis of the central nervous system: four case

reports and review of the literature[J]. Rev Neurol, 2014, 59: 354–358.

[8] Charidimou A, Linn J, Vernooij MW, et al. Cortical superficial siderosis: detection and clinical significance in cerebral amyloid angiopathy and related conditions[J]. Brain, 2015, 138: 2126–2139.

[9] Leussink VI, Flachenecker P, Brechtelsbauer D,et al. Superficial siderosis of the central nervous system: pathogenetic heterogeneity and therapeutic approaches[J]. Acta Neurol Scand, 2003, 107: 54–61.

[10] Stabile A, Di Lazzaro V, Colosimo C, et al. Idiopathic infratentorial superficial siderosis of the central nervous system: case report and review of literature[J]. Neurol Neurochir Pol, 2018, 52: 102–106.

[11] Abkur T, Looby S, Counihan T. Superficial siderosis[J]. Ir Med J, 2016, 109: 376.

[12] 于丹、吴家荣、宋子微、等 . 中枢神经系统表面铁沉积症 1 例报道及文献复习 [J]. 卒中与神经疾病，2023，30（3）：319–324.

[13] Stabile A,Di lazzaro V,Colosimo C,et al.Idiopathic infratentorial superficial siderosis of the central nervous system: case report and review of literature[J].Neurol Neurochir Pol, 2018, 52(1): 102–106.

[14] Wagner F,Buchwalder M,Wiest R,et al.Superficial siderosis of the central nervous system: neurotological findings related to magnetic resonance imaging[J].Otol Neurotol, 2019, 40(1): 31–37.

[15] Lummel N, Wollenweber FA, Demaerel P, et al.Clinical spectrum, underlying etiologies and radiological characteristics of cortical superficial siderosis[J].J Neurol, 2015, 262(6): 1455–1462.

[16] 左瑶、贾国勇、孟桂月、等 . 中枢神经系统表面铁沉积症四例临床及影像学特征分析 [J]. 中华神经科杂志，2020，53（4）：291–297.

[17] Kumar N.Neuroimaging in superficial siderosis: an in –depth look[J].AJNR Am J Neuroradiol, 2010, 31(1): 5–14.

[18] Fragoso YD,Adoni T,Brooks JB,et al.Superficial siderosis of the central nervous system is a rare and possibly underdiagnosed disorder[J].Arq Neuropsiquiatr, 2017, 75(2): 92–95.

[19] 戴显旭、张长青、王展、等 . 中枢神经系统表面铁沉积症 1 例报道 [J]. 中国卒中杂志，2023，18（3）：335–339.

[20] 周若琳、孙莉、王梓铖、等 . 中枢神经系统表面铁沉积症的临床分析 [J]. 中风与神经疾病杂志，2023，40（12）：1089–1095.

病例 3　进行性核上性麻痹理查森型

临床资料 ▶

患者，男，72 岁。因"反复跌倒 2.5 年，逐渐加重，行走不稳、言语含糊半年"于 2022–11–25 收入院。

【现病史】

患者于 2.5 年来出现反复跌倒。第一次为关窗户时站立不稳，自炕上摔下来，引起肋骨骨折。1 年前端锅在平地行走时不慎摔倒，左踝部骨折。发病前一直骑自行车，发病后因有时歪倒现改为骑三轮车。未行正规诊疗，病情有逐渐加重趋势。近半年来出现行走不稳，表现为越走越快，行走时抬腿费力，左腿明显，翻身、起床等动作变慢，自觉双手力弱，无明显肢体抖动，言语含糊不清，声音低，偶有进食呛咳，有嗅觉下降，无视物不清，无头晕，无明显记忆力下降，无强哭强笑、幻觉、妄想等精神行为异常等。日常生活基本能自理。自发病以来，神志清，精神可，大便干结，1 次 /2 ～ 3 天，小便频，夜尿多，睡眠一般，否认夜间喊叫、憋醒、拳打脚踢、打鼾等，体重增加 5kg 左右。

【既往史】

既往体健，否认外伤、手术史。

【家族史】

1 哥 2 姐 1 弟，均体健。母亲 50 岁时因"脑出血"去世，父亲体健。

个人史： 做过老师和会计，对花粉过敏。生育 1 子 1 女，均体健。

【体格检查】

T 36.2℃，P 74 次 / 分，R 18 次 / 分，BP 122/80mmHg（左上肢），BP 130/73mmHg（右上肢）。神志清，言语含糊，音调低，尚流畅，复述正常。瞬目减少，双眼上视受限，面部表情减少，动作缓慢，四肢肌力正常，肌张力稍高，左侧为著，双侧指鼻、跟－膝－胫试验尚稳准，后拉试验（－）。无肢体不自主运动及震颤等。行走时身体前倾。掌颌反射、Hoffman 征阴性，Babinski 征阴性。脑膜刺激征阴性。卧立位血压及心率：卧位 BP 144/79mmHg，心率 87 次 / 分；立位 BP 138/79mmHg，心率 86 次 / 分；1 分钟 BP 134/94mmHg，心率 81 次 / 分；3 分钟 BP 134/85mmHg，心率 80 次 / 分；5 分钟血压 132/79mmHg，心率 83 次 / 分。

【辅助检查】

实验室检查包括血常规、红细胞沉降率、尿粪常规、甲功三项、病毒四项、叶酸、维生素 B_{12}、肝肾功能、血脂、同型半胱氨酸、凝血、血清肌酶等均正常。泌尿系彩超示前列腺切面形态饱满，体积增大，内径约 4.2cm×3.0cm×3.6cm，内部回声分布不均匀，内腺约 2.7cm×2.0cm，包膜完整，内外腺比例异常，内外腺交界区可见数个强回声光斑，后方声影不明显，考虑前列腺增生；排尿后膀胱内残余尿量约 12ml。心脏彩超示二尖瓣、三尖瓣少量反流。颈部血管彩超示右侧颈动脉内－中膜增厚伴斑块形成，右侧锁骨下动脉，起始段内－中膜增厚伴斑块形成，右侧椎动脉全程细（生理性）。脑 MRI

（发病后 2.5 年，图 3-3-1）示中脑被盖部萎缩，正中矢状位上，中脑被盖部嘴缘明显萎缩，中脑 / 脑桥比值＝ 0.5（正常 2/3）。双侧半球多发缺血灶，脑 MRA 示脑动脉硬化并部分血管狭窄。PET-CT（2022-12-06）示右侧额颞叶、基底节区、中脑及背侧丘脑前部较对侧代谢减低；右侧基底节区软化灶，脑白质脱髓鞘改变，脑萎缩，双侧上颌窦及筛窦炎症，双侧下鼻甲肥大（图 3-3-2）。MMSE 27 分，蒙特利尔认知评估量表评分 20 分。统一帕金森病评定量表Ⅲ（unified Parkinson disease rating scale Ⅲ，UPDRS Ⅲ）评分（发病后 2.5 年测评）：基线 17 分。汉密尔顿抑郁量表 4 分；汉密尔顿焦虑量表 5 分。

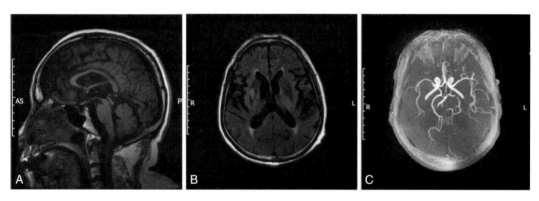

图 3-3-1　患者脑 MRI（2022-11-27）。A. T1 正中矢状位示中脑萎缩；B. T2WI Flair 示双侧侧脑室周围高信号改变，右侧基底节低信号改变；C. 脑 MRA 示双侧大脑中动脉、后动脉及椎基底动脉多处血管不规则变窄

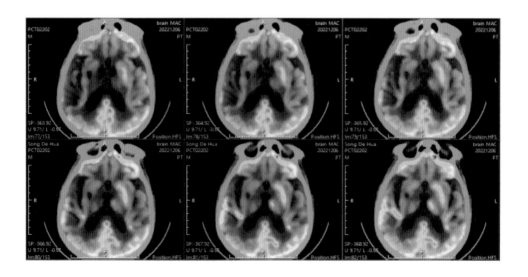

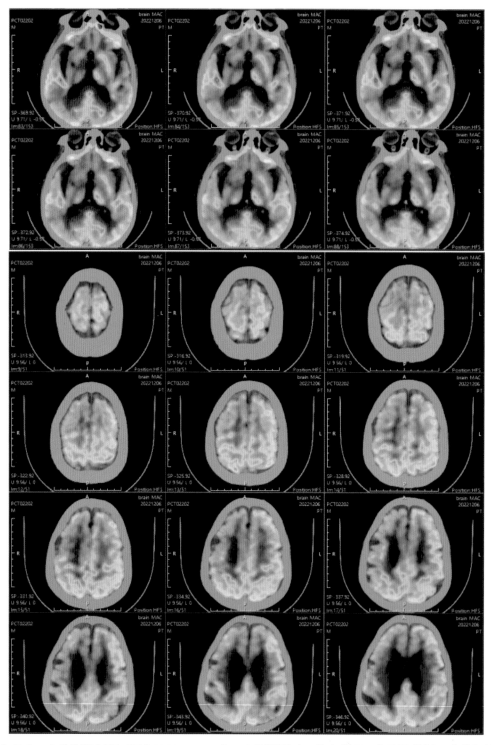

图 3-3-2　患者头颅 PET-CT（2022-12-06）：右侧额颞叶、基底节区、中脑及背侧丘脑前部较对侧代谢减低

【诊疗思路分析】

本例患者首发症状主要表现为姿势不稳并反复跌倒，跌倒时曾导致两次骨折，后逐渐出现行动缓慢、言语含糊等症状，伴有垂直性核上性眼肌麻痹。脑 MRI 正中矢状位可见"蜂鸟征"，中脑 / 脑桥比值 = 0.5。FDG–PET–CT：右侧额颞叶、基底节区、中脑及背侧丘脑前部较对侧代谢减低。其临床表现和 MRI 检查结果均符合临床确诊的《中国进行性核上性麻痹临床诊断标准》中进行性核上性麻痹理查森型（PSP–RS）的诊断标准，故可临床诊断为进行性核上性麻痹理查森型。需要与如下疾病进行鉴别诊断。①帕金森病：相同的症状强直、运动减少，不同之处是帕金森病向前跌倒为多。治疗上进行性核上性麻痹（progressive supranuclear palsy，PSP）口服美多巴效果欠佳，帕金森病则有效。MRI 正中矢状位呈"蜂鸟征"、轴位呈"米老鼠征"的特征性表现对临床鉴别诊断多系统萎缩与帕金森病有益，但该特异性表现多在病程中后期出现。有研究认为中脑面积与脑桥面积比值对 PSP 的诊断有益，当中脑面积与脑桥面积比值 ≤ 0.15 时，其诊断 PSP 的特异度高达 100%。②其他类型的帕金森综合征，如多系统萎缩 –P 型：锥体外系、小脑、自主神经（卧立位血压、残余尿、快速眼动睡眠行为障碍）均受累，脑 MRI 可见脑桥"十"字征。③进行性核上性麻痹帕金森综合征型（PSP–P）：PSP–P 与 PSP–RS 的鉴别诊断，主要采用 ^{18}F–FDG–PET 检测葡萄糖代谢水平，前者主要表现为壳核代谢降低，后者主要表现为额叶和丘脑代谢降低。

【临床诊断】

进行性核上性麻痹理查森型。

【治疗过程】

给予多巴丝肼、金刚烷胺改善运动症状，效果不佳。给予辅酶 Q10 改善神经功能，巴氯芬缓解肌张力，帕罗西汀抗焦虑等对症治疗。出院后半年随访，患者已不能独立行走。

【诊疗体会及总结】

进行性核上性麻痹（PSP）是一种少见的中枢神经系统变性疾病，主要累及动眼神经核以上脑部结构，临床表现以姿势不稳和跌倒，垂直注视麻痹，运动障碍（迟缓或僵直），假性球性麻痹及额叶功能障碍为主要表现的疾病。

目前认为，PSP 与 tau 蛋白异常表达相关，位于 17 号染色体 q21 ～ 22 的 tau 位点是散发性 PSP 的潜在危险区，tau 蛋白失去微管结构，对蛋白水解酶产生抵抗，进而导致大量 tau 蛋白病理性聚集，形成神经元纤维缠结、神经纤维和簇状星形胶质细胞，主要分布在黑质、丘脑底核、苍白球、中脑、脑桥网状结构和丘脑。PSP 与皮质基底节变性（corticobasal degeneration，CBD）、嗜银颗粒病等患者大脑中聚集了大量沉积物，这些沉积物由异常的高磷酸化的 tau 蛋白组成，其包含 4 个重复（4R-tau）域，而在阿尔茨海默病患者大脑沉积物中同时含有 4R-tau 和 3R-tau，另外 Pick 病中以 3R-tau 为主，系上述相关疾病病理改变的鉴别要点。

根据 1996 年美国国立神经系统疾病与脑卒中研究所与进行性核上性麻痹学会联合推荐的诊断标准及 2003 年修订版将 PSP 分为可疑、拟诊及确诊；PSP 有 7 种临床分型，包括 PSP 理查森型（PSP-RS）、PSP 帕金森综合征型（PSP-P）、少见的 PSP 纯少动伴冻结步态型、PSP 皮质基底节综合征型（PSP-CBS）、PSP 非流利变异型原发性进行性失语、PSP 小脑共济失调型及 PSP 行为变异型额颞叶痴呆。2018 年国际运动障碍学会更新了诊断标准，从基本诊断、核心临床诊断及支持证据对 PSP 进行分型及分级。将 PSP 分为病理确诊、临床很可能、临床可能、提示型 4 层。

PSP 的影像学技术，尤其是多模态 MRI 结合 PET 检查，为 PSP 的早期诊断提供了很好的辅助手段，但影像诊断的特异性仍有待于进一步提高。随着对 PSP 研究的深入，影像学有望在临床治疗上成为重要的药物疗效指标。① MRI：结构性 MRI 典型的特点为中脑和小脑上脚萎缩，包括特征性的中脑萎缩的"蜂鸟征"（特异度 99.5%、灵敏度 51%）和中脑被盖萎缩的"牵牛花征"（特异度 97%、灵敏度 37%）。中脑 T2 高信号，以及中脑被盖萎缩，中脑顶盖和大脑脚相对保留，在轴位图像上，大脑脚是圆形的，而不是矩形的"米老鼠征"。"蜂鸟征"和"牵牛花征"具有高特异度，但敏感度较低。此外，图像采集参数可能会影响这些形态特征的外观。② PET-CT：^{18}F-FDG（2-氟-2-脱氧-D 葡萄糖）为葡萄糖的类似物，静脉注入人体后进入脑组织，在己糖激酶的作用下磷酸化生成 6-磷酸-FDG，后者不能进一步代谢，而潴留于脑细胞。反映大脑生理和病理情况下葡萄糖代谢情况。国际运动障碍学会 PSP 临床诊断标准为几种 PSP 亚型的诊断建立了框架，预计 ^{18}F-FDG PET 也会有不同的分布特点。例如垂直注视麻痹与前扣带回，水平扫视减慢与小脑蚓部，反复无故跌倒与丘脑，步态冻结与中脑，非流利性失语与左侧内侧和背外侧额叶代谢减低有关。^{18}F-AV-1451 是临床上最常用的第一代的 tau-PET 示踪剂。PSP 患者在基底节、丘脑、丘脑底核、中脑和小脑齿状核的 ^{18}F-AV-1451 结合明显增加，反映了其神经病理学分布，但在各个脑区的负荷量与临床严重性无明显相关。此外，眼动检查与之相关性随着帕金森综合征的发展而增长，已被证明是鉴别帕金森综合征的一种极好的工具。

PSP 的治疗仍以症状靶向治疗为主，神经递质替代疗法为基本方案，如左旋多巴、γ-

氨基丁酸受体激动剂可减轻运动障碍症状，乙酰胆碱酯酶抑制剂可减轻认知功能损伤，大剂量辅酶 Q10 可减轻运动障碍及认知障碍，局灶性肌张力障碍如眼睑失用、眼睑痉挛推荐肌内注射肉毒毒素，针对假性球麻痹使用舍曲林、帕罗西汀和依地普仑，而阿米替林、苯海索对全身症状有效。针灸及康复训练等对眼球运动及肢体肌张力改善有一定帮助。该病目前尚无有效药物治疗，且预后差，多数患者于发病 5 年后需要他人照顾，治疗目前仅局限于对症及缓解症状治疗。由于 tau 蛋白在该病主要病理中发挥重要作用，目前针对 tau 蛋白免疫治疗及基因治疗正在逐步开展。

参考文献

[1] Hoglinger GU, Respondek G, Stamelou M, et al. Clinical diagnosis of progressive supranuclear palsy: The movement disorder society criteria[J]. Mov Disord, 2017, 32(6): 853–864.

[2] 中华医学会神经病学分会帕金病及运动障碍学组，中国医师协会神经内科医师分会帕金森病及运动障碍专业 . 中国进行性核上性麻痹临床诊断标准 [J]. 中华神经科杂志，2016，49（4）：272–276.

[3] Kovacs GG,Lukic MJ,Irwin DJ,et al.Distribution patterns of tau pathology in progressive supranuclear palsy[J].Acta Neuropathol, 2020, 140(2): 99–119.

[4] Stamelou M,Respondek G,Giagkou N,et al.E-volving concepts in progressive supranuclear palsy and other 4-repeat tauopathies[J].Nat Rev Neurol, 2021, 17(10): 601–620.

[5] 杨志秀，郭起浩，赵倩华，等 . 轻度认知损害患者的空间结构能力障碍 [J]. 中华神经科杂志，2011，44（11）：759–762.

[6] Litvan I, Agid Y, Calne D, et al.Clinical research criteria for the diagnosis of progressive supranuclear palsy(Steele–Richardson–Olszewski syndrome): report of the NINDS–SPSP international workshop[J]. Neurology, 1996, 47(1): 1–9.

[7] 刘琪，张玉梅 . 进行性核上性麻痹帕金森型一例报告 [J]. 中华老年心脑血管病杂志，2023，25（9）：993–994.

[8] 谷星忠，石志鸿 . 进行性核上性麻痹影像学研究进展 [J]. 中国实用乡村医生杂志，2022，29（8）：32–35.

[9] Meyer PT, Frings L, R–cker G, et al. ^{18}F–FDG PET in Parkinsonism: differential diagnosis and evaluation of cognitive impairment[J]. J Nucl Med, 2017, 58(12): 1888–1898.

[10] Smith R, Schain M, Nilsson C, et al. Increased basal ganglia binding of ^{18}F–AV–1451 in patients with progressive supranuclear palsy[J]. Mov Disord, 2017, 32(1): 108–114.

[11] Schonhaut DR, Mcmillan CT, Spina S, et al. ^{18}F–flortaucipir tau positron emission tomography distinguishes established progressive supranuclear palsy from controls and Parkinson disease: a multicenter study[J]. Ann Neurol, 2017, 82(4): 622–634.

[12] Oba H, Yagishita A, Terada H, et al.New and reliable MRI diagnosis for progressive supranuclear palsy[J]. Neurology, 2005, 64(12): 2050–2055.

[13] Hussl A, Mahlknecht P, Scherfler C, et al.Diagnostic accuracy of the magnetic resonance Parkinsonism index and the midbrain–to–pontine area ratio to differentiate progressive supranuclear palsy from Parkinson's disease and the Parkinson variant of multiple system atrophy[J].Mov Disord, 2010, 25(14): 2444–2449.

[14] Srulijes K, Reimold M, Liscic RM, et al. Fluorodeoxyglucose positron emission tomography in Richardson's

syndrome and progressive supranuclear palsy−Parkinsonism[J]. Mov Disord, 2012, 27(1): 151−155.

[15] Fukushima K, Fukushima J, Barnes GR. Clinical application of eye movement tasks as an aid to understanding Parkinson's disease pathophysiology[J]. Exp Brain Res, 2017, 235(5): 1309− 1321.

[16] Gorges M, Müller H, Kassubek J. Structural and functional brain mapping correlates of impaired eye movement control in Parkinsonian syndrome: a systems−based concept[J].Front Neurol, 2018, 9: 319.

[17] 李凤娟，潘晓华 . 进行性核上性麻痹一例报道并文献复习 [J]. 内蒙古医学杂志，2023，55（11）：1404−1406.

[18] Lopez G, Bayulkem K, Hallett M. Progressive supranuclear palsy (PSP): Richardson syndrome and other PSP variants[J]. Acta Neurol Scand, 2016, 134(4): 242−249.

[19] Parthimos TP, Schulpis KH. The progressive supranuclear palsy: past and present aspects[J]. Clin Gerontol, 2019, 43(2): 155−180.

[20] Vaswani PA, Olsen AL. Immunotherapy in progressive supranuclear palsy[J]. Curr Opin Neurol, 2020, 33(4): 527−533.

第4章

脊髓疾病

病例1　脊髓亚急性联合变性

> **临床资料**
>
> 　　患者，男，70岁，农民，右利手，亚急性起病。因"四肢麻木、行走不稳1个月"于2021-12-11收入院。

【现病史】

患者于1个月前无明显诱因出现四肢末端麻木、行走不稳，自觉有踩棉花感，夜间行走不稳症状明显加重，伴手指笨拙、精细活动不灵活，上述症状持续无缓解。发病前否认前驱感染史，无头痛、头晕，无腹泻，无意识丧失、肢体抽搐及二便失禁，今为进一步诊治收入院。

【既往史】

7年前因胃恶性肿瘤行胃大部切除手术；既往有反复贫血（巨幼细胞贫血）病史，多次行输血治疗；有高血压病史。

【个人史及家族史】

否认烟酒史及药物嗜好。否认家族遗传史。

【体格检查】

T 36.2℃，P 72次/分，R 18次/分，BP 122/73mmHg。神志清楚，体型消瘦，查体合作。双肺呼吸音略粗，未及明显干湿啰音。心音可，心律齐，心脏各瓣膜未及明显杂音。腹部可见手术瘢痕，腹软，无压痛及反跳痛，肠鸣音不活跃。构音清晰，高级智能查体无异常，双侧瞳孔等大等圆，直径 3mm，光反应灵敏，眼动自如，无复视及眼震，视野粗测未见明显异常。双侧额纹对称，伸舌居中，软腭上抬可，转颈耸肩力可。四肢肌力 5 级，肌张力适中，四肢腱反射稍亢进，双上肢指鼻试验、双下肢跟 - 膝 - 胫试验稳准，双下肢巴氏征阴性。双侧浅感觉对称存在，双下肢振动觉及关节位置觉减退。宽基底步态，Romberg 征阳性，直线行走不能。颈软，克氏征、布氏征阴性。

【辅助检查】

2021-12-11，血常规示红细胞 2.9×10^{12}/L ↓，血红蛋白 109g/L ↓，红细胞平均体积 110.3fl ↑，红细胞体积分布宽度变异系数（RDW-CV）17.50% ↑，血小板分布宽度 8.9fl ↑。维生素 B_{12} 186.10pg/ml ↓。同型半胱氨酸 52.69μmol/L ↑。肝肾功能、心肌标志物、甲功三项、病毒四项、乙肝五项、血清肌酸激酶、叶酸未见明显异常。2021-12-11，胃肠彩超考虑肠系膜淋巴结肿大，心脏彩超示主动脉钙化、反流（少量），三尖瓣反流（少量）。2021-12-12，四肢肌电图：四肢周围神经源性损害（远近端）肌电表现。2021-12-13，脑、颈椎、胸椎、腰椎 MRI：脑、胸腰椎 MRI 未见明显异常；颈椎 MRI 矢状位可见脊髓后索纵向 T2WI 高信号，轴位可见累及脊髓后部特征性"倒 V 字征"（图 4-1-1、图 4-1-2）。

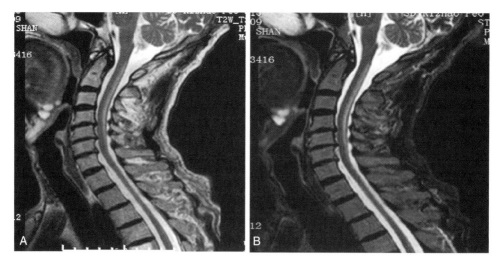

图 4-1-1　颈椎 MRI（2021-12-13）矢状位可见脊髓后索纵向 T2WI 高信号

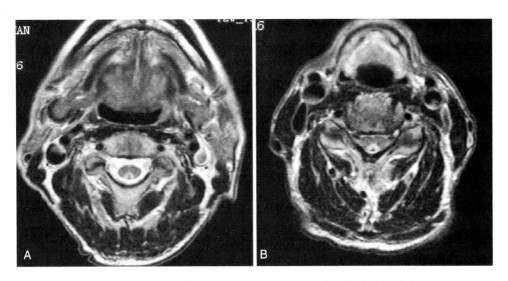

图 4-1-2　颈椎 MRI 轴位 T2WI 可见累及脊髓后部特征性"倒 V 字征"

【诊疗思路分析】

患者老年男性，既往胃大部切除手术、反复巨幼细胞贫血病史，亚急性病程，以四肢麻木、行走不稳为主要表现，查体有脊髓后索、双侧锥体束、周围神经受损体征，实验室检查血维生素 B_{12} 缺乏、血同型半胱氨酸增高，影像学检查可见累及脊髓后索"倒 V 字征"改变。根据上述特点，诊断脊髓亚急性联合变性明确。

需要进行鉴别的疾病有视神经脊髓炎谱系疾病、脊髓梗死、脊髓内胶质瘤等。①视神经脊髓炎谱系疾病：是免疫介导的以视神经和脊髓受累为主的中枢神经系统炎性脱髓鞘疾病，青壮年女性多见，脊髓 MRI 表现为长节段（≥ 3 个节段）横贯性损害，实验室检查 AQP-4 抗体阳性可明确诊断。本患者虽然脊髓病变较长，但主要位于脊髓后索，影像学特征及临床特点均不符。②脊髓梗死：各种原因（如动脉夹层、椎体手术、纤维软骨栓塞等）引起的脊髓供血动脉缺血，脊髓前动脉梗死多见，多见于下胸段，除脊髓受累体征外，可伴有神经根痛。脊髓 MRI 表现为 T2WI 高信号，DWI 和 ADC 可见弥散受限，轴位可见典型累及脊髓前角的"鹰眼征"。该患者临床及影像学特征可排除该病。③脊髓内胶质瘤：室管膜瘤多见于成年人，星形细胞瘤多见于儿童。室管膜瘤一般边界清楚，手术完全切除后复发较少，整体预后相对较好。室管膜瘤一般较星形细胞瘤累及范围要小，相对均匀强化，可占据整个脊髓横径，并伴有瘤周囊变和出血。

【临床诊断】

脊髓亚急性联合变性；巨幼细胞贫血；胃大部切除术后。

【治疗过程】

入院后给予肌内注射维生素 B_{12}，口服叶酸、维生素 B_6、甲钴胺等对症支持治疗。出院后继续应用维生素 B_{12} 治疗，4 周后随访患者肢体麻木及行走不稳症状明显好转，建议患者长期应用维生素 B_{12} 治疗。

【诊疗体会及总结】

脊髓亚急性联合变性（subacute combined degeneration of the spinal cord，SCD）是由于人体对维生素 B_{12} 的摄入、吸收、结合、转运或代谢出现障碍导致体内含量不足，从而引起的中枢和（或）周围神经系统的变性疾病，主要累及脊髓后索、侧索及周围神经。主要表现为双下肢或四肢麻木、深感觉异常、共济运动失调、痉挛性瘫痪等，严重者大脑白质及视神经也可受累。SCD 是一种进行性和可逆性的疾病，且隐匿起病，早期缺乏典型临床表现，不易及时察觉，患者得不到及时治疗会影响预后。维生素 B_{12} 又称钴胺素，是正常红细胞生成、核酸及核糖体合成与髓鞘形成等生化代谢中必需的辅酶，多由食物来源获得。腺苷钴胺和甲钴胺是维生素 B_{12} 在细胞内的两种形式，其中甲钴胺是甲硫氨酸合成酶的辅酶，参与甲硫氨酸及同型半胱氨酸代谢。在甲硫氨酸循环中，甲钴胺作为 N5 —甲基四氢叶酸转甲基酶的辅酶催化同型半胱氨酸转变为甲硫氨酸，当组织内缺乏维生素 B_{12}，甲硫氨酸循环无法正常进行，从而引起血清同型半胱氨酸浓度升高。因此，可疑的 SCD 患者，当血清维生素 B_{12} 正常时可进一步测定血清同型半胱氨酸浓度以协助早期诊断。另外，维生素 B_{12} 缺乏时会导致骨髓造血系统的红系、粒系及巨核系细胞出现巨幼变，导致红细胞进一步发育障碍，最终在骨髓中遭到破坏而不能变化为正常的红细胞，导致无效造血和全血细胞减少，最终形成巨幼细胞贫血，导致平均红细胞体积和平均血红蛋白含量增高。该患者既往因胃部恶性肿瘤行胃大部切除术，平素饮食量较少，胃部组织缺损，维生素 B_{12} 摄入、吸收均受到影响，故反复出现巨幼细胞贫血、高同型半胱氨酸血症。

SCD 发病年龄主要集中在中年以后，男女无明显差异，多为亚急性或慢性起病，缓慢进展。多数患者早期会出现头晕、乏力和皮肤苍白等贫血表现，常先于神经系统症状出现。主要先累及颈髓、胸髓后索，主要症状有步态不稳、踩棉花感，姿势可见步态蹒跚、步基略宽，专科查体可见双下肢振动觉、位置觉障碍，以远端为主，同时 Romberg 征可有阳性等。病情进一步进展，患者会出现颈髓、胸髓侧索损害的表现，早期可表现为双手动作笨拙，再进展可出现四肢末端对称性持续不适感、麻木感，甚至烧灼感等。SCD导致周围神经病变时，使双下肢呈不完全性痉挛性瘫痪，表现为肌张力增高、腱反射亢进和病理征阳性；病情较重时，可致肌张力减低、腱反射减退，但病理征常为阳性。双下肢肢端感觉客观检查多正常，少数患者有手套－袜套样感觉减退。SCD 较少累及前索，少数可累及视神经和大脑白质，此时患者可出现视神经萎缩及中心暗点，其他脑神经很少受累。

实验室检查主要表现为巨幼细胞贫血，大多数的血清维生素 B_{12} 测定会有降低，同时伴或不伴叶酸水平降低，只有少数患者的血清维生素 B_{12} 正常时仍出现功能性维生素 B_{12} 缺乏的临床表现。有研究显示，若测定发现尿中甲基丙二酸增高，可间接为 SCD 患者的诊断提供参考。肌电图检查可表现为感觉或运动神经传导速度减慢，提示周围神经损害。肌电图提示周围神经损害会较早出现且较易发现，可以早期发现 SCD 的亚临床病变，但其特异性较差。MRI 检查可以发现 SCD 脊髓的相关病灶，典型的 MRI 检查可见脊髓后索、侧索以 T2WI 高信号为特点的责任病灶；脊髓后部的矢状位可见纵条状的病灶信号；脊髓后部在轴位可发现特征性的"反兔耳征""倒 V 字征"，原因是后索在脊髓中上行呈倒"V"字形排列。

SCD 一旦确诊后应给予维生素 B_{12} 治疗，病程在 3 个月之内的，治疗效果较好；2 ～ 3 年后治疗的，可留有不同程度的后遗症。有恶性贫血者，建议叶酸每次 5 ～ 10mg 联合维生素 B_{12} 使用。另外需要注意叶酸不可单独使用，有使神经精神症状加重的风险。

参考文献

[1] Chandran JJ, Anderson G, Kennedy A, et al. Subacute combined degeneration of the spinal cord in an adolescent male with avoidant/restrictive food intake disorder: A clinical case report[J]. Int J Eat Disord, 2015, 48(8): 1176-1179.

[2] Scalabrino G, Buccellato FR, Veber D, et al. New basis of the neurotrophic action of vitamin B12[J]. Clin Chem Lab Med, 2003, 41(11): 1435-1437.

[3] Chow KN. Neurologic degeneration associated with nitrous oxide anesthesia in patients with vitamin B12 deficiency[J]. Arch Surg, 1993, 128(12): 1391-1395.

[4] Shah DR, Daver N, Borthakur G, et al. Perniciousanemia with spuriously normal vitamin B12 level might be misdiagnosed as myelodysplastic syndrome[J].Clin Lymphoma Myeloma Leuk, 2014, 14(4): 141-143.

[5] Pugliese RS, Slagle EJ, Oettinger GR, et al. Subacute combined degeneration of the spinal cord in a patient abusing nitrous oxide and self-medicating with cyanocobalamin[J]. Am J Health Syst Pharm, 2015, 72(11): 952-957.

[6] 臧卫周，杨红，张杰文 . 脊髓亚急性联合变性的临床特征分析 [J]. 中国实用神经病学杂志，2020，23（1）：40-44.

[7] 黄旭升，蒲传强，崔丽英，等 . 中国亚急性联合变性诊治共识 [J]. 中华神经科杂志，2020，53（4）：269-273.

病例 2 缺血性脊髓病

患者，男，41 岁。主因"突发腰痛 8.5 小时，双下肢无力 7.5 小时"于 2023-5-23 收入院。

【现病史】

患者入院前 8.5 小时工作中抬重物后扭伤腰部，自觉腰部疼痛，未处理。7.5 小时前自行下班回家，洗澡后出浴室时自觉双下肢无力、行走困难，症状在 5 分钟内迅速进展，下肢不能移动，双上肢活动自如，在外未行特殊诊疗。4 小时前来院急诊就诊，当时查体：腰部按压痛，活动受限，双下肢肌力 0 级，T2 平面以下痛温觉减退，双侧巴氏征阴性。立即行胸、腰椎 CT 检查，提示"胸椎轻度骨质增生，L5/S1 椎间盘突出，4/5 椎间盘膨出，腰椎退变"，以"肢体无力原因待查"收入神经内科。

【既往史】

既往体健，吸烟史 10 余年，20 ～ 40 支 / 天，社交性饮酒。否认其他慢性疾病史及传染病史。

【家族史】

无特殊。

【体格检查】

T 36.3℃，P 80 次 / 分，R 18 次 / 分，BP 132/84mmHg。一般状态可，被动体位，双肺呼吸音清，未闻及干湿性啰音。心率 80 次 / 分，心律规整，未闻及病理性杂音；腹软，肝脾肋下未触及。神经系统体格检查：神志清，言语流利，高级皮质功能检查正常，双侧瞳孔等大等圆，直径 3mm，对光反射灵敏。双侧鼻唇沟对称，伸舌居中，面部感觉对称。双上肢肌力 5 级，肌张力对称适中，双侧肱二头肌反射、肱三头肌反射、桡骨膜反射等均对称引出，双上肢痛温觉、深感觉均正常。双下肢肌力 1 级，肌张力低，T12 平面以下痛觉减退，双下肢振动觉减退，双侧膝反射、跟腱反射均未引出，双侧巴氏征阴性，双侧克氏征未引出。

【辅助检查】

血常规示白细胞计数 9.99×10^9/L ↑，其余正常；血脂：三酰甘油 2.98mmol/L ↑（0.34 ～ 1.7mmol/L），总胆固醇 7.01mmol/L ↑（3.36 ～ 5.69mmol//L），低密度脂蛋白 5.07mmol/L ↑（2.07 ～ 3.72mmol/L），小而密低密度脂蛋白 2.04mmol/L ↑（0.24 ～ 1.39mmol/L）。C 反应蛋白、肝肾功能、电解质、同型半胱氨酸、凝血、甲功三项、血免疫球蛋白 + 补体、乙肝表面抗原、病毒四项均正常。腰穿脑脊液检查：红色浑浊，压力 138mmH$_2$O，CSF 常规示红细胞 14000×10^6/L ↑，白细胞 30×10^6/L ↑，多核细胞百分比 85%，单核细胞百分比 15%；脑脊液生化示谷草转氨酶 26U/L ↑（0 ～ 20U/L），蛋白 2072.9mg/L ↑（150 ～ 450mg/L），葡萄糖 5.38mmol/L ↑（2.5 ～ 4.5mmol/L），乳酸脱氢酶 41.10U/L ↑（13 ～ 23U/L）；脑脊液免疫球蛋白 G（散射比浊法）76.10mg/L ↑（0 ～ 34mg/L），免疫球蛋白 A（散射比浊法）38.00mg/L ↑（0 ～ 1.3mg/L）。未找到隐球菌、细菌、真菌、抗酸杆菌，经 5 天培养无需氧菌生长；脱落细胞学涂片内未发现恶性肿瘤细胞。外送血清、脑脊液：AQP4-IgG、MOG-IgG、MBP、GFAP-IgG 阴性；寡克隆区带提示血脑屏障破坏，有鞘内蛋白合成。胸腰椎 MRI+ 强化：T9 胸髓 - 腰椎圆锥信号异常，梗死待排；L1 椎体前缘无强化影，血栓断面？胸腰椎退变；L4 ～ 5 椎间盘膨出，L5 ～ S1 椎间盘突出；下腰椎小关节炎、肌间韧带炎。双下肢血管彩超示双侧股总动脉粥样硬化斑块形成。

【初步诊断】

急性脊髓炎；高脂血症。

【治疗过程及随访】

入院后给予甲强龙冲击（500mg/d×5d，后逐渐减量），免疫球蛋白封闭，低分子量肝素抗凝，B 族维生素营养神经，银杏叶注射液改善循环，阿司匹林肠溶片抗栓、阿托伐他汀钙片降脂等对症治疗。病情继续进展，双下肢肌力 0 级，感觉异常平面上升至T10 水平，并出现尿便障碍、腰痛、急性附睾炎（阴囊彩超：右侧附睾肿大，考虑附睾炎；左侧睾丸鞘膜积液）等，给予留置导尿、通便、镇痛、哌拉西拉他唑巴坦抗感染等对症治疗。请针灸科、康复科会诊，给予针灸理疗、抗栓泵等治疗；请介入科会诊，考虑患者为脊髓梗死可能，无脊髓动脉造影指征。住院治疗 29 天，双下肢肌力、感觉、排尿困难等症状无改善。进一步到外院行脑 MR 平扫未见异常。2023-06-25 复查胸腰椎 MR平扫：T2 ～ L2 脊髓髓内异常信号，L3 椎体异常信号，骨髓水肿样信号。腰椎间盘突出（L4～S1，中央型）并L5～S1椎间盘纤维环裂可能、L5/S1椎管狭窄。查体：双下肢肌力0级，肌张力正常，腱反射（-），T6平面以下痛觉减退，双下肢深感觉减退，双侧巴氏征（-）。继续给予激素等治疗，病情仍无改善。2023-07-04到首都某三甲医院就诊，腹主动脉CTA：腹主动脉及其分支硬化改变。腰椎MRI+强化：L3椎体异常，腰背部筋膜炎可能。诊断：缺血性脊髓病。后返回山东日照某医院中医科、康复科一直行康复治疗。2023-10-22出院时查体：双下肢肌力0级，双下肢腱反射消失，T10平面以下痛觉、振动觉减退，双侧巴氏征阴性。留置尿管。康复评定：平衡与协调功能，坐位平衡2级，立位平衡0级；步行能力，Holden步行能力0级；日常生活活动能力（ADL）改良的Barthel指数10分，生活完全依赖，饮水试验Ⅰ级。

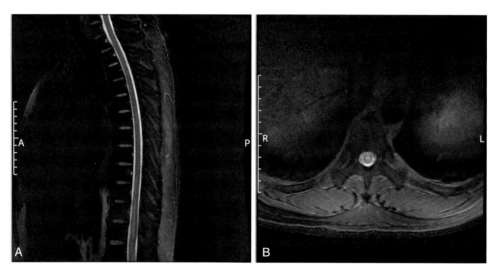

图4-2-1　患者脑MRI（2023-05-23）。A. T2WI FS矢状位示T9至脊髓圆锥高信号改变；B. T2WI FS水平位示T9至脊髓圆锥高信号改变

【最终诊断】

缺血性脊髓病，纤维软骨栓塞性脊髓梗死；高脂血症；急性附睾炎。

【诊疗体会及总结】

缺血性脊髓病是一组由各种原因引起的脊髓缺血性疾病，因发病率低，表现多样，缺乏特异性的检查，临床诊断比较困难。它的临床表现具有脊髓病变的一般特点，包括运动障碍、感觉障碍和自主神经功能障碍。典型的临床表现为突然发生的神经根痛、肢体瘫痪、病灶平面以下分离性感觉障碍及膀胱、直肠括约肌功能障碍。

脊髓结构复杂，血管变异大，因此根据受累血管不同其临床表现变化很大。脊髓动脉具有多来源的特点。多个节段性动脉发出的根髓动脉在脊髓表面相互吻合，形成软膜动脉和 3 条纵行动脉链（1 条脊髓前动脉和 2 条脊髓后动脉）营养脊髓。胸、腰段脊髓自上而下由肋间动脉、腰动脉和髂腰动脉供应。脊髓前和后动脉均起自椎动脉的颅内部分下行，来自肋间等动脉的分支，经椎间孔分成前根和后根动脉，与沟联合动脉和冠动脉连结形成一吻合的动脉环。因多数根动脉很细，故脊髓供血处于相对勉强能维持的状态。

较为典型的综合征有脊髓前动脉综合征、脊髓后动脉综合征、脊髓半切综合征和中央灰质缺血综合征等。其中以脊髓前动脉综合征最为多见，症状最为典型。脊髓前动脉综合征于 1904 年由 Preobrashesky Schenski 首先报道，因为脊髓前动脉血栓形成，血管闭塞导致脊髓前 2/3 部广泛缺血，使相应节段的脊髓前角、皮质脊髓束和脊髓丘脑束受累，出现延髓、胸髓、腰髓损害的临床表现。典型的脊髓前动脉综合征具有以下几个特点：①神经根痛，表现为颈、肩、胸、腹、腰、背、双上肢及双下肢剧烈疼痛、麻木。继之出现瘫痪，且多有脊髓休克期。②分离性感觉障碍（痛温觉障碍而深感觉正常）。③膀胱直肠功能障碍，脊髓休克期多表现为尿便潴留。④可以有呼吸困难、Horner 综合征等。⑤ MRI 显示相应节段脊髓内可有条片状异常信号影，T1WI 为低信号，T2WI 为高信号，位置靠前，可伴有脊髓增粗。

缺血性脊髓病常见病因有动脉硬化，创伤（外科手术或外伤），脊髓血液灌注压降低，脊髓血管畸形、栓塞，血液系统疾病，风湿免疫性疾病，感染等。栓塞性更为少见，各种各样的栓子都可能导致脊髓缺血，如细菌性心内膜炎，脓毒性或非脓毒性凝块，动脉粥样硬化斑块，以及少见的肿瘤栓子、脂肪栓子、气体栓子和寄生虫栓子。近年来关于运动过程中发生的纤维软骨栓塞病例的报道逐渐引起人们的注意。一般认为这样的栓子可能来源于间盘组织。椎间盘位于两个椎体之间，由髓核、纤维环和软骨板 3 个部分构成，主要功能是保持脊柱高度、联结上下椎体和缓冲脊柱受力。纤维软骨栓塞性脊髓梗死是指脊髓多数血管被椎间盘髓核栓子突然堵塞造成脊髓卒中。目前该病的发病原因及机制不明，但多数资料显示患者发病前少数有外伤或进行体育活动、搬运等活动所诱发。从已知文献中最早的病例是 1937 年 Davison 报道的 1 例 15 岁男孩在 3 小时内快速进展的感觉丧失、四肢及呼吸麻痹最终导致死亡的病例，尸体解剖证实在大部分脊髓和髓质中多个微动脉被髓核样微栓子栓塞。

本例患者为中年男性，急性起病，进展迅速，瘫痪程度较重，有扛重物、腰部扭伤病史。神经系统功能障碍主要表现为急性腰痛，继而出现双下肢截瘫，双下肢肌力 0 级，肌张力低，腱反射减弱或消失，病理征阴性，T12 平面以下痛温觉及振动觉减退。胸腰段 MRI 示：胸髓下段、腰髓上段异常信号。定位分析：患者双下肢弛缓性瘫痪提示双侧皮质脊髓束受损，受损最低平面在腰髓以上水平，T12 平面以下痛觉、振动觉减退，提示胸髓至腰髓受损。结合脊髓 MRI 检查，病变位于下位胸髓和上位腰髓。定性分析：患者病变部位主要位于脊髓，病灶呈对称性，不符合炎症表现，无明显血管影，暂排除动静脉瘘可能及肿瘤性疾病。根据病变同时累及脊髓的腹侧和背侧结构，并符合脊髓前动脉、后动脉供血范围，故高度怀疑脊髓前动脉和后动脉均有闭塞，结合患者发病前有抬重物致腰部扭伤史，考虑诊断为纤维软骨栓塞性脊髓梗死。脊髓前动脉栓塞可因前联合纤维中断而发生分离性感觉障碍：痛、温觉消失，触觉相对较好，振动觉和位置觉常不受累。本患者有深感觉异常，累及后索，且脑脊液蛋白过高，可能的原因为患者纤维软骨栓塞可同时累及脊髓前动脉及脊髓后动脉，或者存在分水岭区缺血或盗血因素出现后索缺血表现，血管病可出现渗出，且患者病灶距腰椎穿刺点较近，可能影响脑脊液蛋白浓度，必要时可复查腰椎穿刺。本患者于 2023-6-25 复查胸腰椎 MR 平扫：T2 ～ L2 脊髓髓内异常信号，L3 椎体异常信号，骨髓水肿样信号。腰椎间盘突出（L4 ～ S1，中央型）并 L5 ～ S1 椎间盘纤维环裂可能、L5/S1 椎管狭窄，符合此表现。本患者起病急、病情进展迅速、瘫痪完全，虽经积极治疗及康复训练，病情仍无明显改善，预后差。

纤维软骨栓塞性脊髓梗死由于临床表现缺乏特异性，而实验室检查尤其是脑脊液和影像学检查如 CT 敏感性差，该疾病的确诊仍然需要依靠脊髓病理活检。然而 MRI 是无创显示脊髓病理性改变的最佳选择，依靠信号变化或者增强 MRI 可以排除一些炎性或肿瘤性病变，尤其是在无法完成病理活检或尸检时。

本病需要与多发性硬化（首发急性脊髓型）、急性脊髓炎、脊髓蛛网膜下腔出血和脊髓出血、脊髓压迫症等相鉴别。

目前缺血性脊髓病尚无有效的治疗方法，大多数的治疗都是对症的，包括常规的护理措施、预防和治疗感染、营养神经、对症支持及早期的康复训练的治疗，其中抗感染及床旁护理、康复是主要的治疗手段。也有患者试用抗凝或抗血小板聚集治疗，无肯定疗效。用于预防脊髓损伤的药物和其他治疗手段都曾试用于脊髓梗死患者，如低温疗法、麻醉药、钙通道阻滞剂、兴奋性氨基酸拮抗剂、自由基清除剂，但没有一种治疗能够证实对脊髓的缺血性损伤确有治疗和预防作用。早期使用大剂量皮质激素引起了人们的关注，但这种治疗方法还没有经随机试验验证。应积极预防呼吸系统、泌尿系统感染及褥疮等并发症。延长患者生存期和改善生活质量是目前最主要的治疗措施。

因此，临床上遇到有外伤、体育运动等诱因的突发性脊髓横贯性损伤表现，除考虑脊髓炎、肿瘤等常见疾病外，还需要考虑纤维软骨栓塞性脊髓梗死的可能，尤其是脑脊液、CT 等无明显异常的改变而 MRI 提示异常信号影或脊髓血管造影发现血管栓塞表现的，需要高度警惕。当然，如果有条件最好进行脊髓血管造影、病理活检等加以证实。

同时，需要对患者及家属充分告知预后。

参考文献

[1] 杨少春 . 脊髓动脉构筑及临床意义 [J]. 中国临床解剖学杂志，1999，17（2）：179–181.

[2] 杨春生，刘群，范佳，等 . 缺血性脊髓血管病 60 例临床分析 [J]. 中风与神经疾病杂志，2006，23（4）：430–432.

[3] Tosi L, Rigoli G, Beltramello A. Fibrocartilaginous embolism of the spinal cord: a clinical and pathogenetic reconsideration [J]. J Neurol Neurosurg Psychiatry, 1996, 60(1): 55–60.

[4] 吴江，贾建平，崔丽英，等 . 神经病学 [M]. 2 版 . 北京：人民卫生出版社，2010：148–149.

[5] Davison C. Syndrome of the anterior spinal artery of the medulla oblongata[J]. Arch Neurol Psychiatry, 1937, 37(1): 91–107.

第 5 章

神经－肌肉接头和肌肉疾病

病例 1　Duchenne 型肌营养不良合并脑梗死

临床资料

患者，男，27 岁。主因"言语不清伴左侧肢体无力 1 周"于 2017-12-24 收入院。

【现病史】

患者于入院前 1 周无明显诱因出现言语不清伴左侧肢体无力，自觉吐字不清、左侧肢体力量较前明显下降，不能抬离床面，上肢重于下肢，在当地卫生院输液治疗（具体治疗不详），症状无明显缓解，为进一步治疗来就诊并收入院。

【既往史】

患者既往生长发育较同龄人慢，3 岁学会走路，走路易摔倒，上楼梯困难，10 岁后逐渐不能行走，双上肢不能抬起，双手能持物，生活不能自理，需要轮椅辅助活动，近 1 年来自觉用力后胸闷、喘憋。1 年前行 DNA 测序示 DMD29 号外显子检出 c.4053G ＞ A（p.W1351X）半合突变。

【家族史】

患者两个舅舅因类似症状于 30 岁前去世，患者姐姐的儿子 DNA 测序亦发现 DMD29 号外显子检出 c.4053G ＞ A（p.W1351X）半合突变（患者家系图见图 5-1-1）。

【体格检查】

血压 132/85mmHg。神志清，体形消瘦，皮肤无紫癜、黄染，口唇无发绀，双肺呼吸音清，未闻及干湿啰音。心率 90 次 / 分，律齐，心音低钝，各瓣膜区未闻及明显杂音，腹部查体未见明显异常，双下肢轻度凹陷性水肿。神经系统查体：言语欠清晰，粗测认知功能无异常，双侧瞳孔等大等圆，直径约3mm，对光反射灵敏，左侧鼻唇沟浅，伸舌左偏，咽反射偏低，软腭上提力弱。全身肌肉萎缩，以双下肢为著。转颈、耸肩肌力4级，左上肢肱二头肌、肱三头肌肌力2级，左手握力2级，右上肢肱二头肌、肱三头肌肌力3级，右手握力3级。左下肢髂腰肌肌力2级，右侧股四头肌、胫前肌肌力2级，右下肢髂腰肌肌力3级，左侧股四头肌、胫前肌肌力3级。四肢腱反射未引出，左侧巴氏征阳性。双侧痛、温觉及深感觉未见异常，共济检查不能完成。

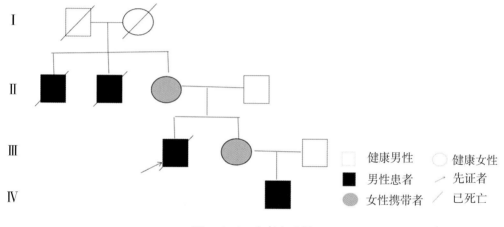

图 5-1-1　患者家系图

【辅助检查】

实验室检查示谷丙转氨酶68U/L，谷草转氨酶72U/L，肌酸激酶1423U/L，肌酸激酶同工酶43U/L，血同型半胱氨酸26.2μmol/L，尿素氮1.28mmol/L，肌酐13μmol/L，三酰甘油0.53mmol/L，低密度脂蛋白1.36mmol/L，BNP 49.5pg/ml，血尿常规、电解质、凝血功能、甲功三项、乙肝五项、病毒四项、抗核抗体谱等大致正常。颈部血管彩超未见明显异常。超声心动图显示左心室扩大，室壁运动减弱，二尖瓣反流，左心室射血分数为34%。24小时动态心电图检测示窦性心律，未发现阵发性房颤等心律失常改变。脑MRI示右侧基底节区、右侧颞叶、枕叶多发脑梗死病灶，MRA未见明显异常（2017-12-24，图5-1-2）。

【诊疗思路分析】

患者青年男性，既往肌营养不良病史，急性起病，以言语不清伴偏侧肢体无力为主要表现，脑MRI示右侧大脑半球散在多发梗死灶，符合脑梗死影像表现，故诊断脑梗死明确。根据TOAST分型，考虑心源性脑栓塞可能性大。

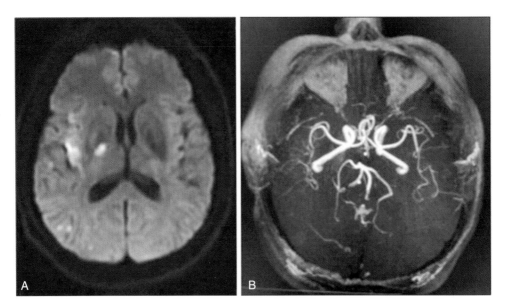

图 5-1-2 患者脑 MRI（2017-12-24）。A. DWI 示右侧基底节区、右侧颞叶、枕叶多发新发脑梗死灶；B. MRA 未见明显异常

【初步诊断】

脑梗死；Duchenne 型肌营养不良；扩张型心肌病。

【治疗过程及随访】

入院后给予阿司匹林肠溶片抗血小板聚集，美托洛尔片减慢心率，地高辛、螺内酯及呋塞米改善心功能等治疗，1 周后出院，出院时患者自觉胸闷及肢体无力症状较前有所缓解。出院后继续规律服用上述药物治疗，并对患者进行了长期随访，患者于 2020-04 因心力衰竭死亡。

【最终诊断】

脑梗死；Duchenne 型肌营养不良；扩张型心肌病；心功能衰竭。

【诊疗体会及总结】

Duchenne 型肌营养不良（Duchenne muscular dystrophy，DMD）是由于抗肌萎缩蛋白基因突变引起的一种最常见的 X 连锁隐性遗传性肌肉变性疾病。DMD 的发病率约为 30/10 万男婴。DMD 的主要临床表现为进行性、对称性肌无力，最终由于呼吸肌和心肌受累，通常在 30 岁前死亡。DMD 合并脑梗死临床非常少见。

本患者既往无脑梗死常见危险因素，如高血压、糖尿病、高脂血症、免疫性疾病、高凝血症等；未应用糖皮质激素治疗；MRA 及颈部血管彩超可排除动脉硬化、Moyamoya 病、颈动脉夹层、血管炎、肌纤维发育不良、脑血管畸形等病因；长程心电图检查无阵发性房颤。患者于 1 年前经基因检测确诊 Duchenne 型肌营养不良，且目前有心力衰竭的临床表现，心脏超声检查示左心室明显扩大、LVEF 下降至 34%，诊断扩张型心肌病明确。虽未发现左心房及左心室附壁血栓，但患者未能进一步行经食管心脏彩超检查以明确有无左心室血栓证据。因此，结合患者病史及临床特征分析其发生脑梗死的机制，考虑心源性脑栓塞可能性最大。

青年脑卒中病因复杂，男性多见，常见的危险因素有高血压、糖尿病、高脂血症、动脉夹层、系统性红斑狼疮、Moyamoya 病等。根据 TOAST 分型，隐源性卒中仍为青年脑卒中最常见的类型。由 DMD 引起的青少年脑卒中临床罕见，其发病率为 0.75% ～ 1%。由于 DMD 患者晚期会出现严重的肌肉无力，这可能会混淆脑梗死的诊断，推测 DMD 合并脑梗死的发病率可能更高。Matsuishi 于 1982 年首次报道了一例 4 岁 DMD 患者合并基底动脉闭塞性脑梗死，但作者尚不能确定基底动脉闭塞是否与 DMD 相关。Nozaki 等于 2019 年总结了 20 例 DMD 合并脑梗死患者的临床资料，发现上述患者脑梗死发病年龄范围为 4 ～ 31 岁，大部分为 16 ～ 21 岁。脑梗死可发生于大脑中动脉、大脑后动脉、基底动脉、丘脑旁中央动脉、小脑上动脉等多个血管供血区域，其中大脑中动脉供血区最多见，我们报道的这例患者梗死病灶同样也位于大脑中动脉供血区。但本病例发病年龄为 27 岁，非文献报道中常见的发病年龄。Winterholler 等回顾性分析了 54 例 DMD 患者临床资料，经过平均约 7.4 年的随访，4 例患者发生了脑梗死，作者认为 DMD 相关心肌病且无心房纤颤是 DMD 患者发生缺血性卒中的唯一危险因素。此外，有报道 DMD 患者由于多发长骨骨折合并卵圆孔未闭而引起多发脑脂肪栓塞的病例，也有报道 DMD 患者发生呼吸道感染后可能由于凝血机制异常而引起脑梗死的病例。

DMD 引起脑梗死的病因及发病机制尚不十分明确，研究发现 DMD 患者多合并扩张型心肌病，扩张型心肌病导致左心室射血分数减少，进而诱发血栓形成，因而扩张型心肌病合并低左心室射血分数可能为脑梗死发生的主要危险因素。另外，左心室射血分数降低可能会激活凝血系统，而高凝状态有可能为发生脑梗死的另一种可能原因。既往研究也发现 DMD 引起的心肌病极少合并心房纤颤。糖皮质激素常用于治疗 DMD 引起的骨骼肌损害，可延长患者独立行走时间，延长患者的生命，然而有研究认为糖皮质激素可增加血栓形成的风险。

关于 DMD 合并脑梗死的预防和治疗，目前各国指南均没有明确的推荐意见。脑梗死急性期的治疗需要根据病因及具体情况来决定。有报道应用阿替普酶静脉溶栓治疗 2 例急性脑梗死的 DMD 患儿，能够使神经功能迅速恢复。也有报道 DMD 患者合并扩张型心肌病发生急性脑梗死后成功施行机械取栓而获得良好预后的病例。抗血小板聚集或抗凝治疗均可用于预防脑梗死的复发。本例患者发生脑梗死后长期规律应用阿司匹林肠溶片治疗，经长期随访未出现脑梗死的复发。Qiao 等报道了 1 例双侧大脑半球梗死合并心脏血栓的 DMD 患者，应用华法林治疗后使脑血管恢复再通及左心室血栓消失。在一项关于华法林对比阿司匹林治疗心脏射血分数降低的研究（WARCEF）中，认为年龄＜ 60 岁的心力衰竭合并窦性心律的心脏射血分数降低的患者应用华法林对比阿司匹林将更获益，年龄＞ 60 岁则相反。因此，华法林可能对 DMD 合并脑梗死患者治疗效果更佳，但需要行进一步研究。

总之，DMD 尤其是合并心肌病的患者有发生脑梗死的风险。DMD 患者应常规完善心脏功能评估，这将有助于早期发现心脏栓子的风险并采取相应的治疗策略。DMD 合并脑梗死虽然临床少见，但仍需要引起临床医师的警惕。

参考文献

[1] 中华医学会神经病学分会，中华医学会神经病学分会神经肌肉病学组，中华医学会神经病学分会肌电图与临床神经生理学组 . 中国假肥大型肌营养不良症诊治指南 [J]. 中华神经科杂志，2016，49（1）：17-20.

[2] 中华医学会医学遗传学分会遗传病临床实践指南撰写组 . 杜氏进行性肌营养不良的临床实践指南 [J]. 中华医学遗传学杂志，2020，37（3）：258-262.

[3] Matsuishi T, Yano E, Terasawa K, et al. Basilar artery occlusion in a case of Duchenne muscular dystrophy[J]. Brain Dev, 1982, 4: 379-384.

[4] Nozaki F, Kusunoki T, Kumada T, et al. Risk factors for cerebral infarction in duchenne muscular dystrophy: review with our 2 cases[J]. J Stroke Cerebrovasc Dis, 2019, 28(9): 2453-2458.

[5] Winterholler M,Hollander C,Kerling F,et al.Stroke in Duchenne muscular dystrophy: a retrospective longitudinal study in 54 patients[J]. Stroke, 2016, 47: 2123-2126.

[6] Qiao Y, Inoue M, Kikuno M,et al.Bilateral cerebral infarctions and intracardiac thrombus in a young Duchenne muscular dystrophy patient[J].J Stroke Cerebrovasc Dis, 2018, 27 (7):e150-e152.

[7] Spicher C,Schneider R,Mönnings P,et al.Mechanical thrombectomy in a young stroke patient with Duchenne muscular dystrophy[J].Ther Adv Neurol Disord, 2018, 11: 1756286418759188.

[8] Dittrich S, Tuerk M, Haaker G, et al. Cardiomyopathy in Duchenne muscular dystrophy: current value of clinical, electrophysiological and imaging findings in children and teenagers[J]. Klin Padiatr, 2015, 227: 225‐231.

[9] 北京医学会罕见病分会，北京医学会神经内科分会神经肌肉学组，中国肌营养不良协作组 . Duchenne 型肌营养不良多学科管理专家共识 [J]. 中华医学杂志，2018，98（35）：2803-2814.

[10] Homma S,Thompson JLP, Sanford AR, et al. Benefit of warfarin compared with aspirin in patients with heart failure in sinus rhythm: a subgroup analysis of WARCEF, a randomized controlled trial[J].Circ Heart Fail, 2013, 6(5): 988-997.

病例 2　胸腺恶性肿瘤应用 PD-1 后诱发
暴发性心肌炎及肌无力

临床资料

患者，女，42 岁。因"全身乏力、复视、眼睑下垂进行性加重 3 天"于 2021-03-13 收入院。

【现病史】

患者 3 天前无明显诱因出现全身乏力，自觉起床时有些费力、双下肢腓肠肌疼痛，下床站立不能时间过长，走路时双下肢腓肠肌疼痛加重，逐渐出现复视、眼睑下垂，起床困难较前加重，不能抬头，不能坐立，活动疲劳后上述症状加重，自觉大便费力，无明显晨轻暮重，无前驱感染，无意识障碍、肢体抽搐，收入院。

【既往史】

患者于 2020 年 9 月确诊为胸腺恶性肿瘤伴发胸膜转移。病理：（纵隔肿瘤穿刺）胸腺瘤，B2 型，局部为 B3 型；免疫组化：CK（＋）、CK19（＋）、P63、TDT 淋巴细胞（＋）、CD5 少许（＋），Ki-67（＋），于 2020-9-17、2020-10-19 行两个周期环磷酰胺＋表柔比星方案化疗，2020-11-5、2020-11-29 行两个周期白蛋白结合紫杉醇＋奈比铂化疗，化疗后出现骨髓抑制（重度贫血）。给予胸腺瘤局部粒子置入，PD-1 免疫治疗 1 次，口服安罗替尼 2 天。

【体格检查】

T 36.2℃，P 122 次 / 分，R 18 次 / 分，BP 107/74mmHg。神志清，精神差，贫血貌，言语流利，双侧瞳孔直径 4mm，眼球固定，对光反应存在，双侧鼻唇沟对称，伸舌居中，舌肌无萎缩，咽反射减弱，抬头不能，转颈、耸肩力弱。四肢近端肌力 4⁺ 级、远端肌力 5⁻ 级，四肢肌张力对称适中，四肢腱反射减弱，双侧巴氏征阴性，双侧深浅感觉正常对称。双肺呼吸音低，未闻及明显啰音，心律齐，心脏各瓣膜听诊区无明显杂音，右侧乳房周围可见色素沉着。

【辅助检查】

肿瘤标志物示糖类抗原 125 254U/ml。心肌标志物：CK-MB 262.49ng/ml、肌红蛋白 3299.47ng/ml、肌钙蛋白 17.919ng/ml、肌酸激酶 13 276U/L。肝功能示谷丙转氨酶 452U/L，谷草转氨酶 787U/L。内分泌六项示泌乳素 539.80mIU/L。血常规示中性粒细胞比率 84.7%，单核细胞比率 8.9%，血红蛋白 80g/L，红细胞计数 2.72×10^{12}/L，BNP 114.0pg/ml，肾功能、甲功五项、病毒四项、乙肝五项正常。心电图示 ST-T 改变。2020-09-03，胸部 CT 平扫及增强示前纵隔偏右肿块，右侧胸膜多发结节，考虑肿瘤性病变伴胸膜转移，左侧头臂静脉、上腔静脉局部栓子形成，右肺中叶部分不张，右侧胸腔积液，胸骨柄骨质异常，转移待排（图 5-2-1）。PET-CT：1. 结合病史，前纵隔胸腺瘤伴高代谢，右侧胸膜多发转移伴高代谢，右侧叶间膜多发小结节，未见高代谢，考虑转移可能性大；左侧叶间膜小结节，未见高代谢。2. 右侧胸腔积液。心脏彩超示心脏起搏器置入术后，二尖瓣反流（少量）、三尖瓣反流（少量），左心室射血分数 61%。四肢动脉彩超示四肢动脉显示部分结构及血流未见明显异常。2021-03-22，胸部 CT 示：1. 胸腺肿瘤介入治疗后改变，右侧胸膜多发软组织结节样影；2. 右肺中叶部分不张，较前改善；3. 胸骨骨质异常，转移待排。全腹 CT 示胆囊腔内密度增高，考虑胆汁淤积改变，腹膜后淋巴结影，盆腔少量积液。2021-03-22，脑 CT 平扫未见明显异常。

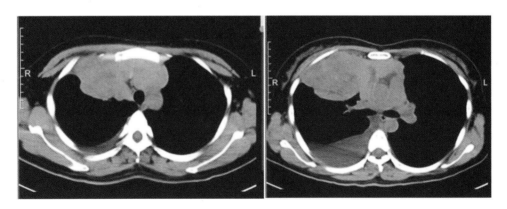

图 5-2-1　胸部 CT（2020-09-03）示前纵隔偏右肿块（胸腺肿瘤），右肺中叶部分不张，右侧胸腔积液

【病情演变及结局】

患者入院后肢体乏力进行性加重，心电图提示 ST-T 改变、室性期前收缩，心肌标志物升高明显，提示广泛心肌损害。患者入院第 2 天出现多源室性期前收缩、室性心动过速，给予电除颤、利多卡因等抢救措施治疗后转入重症监护室。患者反复有室性心动

过速、心室颤动，多次电除颤治疗，但患者很快出现血压下降、自主呼吸浅快，给予大剂量血管活性药物强心升压（间羟胺、去甲肾上腺素及多巴酚丁胺）、气管插管及呼吸机辅助通气，但患者血压难以维持，MAP ＜ 60mmHg，考虑存在心源性休克。患者血气分析示 LacA6.0mmol/L，乳酸进行性上升，代谢性酸中毒较重。患者存在 ECMO 上机的指征，于 2021-03-14 给予 ECMO 治疗。考虑患者心肌损伤为暴发性心肌炎，不除外药物相关，给予血液灌流 + 连续性静脉 - 静脉血液滤过（CVVH）血液净化治疗。患者出现凝血异常、贫血、血小板计数进行下降，给予输注红细胞、血小板、血浆纠正凝血功能障碍，同时给予大剂量激素冲击、免疫球蛋白调节免疫、美罗培南抗感染治疗。患者仍反复出现心室电风暴，反复室性心动过速、心室颤动及室性逸搏节律，心电图示三度房室传导阻滞，期间曾有心脏停搏，给予临时心脏起搏器置入治疗时出现室性心动过速、心室颤动，不除外与置入电极易诱发有关，遂撤离临时起搏器。患者生命体征逐渐好转，于 2021-03-20 ECMO 下机，但出现高热，考虑患者全身多种管路，感染风险极高，加用达托霉素抗感染治疗。因患者短时间撤机拔管困难，给予气管切开，患者重症感染，华大基因检测血样找到屎肠球菌、白色念珠菌，加用卡泊芬净抗真菌治疗。患者持续机械通气、血液净化及相关药物等综合治疗，但血压、心率生命体征不稳定，多脏器功能衰竭，病情危重，家属要求至上级医院就诊。出院时神经系统查体神志清，双侧瞳孔等大等圆，直径 2.5mm，光反应存在，眼球固定，双上肢远端肌力 3 级、近端肌力 0 级，双下肢伸肌 2$^+$ 级、屈肌 0 级，双侧病理征阴性。随访患者已死亡。

【诊疗思路分析】

患者为中年女性，确诊胸腺恶性肿瘤伴有胸膜转移，入神经内科症状为全身乏力、复视、眼睑下垂进行性加重，急性起病。结合患者症状及体征，考虑患者眼外肌受累，因双侧病理征阴性四肢肌无力暂不考虑为上运动神经元瘫痪。患者入院后心电图明显异常，实验室检查心肌酶、肌酸激酶明显升高，反复出现恶性心律失常，定位诊断考虑为神经肌肉接头、肌肉。定性诊断方面，因本患者在应用 PD-1 治疗后出现肌无力症状，实验室检查肝酶、肌酸激酶、肌钙蛋白明显升高，考虑为出现了免疫相关不良事件（immune-related adverse event，irAE）。患者反复出现恶性心室电风暴，经过积极抢救，最终死亡，考虑其出现免疫检查点抑制剂（immune check point inhibitor，ICIs）相关的暴发性心肌炎。患者肌酶明显升高，除与心肌炎相关，因患者肌无力，考虑合并有肌炎。本患者 PD-1 治疗后出现四肢无力、眼球活动受限，疲劳后肢体无力加重，且合并有胸腺恶性肿瘤，而肌炎引起眼外肌麻痹及眼睑下垂较少见，故不能除外合并 ICI 相关重症肌无力可能，但患者病情危重，未能行肌电图及重症肌无力抗体以明确。因此，最终考虑诊断为 ICI 相关暴发性心炎、肌炎，ICI 相关重症肌无力可能。

【临床诊断】

ICI 相关暴发性心肌炎、肌炎，ICI 相关重症肌无力？

【诊疗体会及总结】

胸腺恶性肿瘤是来源于胸腺上皮细胞的前纵隔常见原发恶性肿瘤，人群总体发病率为 0.13/10 万，好发于中老年人，其临床表现不典型，早期多为查体发现，或者逐渐出现压迫刺激性症状，如咳嗽、胸闷、喘憋、呼吸困难等症状而被发现，若压迫上腔静脉可造成上腔静脉综合征，出现颜面及上肢水肿、颈胸部血管怒张等表现。本患者因出现面颈部水肿、颈静脉怒张就诊而发现胸腺恶性肿瘤，发现时已出现胸膜、胸骨的转移，一般肿瘤若侵犯压迫上腔静脉，表明肿瘤可能进入晚期，确诊时就考虑为疾病分期较晚，治疗只能以放化疗为主。本患者确诊后于外院行两个周期环磷酰胺＋表柔比星方案化疗及两个周期白蛋白结合紫杉醇＋奈比铂化疗，联合放疗，并给予腺瘤局部粒子置入，PD-1 免疫治疗 1 次。该患者在应用传统的化疗药物及放疗时并未出现肌无力症状，而是在应用 PD-1 抑制剂免疫治疗后出现眼球活动受限、肌无力症状。PD-1 抑制剂属于 ICI，其目前在肿瘤治疗中应用广泛，为针对细胞毒性 T 淋巴细胞相关抗原 4（cytotoxic lymphocyte-associated antigen-4，CTLA-4）和程序性死亡受体（programmed death-1，PD-1）及其配体 PD-L1 的单克隆抗体。PD-1 抑制剂通过特异性结合 T 细胞表面的 PD-1 分子，从而阻断导致肿瘤免疫耐受的 PD-1/PD-L1 通路，重新激活免疫细胞的抗肿瘤活性，达到治疗肿瘤的目的。

有荟萃分析表明胸腺恶性肿瘤高表达 PD-L1，与传统的放化疗治疗胸腺恶性肿瘤相比，ICI 具有更好的疗效和更低的毒性。目前 ICI 已广泛应用到胸腺恶性肿瘤的治疗中。但由于胸腺独特的生物学特性，免疫治疗通常会引起严重的免疫相关不良事件（irAE）。Song 等总结 5 年中的 5 项临床试验报告胸腺肿瘤患者免疫治疗后的 irAE，得出结论：最常见的 irAE 是肌无力症状、肝酶升高、肌酸磷酸激酶升高、肌钙蛋白升高 / 心肌炎、斑丘疹 / 瘙痒皮疹、甲状腺功能减退、甲状腺功能亢进、甲状腺炎和腹泻、结肠炎等。本患者在应用 PD-1 治疗后出现肌无力症状，实验室检查肝酶、肌酸激酶、肌钙蛋白明显升高，与文献报道相符，考虑患者出现 irAE。患者反复出现恶性心室电风暴，经过积极抢救，最终死亡，考虑其出现 ICI 相关的暴发性心肌炎。虽然本患者反复行心脏彩超均提示左心室射血分数值在正常范围内，曾有文献报道左心室射血分数并不能反映病情的轻重，有正常的左心室射血分数的患者可表现为暴发性心肌炎。左心室射血分数正常，但心肌酶、心电图均提示心肌严重损害，我们仍要考虑暴发性心肌炎。

ICI 引发的免疫相关不良反应逐渐增多，任何器官均可能受累，皮肤及胃肠道较常见，累及心脏、神经系统的较为罕见，有文献报道肺部恶性肿瘤应用 PD-1 治疗后出现心肌炎 - 重症肌无力 - 肌炎三联征。重症肌无力是一种由自身抗体介导的神经 - 肌肉接头信号传递障碍的获得性自身免疫性疾病，临床表现为波动性肌无力，可累及眼肌、骨骼肌、呼吸肌等全身肌肉，特点为晨轻暮重，活动疲劳后症状加重。部分患者体内可检测出异常的抗体，目前重症肌无力患者血清中发现的与神经 - 肌肉接头结构或骨骼肌胞质成分相关的自身抗体达 10 余种，包括乙酰胆碱受体（acetylcholin receptor，AChR）抗体、肌肉特异性受体酪氨酸激酶（muscle-specific receptor tyrosine kinase，MuSK）抗体、低密度脂蛋白受体相关蛋白 4（low-density lipoprotein receptor-related protein 4，LPR4）抗体、兰尼碱受体（RyR）抗体、聚集蛋白（agrin）抗体、Kv1.4 抗体、CoIQ 蛋白抗体、皮质蛋白（cortactin）抗体、胶原（collagen XIII）抗体和突触受体关联蛋白（rapsyn）抗体、连接素（titin）抗体等。重症肌无力患者重复神经电刺激特点为低频和高频重复刺激尺神经、面神经和副神经等运动神经，出现动作电位波幅的递减，低频刺激递减程度在 10% ～ 15% 以上，高频刺激递减程度在 30% 以上。胸腺瘤相关的重症肌无力占重症肌无力患者的 10% ～ 15%，属于副肿瘤综合征，任何年龄均可发病，相对发病高峰年龄在 50 岁左右，绝大多数可检测出 AChR 抗体，多合并有 titin 抗体及 RyR 抗体，而且胸腺瘤相关重症肌无力病情略重。本患者以四肢无力、眼球活动受限起病，疲劳后肢体无力加重，且合并有胸腺恶性肿瘤，在应用 PD-1 抑制剂后出现肌无力症状，虽然因病情危重未能完善重症肌无力相关抗体检测及重复神经电刺激检查明确诊断，仍考虑为 ICI 相关的重症肌无力可能性大，相较于原发性重症肌无力，其发展更快，症状更重。

曾有研究检测了接受 ICI 治疗的肿瘤患者血清中神经肌肉自身抗体，发现有抗肌联蛋白、抗骨骼肌、抗心肌、抗 LRP4、抗 RyR、抗 AChR 抗体，其对肌炎、心肌炎或重症肌无力的诊断具有较高的敏感性和特异性。本患者肌酶明显升高，除与心肌炎相关，因患者肌无力，我们考虑可能合并有肌炎。本患者虽未行肌炎相关抗体检测及肌肉活检，但我们仍考虑其合并有肌炎。

在发生 irAE 后停用 ICI，应用糖皮质激素、免疫球蛋白、血浆置换等免疫调节治疗，如果效果不佳可应用其他免疫调节剂，如利妥昔单抗等作为二线治疗。本患者反复发生恶性心室电风暴，虽然积极应用 ECMO 治疗，遗憾的是未能挽救患者的生命。虽然 PD-L1 在胸腺肿瘤中高表达，免疫治疗似乎很有希望，但我们仍然需要更多地关注 irAE 的发生。免疫治疗对胸腺肿瘤患者的益处和风险仍需要进一步研究来衡量。且 irAE 可以叠加出现，症状更重，病情更凶险，及时诊断，积极进行针对有效的治疗可以改善预后。

参考文献

[1] Song X, Fan J, Zhu L, et al. The efficacy and safety of immunotherapy in thymic epithelial tumors: more effective, more risky: a systematic review[J]. J Thorac Dis, 2021, 13 (8): 5093–5103.

[2] 张予，李彭，张旻，等 . 免疫检查点抑制剂相关心肌炎合并重症肌无力、肌炎 1 例及文献复习 [J]. 中国医学前沿杂志（电子版），2023，15（8）：69–74.

[3] 常婷 . 中国重症肌无力诊断和治疗指南（2020 版）[J]. 中国神经免疫学和神经病学杂志，2021，28（1）：1–12.

[4] 中华医学会神经病学分会神经免疫学组 . 重症肌无力自身抗体实验室诊断专家共识 2022[J]. 中华神经科杂志，2023，56（3）：251–256.

[5] Müller–Jensen L, Knauss S, Roque LG, et al. Autoantibody profiles in patients with immune checkpoint inhibitor–induced neurological immune related adverse events[J]. Front Immunol, 2023, 14: 1108116.

[6] Thompson JA, Schneider BJ, Brahmer J, et al. Management of immunotherapy–related toxicities, version 1.2022, NCCN clinical practice guidelines in oncology[J]. J Natl Compr Canc Netw, 2022, 20 (4): 387–405.

[7] Kostine M, Finckh A, Bingham CO, et al. EULAR points to consider for the diagnosis and management of rheumatic immune–related adverse events due to cancer immunotherapy with checkpoint inhibitors[J]. Ann Rheum Dis, 2021, 80(1): 36–48.

病例 3　成人晚发型线粒体脑肌病伴高乳酸血症和卒中样发作

临床资料

患者，男，56 岁。因"精神行为异常、言语不清伴听力下降加重 4 天"于 2017–03–05 住院治疗。

【现病史】

患者于入院前 4 天无明显诱因出现精神行为异常，表现为淡漠、不愿搭理人，有时胡言乱语及莫名发笑，可知吃饭及大小便，伴听力下降加重，佩戴助听器亦不能正常与人交流，出现言语不清，表现为咬字不清、发音困难、言语欠流利，饮水偶有呛咳，自诉有头晕，性质描述不清，伴有发作性左侧偏身麻木 1 次，持续 10 分钟自行缓解。无肢体活动障碍，无吞咽困难，为进一步治疗来诊并收入院。

【既往史】

患者先天身材矮小。听力下降 20 余年，平素佩戴助听器。既往吸烟史 30 余年，约 40 支 / 天。有社交性饮酒史。

【家族史】

父母非近亲结婚。患者母亲身材矮小，有糖尿病病史。

【体格检查】

神志清楚，构音含糊，查体欠合作，双侧瞳孔等大同圆，对光反射灵敏，眼球运动自如，无眼震。鼻唇沟右侧较浅，伸舌示齿不合作。咽反射查体不合作。四肢肌力查体不合作，可自行行走，步态平稳，考虑患者肌力正常，四肢肌张力正常，感觉、共济查体不合作，双侧巴氏征阴性，颈软，双侧克氏征阴性。心肺腹查体大致正常。

【辅助检查】

实验室检查血常规、便常规、尿常规、肝肾功能、电解质、凝血系列、男性肿瘤标志物、甲功五项、抗双链 DNA 测定、抗核抗体谱、ANCA 两项、抗 CCP 抗体、风湿三项未见明显异常；血糖 10.1mmol/L。2017-03-11，完善腰穿脑脊液检查，脑脊液压力 55mmH$_2$O，脑脊液常规示白细胞 0×10^6/L、红细胞 120×10^6/L、生化示蛋白 778.5mg/L、葡萄糖 7.1mmol/L，免疫示免疫球蛋白 G 67.5mg/L、免疫球蛋白 A 6.47mg/L、免疫球蛋白 M 5.05mg/L。实验室检查血液及脑脊液自身免疫性脑炎抗体阴性，血液及脑脊液副肿瘤综合征抗体阴性。脑 CT 脑白质脱髓鞘样改变。2017-03-05，脑 MRI 示双侧额叶、颞叶、左侧顶叶皮质区多发异常信号，脑实质多发缺血灶、软化灶。双侧脑室周围缺血性改变，脑萎缩（图 5-3-1）。心脏彩超示二尖瓣反流（轻度）、左室舒张功能减低。心电图示窦性心律、ST-T 改变。

【诊疗思路分析及治疗过程】

患者为中老年男性，急性起病，以精神行为异常、言语不清、听力下降加重症状起病，可配合查体的神经系统查体阳性体征：构音障碍、右侧鼻唇沟变浅。入院后实验室检查血糖明显升高，确诊为 2 型糖尿病。定位诊断：构音障碍、鼻唇沟变浅，可定位于皮质脑干束；精神行为异常定位于脑叶、皮质；因患者表现为淡漠为主，考虑额叶病变可能性大；因患者查体不配合，无法定位听力下降的病变部位。结合中老年男性，有糖尿病、烟酒不良嗜好等脑血管病危险因素，急性起病符合脑血管病的起病形式及发病年龄，脑 CT 检查除外颅内出血性病变，定性诊断缺血性脑血管病，结合患者脑 MRI 表现，初诊为脑梗死，给予阿司匹林抗血小板聚集、普伐他汀固斑调脂、依达拉奉清除脑自由基、马来酸桂哌齐特改善循环、胰岛素降糖等药物治疗。经过上述治疗后患者症状改善不明显，虽然患者发病前无感染史，但实验室检查脑脊液蛋白高，完善脑脊液自身免疫性抗体、副肿瘤综合征抗体均阴性，脑 MRI 以皮质受累明显，考虑患者颅内感染不能除外病毒性感染的可能性大，给予阿昔洛韦抗病毒、奥氮平改善精神症状等治疗，但患者仍有言语障碍、精神行为异常。患者经过上述治疗症状缓解不明显，我们再次分析结合患者及其母亲身材矮小、听力下降史、糖尿病家族史，脑 MRI 以皮质受累明显，呈现类"花边征"样改变，病变不符合于血管分布，最终考虑线粒体脑肌病可能性大，可进一步完善乳酸试验、基因检测、肌肉活检等检查明确诊断。遗憾的是患者未行上述检查，经住院治疗 9 天后自动出院，出院时患者仍有精神行为异常，不能完全正常交流、淡漠、言语少，偶可发出单个词语，可表示拒绝，可主动吃饭、洗漱及排小便。

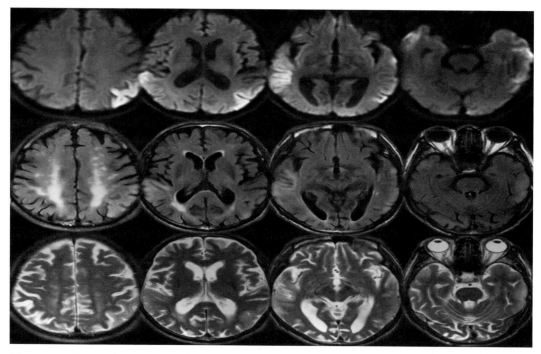

图 5-3-1　脑 MRI（2017-03-05）示双侧额叶、颞叶、左侧顶叶皮质区多发异常信号，DWI、T2WI、T2 FLAIR 均呈高信号表现

【初步诊断】

线粒体脑肌病？颅内感染？脑梗死？2 型糖尿病？

【病情演变及随访】

患者于 2017-03-24 日因癫痫发作再次就诊，当时表现为意识丧失伴四肢抽搐，双眼上翻、牙关紧咬、口吐白沫、四肢伸直，持续 5 分钟自行缓解，共发作 3 次，无舌咬伤及尿失禁，醒后自觉全身酸痛。完善胸部 CT 示右肺中叶内侧段及左肺上叶舌段纤维索条，全腹 CT 平扫未见明显异常。脑 MRI 右侧额顶叶皮质区高信号，多发缺血软化灶、脑萎缩（图 5-3-2）。脑 MRA 检查正常（图 5-3-3）。脑 MRS 示 3.2ppm 处的 Cho 峰最高，其次为位于 2.02ppm 处的 NAA 峰，再次为位于 3.05ppm 处的 Cr 峰，NAA/Cr 为 1.14，Ch/Cr 为 1.53（图 5-3-3）。血气分析示：Lac 3.4mmol/L（静息状态下）。线粒体基因检查 mtDNA 的 A3243G 点突变。最终确诊为线粒体脑肌病，给予卡马西平抗癫痫、能量等对症治疗。随访患者出院后间断有癫痫发作，反复低血糖发作，曾发作糖尿病酮症酸中毒，最终因重症肺炎、败血症去世。

【最终诊断】

线粒体脑肌病伴高乳酸血症和卒中样发作。

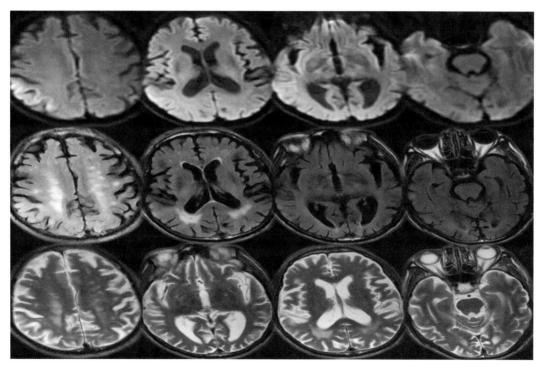

图 5-3-2　脑 MRI（2017-03-24）示病灶较前减少，右侧额顶叶皮质区异常信号较前新发扩大，DWI、T2WI、T2 FLAIR 均呈高信号表现

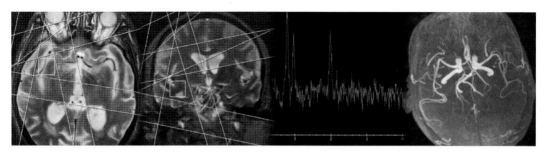

图 5-3-3　脑 MRS（2017-03-25）示 3.2ppm 处的 Cho 峰最高，其次为位于 2.02ppm 处的 NAA 峰，再次为位于 3.05ppm 处的 Cr 峰。脑 MRA 检查未见异常

【诊疗体会及总结】

线粒体脑肌病是一组由线粒体 DNA（mitochondrial DNA，mtDNA）或核 DNA（nucleus DNA，nDNA）缺陷导致线粒体结构和功能障碍，导致呼吸链氧化磷酸化功能障碍引起能量代谢紊乱的母系遗传性疾病。根据不同临床表现的组合可分为不同的临床综合，主要包含 Kearns-Sayre 综合征、Leigh 综合征、慢性进行性眼外肌瘫痪（chronic progressive external opthalmoplegia，CPEO）、线粒体脑肌病伴高乳酸血症和卒中样发作（mitochondrial encephalomyopathy with lactic acidosis and stroke-like episode，MELAS）、肌阵挛性癫痫发作伴破碎红纤维（myoclonus epilepsy ragged-red fiber，MERRF）等亚型。其中，MELAS 是临床中最为常见的类型，易误诊。本例患者最终诊断为 MELAS，初诊时误诊为脑梗死、脑炎，特此总结如下。

线粒体脑肌病是最早于 1984 年被 Pavlakis 等首次命名的一种遗传性疾病。1990 年 Goto 等将编码转移 RNA（tRNA）-leu（UUR）的 MT-TL1 基因中 mtDNA 位置 3243 处的腺嘌呤（A）转变为鸟嘌呤（G）证实为 MELAS 的致病基因。目前已发现至少 30 种基因突变，约 80% 的 MELAS 患者为 mtDNA 的 m.3243A ＞ G 点突变，研究表明 A3243G 点突变在蛋白质合成过程中缺乏 tRNA 的牛磺酸修饰，导致无法识别密码子 UUG 和蛋白质合成受损。MELAS 发病年龄的统计数据显示，65% ～ 76% 的患者在 20 岁之前发病，5% ～ 8% 在 2 岁之前发病，1% ～ 6% 在 40 岁之后发病，40 岁之后发病属于晚发型。mtDNA 是非孟德尔母系遗传，因为 mtDNA 处于异质性状态，其中突变型和野生型混合，且母亲中突变型的比例较低，MELAS 患者的母亲即使有 mtDNA 突变，也常无症状或症状轻微。本患者母亲身材矮小、患有糖尿病，考虑其携带有 mtDNA 突变，但症状轻，不能除外与基因的异质性相关，遗憾的是其未行基因检测。

MELAS 可影响多个系统，临床表现异质性较大，其中因脑和肌肉对能量的需求高受到的损害最严重。中枢神经系统中卒中样发作是 MELAS 临床表现最典型的特征，其他表现包括头痛、精神状态改变、癫痫发作、部分可逆性失语、皮质视力丧失和运动无力等。卒中样发作的特点有根据病变部位呈现神经定位症状、常伴有癫痫发作、卒中样病变的分布与血管区域不一致、病变常见于后脑区域（即颞顶交界处及顶叶和枕叶）、大脑皮质优先受累、FLAIR 示明亮的增厚皮质带、数周或数月内病变不断发展至邻近部位、神经症状和卒中样病变往往呈现自发可逆性、神经系统症状和卒中样病变均高度复发、脑功能障碍和萎缩缓慢进展。周围神经系统可出现轴突或混合性轴突和脱髓鞘性病变。MELAS 也可出现焦虑、双相情感障碍、抑郁、精神病和人格改变等精神症状；眼肌麻痹、视神经萎缩和色素性视网膜病变；常伴有听力下降，包括早发性、轻度和进行性感音神经性听力损失、周围神经病变相关的慢性和进行性听力受损；心肌病症状，如心脏扩张和肥大，以及心脏传导缺陷，Wolff-Parkinson-White 综合征；胃肠道症状，如便秘、腹泻、胃动力障碍、假性肠梗阻、反复或周期性呕吐和复发性胰腺炎。21% ～ 33% 的 MELAS 病例存在 1 型或 2 型糖尿病，由胰岛素缺乏、糖异生增加和胰岛素抵抗引起。MELAS 患者身材矮小可能是由于慢性能量缺乏所致，偶尔会出现生长激素缺乏，导致生长迟缓。MELAS 患者还可出现甲状腺功能减退症、低促性腺激素性性腺功能减退症和甲状旁腺功能减退症。肾脏表现包括蛋白尿、局灶节段性肾小球硬化和范科尼肾小管病。血液系统表现为贫血。线粒体突变导致的肌病最初表现为运动不耐受和近端肌肉无力、肌萎缩。此外，个别患者合并出现其他类型的线粒体综合征，如 MELAS-Kearns-Sayre 综合征、MELAS- 肌阵挛癫痫伴不整红边纤维叠加综合征等。本患者急性起病，有神经系统受损的定位体征，身材矮小、听力下降，合并有糖尿病，且其母亲身材矮小、患有糖尿病的家族史，患者临床表型符合 MELAS 的表现。

　　MELAS 卒中样发作的发病机制仍未明确。目前解释卒中样发作机制的理论包括线粒体血管病（血管假说）和线粒体细胞病理论。线粒体血管病假说是脑表面小动脉和软膜小动脉血管平滑肌细胞与血管内皮细胞内部线粒体异常引起缺血性血管病的学说。然而，MELAS 患者的脑血管检查通常发现脑动脉没有扩张、明显狭窄、痉挛或夹层，有研究发现卒中样发作期间脑血管口径改变及口径改变的可逆性，这可能通过改变脑内血流动力学在卒中样病变的病理生理学中发挥重要作用。脑动脉平滑肌和内皮细胞的线粒体代谢功能障碍可能导致血管口径改变，最终导致线粒体血管病。线粒体细胞病理论是线粒体功能障碍引起细胞内代谢紊乱的学说，其中 MELAS 的神经过度兴奋理论主要假设星形胶质细胞功能障碍是由 ATP 缺乏引起的。星形胶质细胞可作用于血管，增加脑血流量，但神经元无法产生足够的 ATP，新陈代谢跟不上，导致细胞内代谢失衡，星形胶质细胞功能障碍导致谷氨酸转运蛋白对谷氨酰胺的吸收不良，以及星形胶质细胞对 Na^+-K^+-ATP 酶介导的钾的吸收不良。此外，突触间隙中谷氨酰胺和钾水平升高不仅会引起脑小血管舒张，还会因兴奋性毒性而导致神经元死亡。在 MELAS 中还会发生一氧化氮缺乏，一氧化氮合酶介导内皮依赖性血管舒张。一氧化氮合酶是一种催化 L- 精氨酸转化为瓜氨酸的酶。在脑血管内皮平滑肌细胞中，一氧化氮与鸟苷酸环化酶结合，并将三磷酸鸟苷转化为环单磷酸鸟苷。这个过程导致平滑肌细胞松弛和血管舒张。一氧化氮对细胞色素 C 具有很强的亲和力。MELAS 患者的血管内皮细胞和平滑肌细胞表现出细胞色素 C 的过度活性，导致一氧化氮结合增加，内皮和平滑肌细胞中可用的一氧化氮减少。一氧化氮可以松弛血管平滑肌，这对于维持小血管的通畅是必要的。在 MELAS 中，一氧化氮缺乏会导致各个器官的微血管系统的血液灌流受损。血流动力学和代谢应激进一步增强一氧化氮动员并降低循环一氧化氮水平。一氧化氮缺乏会导致 MELAS 患者出现低氧血症、癫痫发作和卒中等症状。

MELAS 的影像学表现有其特异性。卒中样发作在急性期中 MRI 上皮质肿胀，在 T2WI 和 T2 FLAIR 上呈现高信号，称为"明亮增厚皮质带"。部分皮质病变在 T1 加权后增强图像上显示斑片状或线性增强，这是由于血脑屏障被破坏和受影响区域局部脑血流量增加引起的局部渗出或循环障碍所致。在亚急性期，由于皮质层状坏死，在 T1WI 上出现回旋状高信号，T2WI/T2 FLAIR 上出现低信号（"黑色趾甲征"）。发现黑色趾甲征是 MELAS 的常见影像学特征，且脑回坏死的程度与病程相关。皮质线性囊性病变是 MELAS 患者的特征性 MR 发现，其定义为在受影响的皮质深层显示线性或点状脑脊液信号，以及等强度线覆盖了它的表面。卒中样发作急性期病灶 DWI 弥散受限，皮质受累明显表现为高信号，呈现类花边征样改变。MELAS 的典型病变主要在后脑的大脑皮质和皮质下白质，表现为不对称性病变，顶叶和枕叶的病变是颞叶的 2 倍和 4 倍。随着时间的推移，卒中样病变经常以迁移的方式扩散到相邻脑回的皮质，具有进展性、可逆性 / 多发性，以及呈现"此消彼长"的"游走性"特点，病变范围不符合血管分布。在慢性阶段，随着时间的推移，受影响的区域逐渐演变为脑软化、神经胶质增生和萎缩。有研究报道小脑萎缩在线粒体疾病中很常见。此外，脑影像上还可表现为皮质萎缩、白质病变、胼胝体发育不全、基底节钙化。本患者脑 MRI 示额顶颞叶皮质受累为主，病灶不对称，不符合血管分布的范围，DWI 上表现为类花边征样，符合 MELAS 的脑 MRI 表现。MELAS 患者脑 MRS 显示 N- 乙酰天冬氨酸信号减少，乳酸峰增加，乳酸峰反映了无氧代谢，本患者 MRS 表现与 MELAS 不符，我们分析可能与行 MRS 检查时未能准确定位分析病灶部位有关。卒中样发作急性期灌注过度，慢性期灌注不足。过度灌注可能是由病变区域的脑动脉扩张和微血管通透性增加引起的，而灌注不足可能与脑细胞毒性水肿、皮质萎缩和神经胶质增生有关。磁共振灌注加权成像（PWI）和动脉自旋标记（ASL）均可评价脑血管灌注情况，急性期表现为高灌注，慢性期表现为低灌注。

MELAS 患者基底神经节中的矿物质（钙或铁）沉积可以通过磁化率加权成像来发现。

拟诊 MELAS 的患者可行基因检测进一步确诊，但 mtDNA 变异率在不同组织存在显著差异，尤其在成年人中，肌肉组织、尿沉渣细胞和毛囊较外周血细胞具有更高的阳性率。基因检测未发现致病变异或为明确是否存在肌肉病变时进一步行肌肉活组织检查，骨骼肌活检冰冻切片的典型病理改变是改良 Gomori 三色染色可见不整红边纤维，琥珀酸脱氢酶染色可见破碎蓝染肌纤维和（或）深染的小血管。细胞色素 C 氧化酶染色显示酶活性缺乏或增加。电镜下可见肌纤维内或小血管内皮细胞／平滑肌细胞内异常线粒体增多或聚集，线粒体内可见类结晶包涵体。血生化检查患者血清肌酸激酶正常或增高，肌酸激酶／乳酸脱氢酶比例倒置，血和脑脊液乳酸升高（静息空腹状态下 $\geqslant$ 2mmol/L 或 180 mg/L），运动后血清乳酸水平均有明显升高。脑电图可显示癫痫发作期及发作间期背景活动减慢或痫样放电。针极肌电图在少数患者出现肌源性损害或神经源性损害；神经传导速度检测在少数患者出现感觉或感觉运动神经轴索性损害。电测听和脑干听觉诱发电位检查发现多数患者存在听力受损，以高频损害为主。心电图检查在部分患者发现心脏传导阻滞或预激综合征、左室高电压。

MELAS 的诊断是结合影像学表现、病理检查、基因检测或肌肉活检结果与临床表现相结合的综合诊断。其中，通过肌肉活检发现 mtDNA 或 nDNA 基因的致病性突变及线粒体肌病的典型病理改变是诊断的"金标准"。

线粒体脑肌病临床及放射学表现多样，影像学上，单侧孤立性皮质病变易误诊为急性脑梗死、病毒性脑炎、低度恶性胶质瘤等，尤其是梗死。在急性卒中样发作中，MELAS 与其他疾病的 MRI 区别主要包括以下几点：病变首先累及皮质，较少累及深部白质；病变常累及枕叶和顶叶；病变不限于动脉区域并随时间迁移，病灶内甚至 MRS 正常脑实质或脑脊液区域均出现乳酸峰，这是诊断特异性的指标之一；PWI/ASL 上急性期病变始终表现为高灌注。对于急性缺血性脑卒中，患者常伴有高血压、糖尿病等脑卒中危险因素，梗死病灶局限于血管区边界，在 PWI/ASL 上表现为低灌注。对于病毒性脑炎，患者可能会出现发热等前驱感染史，查体可有脑膜刺激症状，脑脊液检查淋巴细胞增多、蛋白质水平升高，病毒性脑炎通常累及边缘系统来鉴别。

目前线粒体脑肌病尚无根治方法，主要为对症治疗。口服和静脉使用一氧化氮前体（精氨酸或瓜氨酸）可改善 MELAS 患者与卒中样发作相关的临床症状。补充多种抗氧化剂和代谢相关辅因子的"鸡尾酒"疗法（包括大剂量辅酶 Q10、艾地苯醌、维生素 C、维生素 E、B 族维生素等）对改善患者预后有一定疗效。在线粒体替代疗法中，从带有线粒体突变的卵母细胞或受精卵中取出核基因组并将其植入正常的去核供体细胞中，可用于重建功能性卵母细胞和受精卵，以避免突变基因的遗传，并为患有线粒体疾病的女

性提供生育不受影响的孩子的机会。癫痫发作控制首选左乙拉西坦、拉莫三嗪和苯二氮
䓬类药物，丙戊酸钠、苯巴比妥因损伤线粒体功能应避免使用。在日常生活中，患者应
保持能量代谢的均衡和连续，避免饥饿导致能量的缺乏，避免精神刺激、过度劳累、熬
夜、感染导致能量消耗增加，防止能量代谢危象的发生。

　　MELAS 临床上并非少见，但由于其症状多样且缺乏特异性，易造成误诊。当发现
脑梗死区不符合闭塞动脉供血区，或脑血管检查未见明确大血管病变，要考虑到晚发
MELAS 可能。

参考文献

[1] Tetsuka S, Ogawa T, Hashimoto R, et al. Clinical features, pathogenesis, and management of stroke-like episodes due to MELAS[J]. Metab Brain Dis, 2021, 36 (8): 2181-2193.

[2] Fan HC, Lee HF, Yue CT, et al. Clinical characteristics of mitochondrial encephalomyopathy, lactic acidosis, and stroke-like episodes[J]. Life (Basel), 2021, 11 (11): 1111.

[3] Cheng W, Zhang Y, He L. MRI features of stroke-like episodes in mitochondrial encephalomyopathy with lactic acidosis and stroke-like episodes[J]. Front Neurol, 2022, 13: 843386.

[4] 北京医学会罕见病分会，北京医学会神经内科分会神经肌肉病学组，中国线粒体病协作组. 中国线粒体脑肌病伴高乳酸血症和卒中样发作的诊治专家共识 [J]. 中华神经科杂志，2020，53（3）：171-178.

[5] 舒慧敏，蒋玲，赵卓琳. 成人晚发线粒体脑肌病伴高乳酸血症和卒中样发作 1 例 [J]. 中国临床案例成果数据库，2023，5（1）：E00193-E00193.

第6章

神经系统遗传性疾病

病例1　肝豆状核变性

临床资料

患者，男，24岁。主因"四肢不自主抖动半年余，言语不清1周"于2023-08-19收入院。

【现病史】

患者半年余来无明显诱因出现四肢不自主抖动，上肢明显，右侧较左侧明显，情绪紧张时容易诱发，感肢体乏力，上肢明显，无肌肉萎缩及肌肉疼痛。1周来出现言语不清，表现为说话含糊，伴有视物模糊，无理解障碍，无吞咽困难及饮水呛咳，遂来诊。自发病以来精神状态可，进食尚可，二便如常，体重无下降。

【既往史】

患者顺产，生长发育较同龄人相仿，但自小学习成绩一般。

【家族史】

患者家族中无类似症状患者。父母非近亲结婚。

【体格检查】

血压123/66mmHg。神志清，皮肤无紫癜、黄染，口唇无发绀，双肺呼吸音清，未闻及干湿啰音，心率78次/分，律齐，心音低钝，各瓣膜区未闻及明显杂音，腹部查体未见明显异常，双下肢无水肿。神经系统查体：神志清，构音含糊，高级皮质功能正常，双侧瞳孔等大等圆，直径约3mm，对光反射灵敏，双眼可见细小水平眼震，双眼可见角膜 K-F 环（图 6-1-1），双侧鼻唇沟对称，咽反射对称存在，软腭上提力可。四肢肌力 5 级，右上肢肌张力稍高，右侧指鼻试验、轮替试验稍笨拙，左侧指鼻试验、轮替试验协调，双侧跟 - 膝 - 胫试验正常，双侧深浅感觉对称，双侧病理征阴性。MMSE 29分（大专学历）。

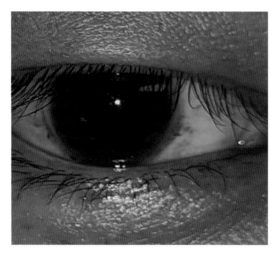

图 6-1-1　角膜巩膜交界处可见 K-F 环

【辅助检查】

实验室检查示铜蓝蛋白（CER）2.6mg/dl，谷草转氨酶 54U/L，肌酸激酶 1492U/L，肌酸激酶同工酶 21.02ng/ml，乳酸脱氢酶 278U/L，血电解质、肾功能、同型半胱氨酸、血脂、便常规、红细胞沉降率等大致正常。2023-08-20，脑 MRI 示双侧丘脑异常信号及胼胝体压部异常信号、透明隔形成（图 6-1-2）。2023-08-20，脑强化 MRI 未见明显强化灶（图 6-1-3）。心脏彩超示二尖瓣反流（少量）。颈部血管彩超未见明显异常。肝脏彩超示肝实质内回声增粗增强。基因检测 ATP7B_ex8 c.2333G > T（p.Arg778Leu），杂合错义突变；ATP7B_ex11 c.2621C > T（p.Ala874Val），杂合错义突变。

【诊疗思路分析】

患者为青年男性，既往体健，慢性病程，病情逐渐进展，以肢体抖动、言语不清为主要表现，查体提示存在锥体外系及小脑受累体征，角膜可见 K-F 环，实验室检查肝功能受损、铜蓝蛋白明显降低，ATP7B 基因检测阳性。根据 2001 年莱比锡第 8 届 Wilson 病国际会议诊断标准，Leipzig 评分＞ 4 分，患者确诊为肝豆状核变性。

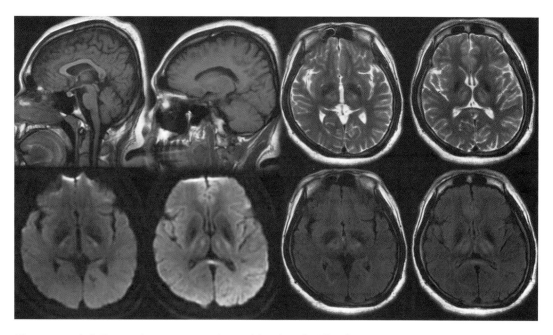

图 6-1-2　患者脑 MRI（2023-08-20）示双侧丘脑、胼胝体压部 T2、T2 FLAIR 及 DWI 可见斑片状高信号，T1 低信号

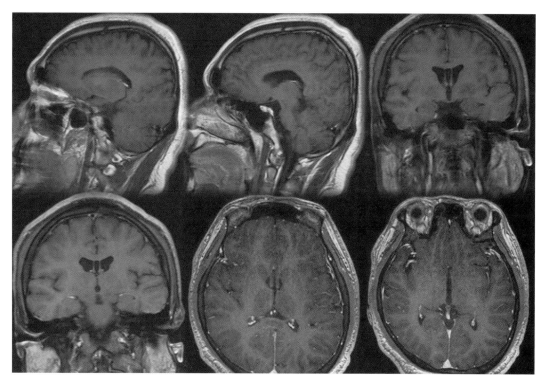

图 6-1-3　患者脑强化 MRI（2023-08-20）未见明显异常

【临床诊断】

肝豆状核变性；肝功能不全。

【治疗过程及随访】

入院后嘱低铜饮食，给予补液及碳酸氢钠碱化尿液降肌酸激酶，青霉胺促进铜排泄，苯海索改善肢体抖动，补充维生素 B$_6$ 等治疗 3 天后出院，出院时患者仍有肢体抖动、言语不清，查体眼震消失。出院后继续规律服用青霉胺、苯海索药物治疗，并对患者进行随访，患者仍有肢体抖动发作，但发作频率较前减少，多为姿势性震颤或在情绪紧张时发作，言语不清较前无变化，患者自感体力较前上升，视物模糊较前好转。

【诊疗体会及总结】

肝豆状核变性（hepatolenticular degeneration，HLD），又称 Wilson 病（Wilson disease，WD），是位于 13 号染色体上的铜转运 ATP 酶 β（ATPase copper transporting beta，ATP7B）基因突变导致的一种少见的常染色体隐性遗传性疾病。ATP7B 基因突变引起铜代谢障碍，铜在肝、肾、眼、神经组织等组织器官异常沉积，致这些组织受损引起相应的临床症状。HLD 可在任何年龄发病，主要以儿童、青少年多见，好发于 5 ~ 35 岁，男性患病率高于女性。HLD 在我国发病率尚无全国性流行病学调查资料，曾有学者在安徽省 3 个县进行 2 次调查，共调查 153 370 人，发现 HLD 患者 9 例，推测患病率为 0.587/10 000。本患者为 24 岁青年男性，处于 HLD 的好发年龄。

正常情况下，ATP7B 基因编码的 ATP7B 蛋白参与铜跨膜转运，ATP7B 蛋白转运铜至反高尔基网络并与铜蓝蛋白前体结合，形成功能性的全铜蓝蛋白入血；另外转运铜至胆汁以便排泄。ATP7B 基因在大多数器官中表达，在肝中表达尤甚，突变导致 ATP7B 蛋白对铜的转运功能障碍时，铜在肝过量沉积，当铜超过肝的储存能力，就会以游离铜的形式进入血液，并在脑、肾、角膜等部位沉积，产生肝外的铜毒性，导致相应临床表现。目前已发现 800 多个突变，本患者检测到 2 个 ATP7B 基因杂合错义突变，其中突变基因 ATP7B_ex8 c.2333G > T（p.Arg778Leu）为亚洲人群最常见的肝豆状核变性相关变异，认为其为致病变异；突变基因 ATP7B_ex11 c.2621C > T（p.Ala874Val）可导致铜转运活力降低，导致疾病发生，认为其为致病变异。怀疑 HLD 时应积极进行基因检测。

肝功能异常是 HLD 的典型特征，此患者实验室检查谷草转氨酶轻度升高及腹部彩超示肝实质内回声增粗增强，均提示患者已出现肝功能受损，只是无肝功能受损的临床表现，可能与患者病程短有关，随着病情进展可逐渐出现肝功能受损的症状，如急慢性肝炎、肝衰竭、肝硬化等。曾有文献报道应用彩超检查分析其肝受累的特点是多发结节性病变、存在肝周脂肪层和肝硬化，但无尾状叶肥大，这与其他类型的肝硬化不同，本患者肝脏彩超检查无上述表现。超声可用于检测 HLD 进展过程中肝损伤的早期实质变化。有时彩超检查特异性有限，可进一步行肝 MRI 检查，其肝结节在 MRI 上呈现为"蜂窝状模式"。

通常神经系统病变较肝病晚约 10 年，而本患者以肢体抖动、言语不清为首发症状就诊，以神经系统受累为首发症状，HLD 的神经系统表现与铜沉积损害部位不同而表现不同。HLD 常见的神经系统表现有肌张力障碍、震颤、肢体僵硬、运动迟缓、精神行为异常等，本患者症状符合常见的临床表现。曾有国内学者统计 76 例有神经系统表现 HLD，其中有 8 例患者脑 MRI 无异常，仍有神经系统损害的表现，推测可能发病时间早，铜沉积引起神经元受损功能障碍，而尚无结构性改变，提醒我们若有提示为 HLD 的神经系统表现而脑 MRI 表现正常，仍要考虑到 HLD。HLD 的脑部病变多为双侧对称性，最常见的铜沉积部位为豆状核，其他依次为脑干、丘脑、尾状核、大脑皮质和白质，海马体和小脑是最少见的，有的患者可表现为脑萎缩。本患者脑 MRI 示丘脑和胼胝体压部异常信号，丘脑是常见的脑损害部位，而胼胝体在 HLD 中是较少受累的，早期曾有国外文献报道 HLD 中仅累及胼胝体压部，而我国学者后来发现胼胝体前部和后部均可受累，同时表明胼胝体异常的 HLD 患者可能表现出更广泛的脑损伤和更严重的神经功能障碍和精神症状，也不能排除为病程长所致，这也需要我们后期更多的研究证实。除此之外，文献报道的常见的 HLD 特征性脑 MRI 表现有"大熊猫脸"，它是由于中脑被盖异常高信号，但红核和黑质保留，呈现"大熊猫脸"外观；还有中脑顶盖板信号变化、脑桥中央髓鞘溶解样变化，以及基底节、丘脑和脑干的同时受累也是 HLD 的特征性脑 MRI 表现。本患者脑 MRI 强化正常，推测可能为铜离子主要沉积在神经元内，而在内皮细胞中较少，血脑屏障正常，故脑 MRI 强化未见异常表现，也有可能与患者病程较短损伤程度较轻有关。

其他 HLD 的常见临床表现还有 K-F 环，其是铜在巩膜角膜交界处后弹力层沉积形成的棕黄色或略带绿色的环，早期需要在裂隙灯下才能被发现。K-F 环不仅是 HLD 特征性病理表现，也可见于其他疾病，如隐源性肝硬化、肝细胞疾病（当胆红素急剧升高超过 20mg/dl 时）、酒精性肝病、半乳糖唾液酸贮积症和含铜的眼内异物等。HLD 中多见于双眼同时出现 K-F 环，但也有仅累及单眼的病例报道。HLD 患者出现 K-F 环一般无眼部不适症状，本患者双眼均可见 K-F 环，发病后自述有视物模糊，不能除外与此相关，随访观察患者经过治疗后视物模糊症状减轻。"向日葵"样白内障是 HLD 眼部另一个常见的表现，其是铜在晶状体前囊中央沉积所致，早期呈棕黄色盘状，周边呈锯齿状或放射状，可不同程度地影响视力，本患者尚未发现此表现。

HLD 除上述描述的常见表现外，还可引起肾、骨关节等其他组织器官损害的表现，也有罕见以 Coombs 试验阴性的溶血性贫血为首发表现的患者。HLD 临床表现复杂，需要我们在临床上仔细地甄别。

HLD 一经确诊需要立即给予药物治疗，主要为两大类：一是增加尿酮排泄的药物，为铜螯合剂，如青霉胺、二巯丙磺酸钠等；二是阻止铜吸收的药物，如锌剂。同时要低铜饮食，出现肝功能不全、神经精神症状时给予对症治疗，定期随诊监测。

参考文献

[1] 中华医学会肝病学分会遗传代谢性肝病协作组 . 肝豆状核变性诊疗指南 (2022 年版)[J]. 中华肝脏病杂志，2022，30（1）：9–20.

[2] Hu WB, Han YZ, Xue BC, et al. Epidemiological study of hepatolenticular degeneration at Hanshan County, Anhui Province[J]. Zhonghua Yi Xue Za Zhi, 2011, 91 (13): 894–897.

[3] Lalioti V, Sandoval I, Cassio D, et al. Molecular pathology of Wilson′s disease: a brief[J]. J Hepatol, 2010, 53 (6): 1151–1153.

[4] Gueng M, Wang Y, Chai J. Ultrasound findings of the liver of Wilson′s disease[J]. Ultrasound Med Biol, 2019, 45: S92.

[5] Zhong W, Huang Z, Tang X. A study of brain MRI characteristics and clinical features in 76 cases of Wilson′s disease[J]. J Clin Neurosci, 2019, 59: 167–174.

[6] Trocello JM, Guichard JP, Leyendecker A, et al. Corpus callosum abnormalities in Wilson′s disease[J]. J Neurol Neurosurg Psychiatry, 2011, 82 (10): 1119–1121.

[7] Gunasekaran PK, Tiwari S, Kumar A, et al. Teaching neuroimage: neuroimaging features of Wilson disease[J]. Neurology, 2024, 102 (3): e208078.

[8] Prashanth LK, Sinha S, Taly AB, et al. Do MRI features distinguish Wilson′s disease from other early onset extrapyramidal disorders? An analysis of 100 cases[J]. Movement Disord, 2010, 25 (6): 672–678.

[9] 霍丽君，廖瑞端，陈雪梅 .Wilson 病的眼部表现 [J]. 中华眼科杂志，2008，44（2）：128–130.

病例 2　家族性特发性基底节钙化

临床资料

患者，女，63 岁，农民。因"渐进性行走不稳、言语不利 6 年"于 2023-04-10 收入院。

【现病史】

患者入院前 6 年渐出现行走不稳，行走时步基较宽，容易向前摔倒，无肢体无力及头晕，并逐渐出现言语不利、吐字不清，有时伴有饮水呛咳。近 5 年来需要在助行器辅助下才能行走，病程中无精神及行为异常，无反应迟钝及忘事，无肢体震颤，曾就诊于多家医院，给予"胞二磷胆碱、艾地苯醌"等药物治疗，症状无好转，为进一步明确诊断来诊并收入院。

【既往史】

既往甲状腺结节病史，否认其他病史。

【个人史】

无异常。

【家族史】

患者父母去世多年，病史不详；姐妹两人，其妹妹亦有类似症状，子女无异常。

【体格检查】

神志清，精神欠佳，面部表情淡漠，构音障碍，记忆力、计算力、定向力等无明显下降，双侧瞳孔直径约 3mm，对光反射灵敏，眼球活动自如，无眼震，双侧鼻唇沟对称，伸舌居中，咽反射略亢进，颈软无抵抗，四肢肌力 5 级，肌张力正常，双侧腱反射（+++），双侧霍夫曼征（+），双侧巴氏征（−），感觉检查无异常，双侧跟 – 膝 – 胫试验欠稳准，闭目难立征阳性。

【辅助检查】

实验室检查血常规、尿常规、肝肾功能、血钙、血磷、甲状旁腺激素、降钙素、甲状腺激素等均无异常。甲状腺及甲状旁腺彩超示甲状腺结节。2021–10–13 曾行脑 CT 检查，检查结果如图 6-2-1。2023–04–12 脑 MRI 检查示小脑萎缩，T2WI、T1WI 及 FLAIR 显示双侧小脑齿状核及双侧基底节区混杂信号（图 6-2-2）。

【诊疗思路分析】

患者为老年女性，慢性病程，以行走不稳、言语障碍为主要表现，有家族史，查体有双侧锥体束、双侧小脑半球受累体征，脑 CT 及 MRI 检查可见双侧基底节区、双侧小脑半球钙化灶，实验室检查甲状旁腺素、钙、磷均无异常。根据上述特点，病变定位于双侧基底节区及双侧小脑半球明确；患者慢性病程，有家族史，以双侧基底节区、小

147

脑半球钙化灶为典型表现，甲状旁腺素、钙、磷均无异常，首先考虑遗传性疾病，且符合家族性特发性基底节钙化诊断标准，虽未行基因检测，可临床诊断为家族性特发性基底节钙化（familial idiopathic basal ganglia calcification， FIBGC）。鉴别诊断如下。①甲状旁腺功能减退：特发性或发生于手术后是对称性基底节钙化最常见的病因，特发的甲状旁腺功能减退发生在儿童或青少年期，比 FIBGC 的发病年龄要早。在甲状旁腺功能减退的患者中，由于 PTH 的减少导致血钙的降低和血磷的升高，从而引起手足搐搦、

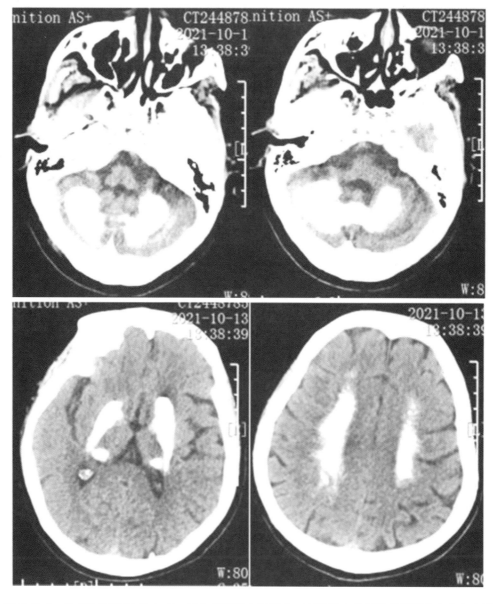

图 6-2-1　脑 CT 检查（2021-10-13）示双侧小脑半球、双侧基底节区及半卵圆中心高密度影

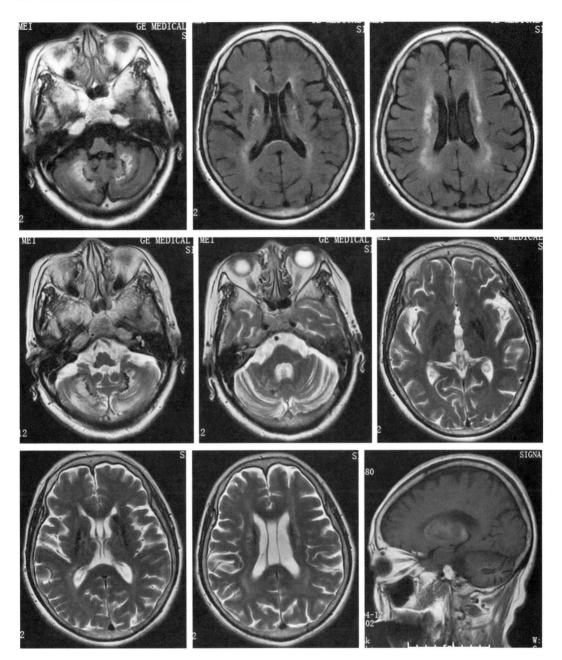

图 6-2-2　脑 MRI 检查（2023-04-12）示小脑萎缩，T2WI、T1WI 及 FLAIR 显示双侧小脑齿状核及双侧基底节区混杂信号

肌肉无力、感觉异常、抽搐、精神发育迟缓。其他的全身特征包括白内障、发干、脱发、牙齿发育异常、龋齿及易患真菌感染等。该患者甲状旁腺素及钙、磷均正常，可排除。②假性甲状旁腺功能减退：假性甲状旁腺功能减退是由于终末靶器官对 PTH 的无反应性造成的。假性甲状旁腺功能减退的生化特征是低血钙和高血磷及血中 PTH 浓度的升

高。和甲状旁腺功能减退一样，假性甲状旁腺功能减退患者尿液中 cAMP 水平也低于正常。注射外源性 PTH 后，尿液中磷的排泄和 cAMP 水平的增加低于正常。该病发病年龄 8 ～ 10 岁，由于很多症状都是由于低血钙所致，所以与甲状旁腺功能减退相似，且假性甲状旁腺功能减退患者发生精神发育迟缓的概率还稍高一点。该患者亦不符合上述表现，可排除。③ Wilson 病：是一种由于铜代谢障碍引起的常染色体隐性遗传病，可表现为肝、神经、精神等方面的异常，或为不同表现的组合，发病年龄从 3 岁至 50 多岁。神经系统的表现包括运动异常（震颤、共济失调、精细功能丧失、舞蹈症、舞蹈徐动症）或强直性肌张力障碍（面具脸、肌强直、步态失调、假性球麻痹）。精神症状包括抑郁、神经质行为、人格改变，偶尔有智力减退。影像学最常见的发现为尾状核和脑干的萎缩，有时在纹状体、齿状核和脑干可见对称的低密度损害。虽然有时也可见到基底节钙化，但形式和范围与 FIBGC 不同。然而，假设这两种疾病的临床表现和影像学改变有所重叠，且 Wilson 病经过铜螯合剂或锌剂治疗会有良好的疗效，后者仍须作为基底节钙化的鉴别诊断。

【临床诊断】

家族性特发性基底节钙化（Fahr 病）。

【治疗过程及随访】

由于该病目前尚无有效治疗办法，嘱康复锻炼及对症处理，随访半年病情未进一步加重。

【诊疗体会及总结】

家族性特发性基底节钙化（FIBGC）又称 Fahr 病，是一种罕见的神经系统遗传疾病，首次发病年龄 30 岁左右，因为钙等矿物质沉积小脑齿状核和基底节区，导致一系列的神经和精神症状，主要的神经症状表现为肢体乏力、构音障碍、肢体强直和震颤等；主要的精神症状为幻觉、妄想、焦虑、失眠和认知功能障碍等。FIBGC 的病变基因尚不明确，研究认为该病大多为常染色体显性遗传，患者的子女有 50% 的患病概率，尚未有产前诊断的方法。

基于该病临床症状的高度异质性及影像学表现的异同点，近年来不断有专家学者对其病因、发病机制及病理特点进行研究，发现 FIBGC 多为常染色体显性或隐性遗传，个别为性染色体遗传，并且其致病基因具有高度异质性。Lemos 等发现 14 号染色体上的 IBGC1、2 号染色体上的 IBGC2 与 FIBGC 的致病有一定关系。2010 年以来诸多学者发现 8 号染色体上的 IBGC3、新型 SLC2OA2 基因突变及 PDGFRB、PDGFB、ISG15、XPR1 基因也与该病的致病有关。一旦上述基因在表达调控过程中失衡则会导致大脑局部无机磷稳态失衡、血脑屏障功能障碍及 IFN-α/β 免疫信号过度放大，从而引起钙盐颗粒广泛沉积在脑血管壁及其外周，沉积的钙盐等物质再引起脑血管受压，脑血流速度减慢，进一步造成脑神经组织损伤，这就是上述基因致病的发生机制及病理特点。然而，部分患者的基因检测并没有发现这几个基因位点存在异常，说明该病的致病基因存在高度的基因异质性。这就进一步证实了该病的临床表现多样与遗传基因的高度异质性有关。

FIBGC 多数患者在童年及青少年时期是健康的，而到了 30～60 岁时，典型患者会逐渐出现神经精神及运动障碍。值得注意的是，一些没有临床症状的个体（包括儿童和青少年）影像学检查可能会发现钙化现象。首发症状通常包括动作笨拙、易疲劳、步态不稳、言语缓慢、吞咽困难、不自主运动、肌肉痉挛等，经常会有各种类型的癫痫发作。神经系统检查会发现各种锥体外系症状的组合，包括动作缓慢、肌强直、慌张步态、说话鼻音、面具脸、瞬目减少、肌张力障碍、震颤、舞蹈徐动症及运动障碍。也可出现一些额叶释放症状，在某些患者可出现锥体束或小脑症状，有时小脑症状可以为其主要表现，而在一些家系中肌张力障碍为突出症状。肌力和感觉正常。神经精神症状往往是首发或最突出的表现，轻者仅为轻度注意力或记忆力的下降，重者则会出现人格及行为改变，终致精神病或痴呆。痴呆的形式包括常见的额叶执行功能障碍，以及类似 Wilson 病和 Huntington 病等影响皮质下结构的疾病表现。FIBGC 的发病年龄、临床表现和严重程度在家系中和家系间均存在较大差异。在发病年龄、钙沉积程度及神经功能缺损之间没有明确的相关性。尽管多数有钙化的患者最终会出现神经功能的缺损，但却不能根据钙化的形式来预测临床症状的类型和严重程度。在某些家系中出现连续几代早发病的现象，提示存在早发病的现象。FIBGC 的临床症状局限于神经系统。常规医学检查、生长发育及外貌均正常。尤其是骨骼、手掌、牙齿、指甲、皮肤等检查均无异常，并没有甲状旁腺疾病的表现。

脑 CT 能够清楚地显示钙化，所以是对脑组织钙化的定位及程度评价的首选检查，但不能区别钙化是由于 FIBGC 引起的还是由于甲状旁腺功能减退或其他原因导致的继发性钙盐沉积。钙化最常见于豆状核，尤其是苍白球，另外也常见于壳核、丘脑、尾状核及齿状核等部位，小脑、脑干、半卵圆中心和皮质下白质均可受累。偶尔钙化也可于基底节以外的部位首发或为主。弥漫性脑萎缩和蛛网膜下腔和（或）脑室系统的扩大可与钙化并存。钙化似乎是进行性发展的，因为钙化在年长患者中普遍更广泛，而且在某些随访的患者中钙化程度随时间而增加。而脑 MRI 检查中基底节钙沉积区在 T2 加权像为低信号，T1 加权像为低或高信号。在小脑或大脑白质区，病变可呈现多样性，有时可在 T1、T2 像均表现为高信号，这可能是由于反应性神经胶质增生或者是钙化区组织变性所致。

FIBGC 的诊断需要依照以下的标准：①影像学上双侧对称性基底节钙化，其他部位的脑组织亦可受累。②进行性神经功能缺损，通常包括运动障碍和（或）神经精神异常。

典型的发病年龄为 40～50 岁，但这种疾病也可以发生在儿童或年老者。③没有生化异常，或者提示线粒体或代谢紊乱，或系统性疾病的躯体症状。④没有感染、中毒或外伤等因素。⑤有常染色体显性遗传的阳性家族史。FIBGC 家族中有症状的个体鲜有未发现钙化现象的，所以在某些情况下，如果缺少前两项标准之一（并非全部）而符合剩余的标准，仍可诊断该病。

FIBGC 目前尚无有效治疗方法，尽管提示存在钙磷转运的异常，或许可以通过改变钙磷代谢来延缓疾病进程，但是目前缺乏临床试验的证据。所以对症治疗尤为重要，冻结步态可以考虑手术联合康复训练、辅助器械的综合治疗方案。

参考文献

[1] 任丽华，高想杰，秦新月. Fahr 病的临床及影像学特点 [J]. 中风与神经疾病杂志，2016，33（11）：1025-1028.

[2] 苏净，刘风军，常高峰. 家族性特发性基底节钙化 [J]. 中华神经医学杂志，2007，6（2）：213-216.

[3] 申煜，曹倩，古训瑚，等. 以冻结步态为临床表现的基底节钙化 1 例报道并文献复习 [J]. 中华神经医学杂志，2022，21(1)：74-75.

[4] Yang CS, Lo CP, Wu MC. Ischemic stroke in a young patient with Fahr's disease: a case report[J].BMC Neurol, 2016, 16: 33.

[5] Asokan AG , D'souza S , Jeganathan J ,et al. Fahr's syndrome-an interesting case presentation[J]. J Clin Diagn Res, 2013, 7(3): 532-533.

[6] 张伟，黄远桃，王娟 .8 家系家族性 Fahr 病的影像诊断及临床分析 [J]. 临床放射学杂志，2017，36（12）：1740-1744.

[7] 黄远桃，张伟，邹国英，等 .8 个家族性特发性基底节钙化家系患者的临床研究 [J]. 中国神经精神疾病杂志，2016，42（4）：228-233.

[8] 石文杰，杨丽，吴莉丽 .以精神症状为突出表现的 Fahr 病一例 [J]. 中华精神科杂志，2015，48（6）：384-384.

[9] Lemos RR, Ferreira JB, Keasey MP, et al. An Update on Primary Familial Brain Calcification[J]. Int Rev Neurobiol, 2013, 110: 349-371.

病例 3　伴皮质下梗死和白质脑病的常染色体显性遗传性脑动脉病

> **临床资料**

患者，女，51 岁。因"右下肢活动不灵 10 天，加重伴言语不清 2 天"于 2018-05-25 第一次入院。

【现病史】

患者于入院前 10 天无明显诱因出现右下肢活动不灵，行走拖拽。于 3 天前右下肢无力加重，跌倒 1 次，不能自行爬起，半小时后症状稍好转。2 天前肢体无力症状继续加重，呈持续性，伴言语不清、饮水呛咳、右侧肢体麻木感，为进一步治疗来诊并收入院。

【既往史】

高血压病、支气管哮喘病史。4 年前因"肢体无力"就诊于当地医院，诊断"脑梗死"，未遗留明显后遗症。

【个人史及家族史】

个人史无特殊，否认家族遗传病史。

【体格检查】

BP 165/90mmHg。神志清楚，构音障碍，粗测记忆力、定向力、计算力、理解力等无明显异常。右侧中枢性面舌瘫，右下肢肌力 4 级，余肢体肌力 5 级，双侧病理征阳性，深浅感觉及共济检查无明显异常。

【辅助检查】

血液学检查，包括血尿粪常规、生化三系、电解质系列、D- 二聚体、病毒四项、乙肝五项、血同型半胱氨酸测定、风湿三项、血清肌酶系列、抗核抗体谱、甲功三项、女性肿瘤标志物测定、皮质醇节律测定均未见明显异常。颈部血管彩超示左侧颈总动脉、左侧颈内动脉起始段内 - 中膜增厚伴斑块形成，右侧锁骨下动脉起始段内 - 中膜增厚伴斑块形成。心脏彩超示 EF 59%，左心室舒张功能减低。脑 CT 示双侧基底节区、放射冠区及左侧小脑半球腔隙性脑梗死、软化灶，脑白质脱髓鞘。24 小时动态心电图、TCD 发泡试验均无异常。子宫、双附件彩超示子宫内实质性异常回声，考虑多发性子宫肌瘤；左侧附件区囊性包块。肝胆胰脾、双肾、肾血管彩超未见明显异常。上消化道钡餐示胃炎。腰椎正侧位示腰椎退行性改变。CADASIL 相关基因（NOTCH3）检测为阴性。2018-05-25，脑 MRI+MRA 示脑桥及双侧放射冠区新发梗死灶，脑实质多发缺血、软化灶；MRA 无明显异常（图 6-3-1）。

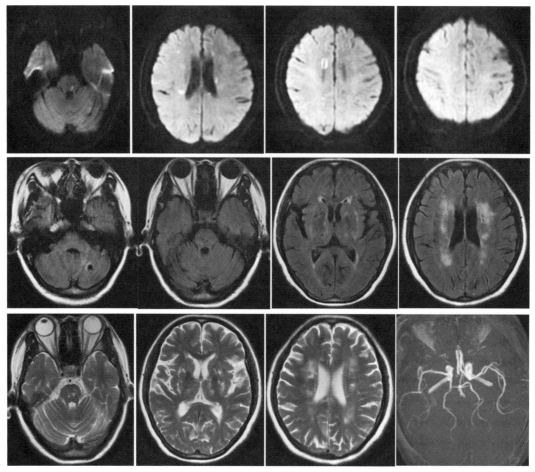

图 6-3-1　脑 MRI（2018-05-25）示脑桥及双侧放射冠区新发梗死灶，脑实质多发缺血、软化灶；MRA 无明显异常

【诊疗思路分析】

患者为中年女性，急性起病，既往高血压、脑梗死等病史，以偏侧肢体无力、言语不清为主要表现，脑 MRI 示脑桥、双侧侧脑室旁多处新发脑梗死及脑内多发缺血性脱髓鞘改变，MRA 无明显异常。根据上述特点，诊断急性脑梗死明确。患者无心房颤动，无心脏基础疾病，TCD 发泡试验排除卵圆孔未闭，且梗死灶均位于脑深部白质区域，不符合栓塞特点，故可排除心源性栓塞可能。患者既往无风湿免疫等基础疾病，实验室检查风湿及免疫相关指标无异常，MRA 无血管炎性表现，可排除自身免疫性血管炎继发脑梗死可能。患者多发脑梗死病灶，需要考虑特鲁索综合征可能，但全身各项无恶性肿瘤证据，实验室检查 D- 二聚体不高，且病灶不在皮质，可排除特鲁索综合征可能。患者脑 MRI 示多发新发脑梗死及陈旧脑梗死软化灶改变，且存在侧脑室旁脱髓鞘改变，需考虑遗传性脑小血管病如伴皮质下梗死和白质脑病的常染色体显

性遗传性脑动脉病（cerebral autosomal dominant arteriopathy with subcortical infarcts and leukoencephalopathy，CADASIL）可能，但基因检测 NOTCH3 基因阴性，诊断 CADASIL 证据不足。故综合上述分析，考虑高血压继发脑小血管病可能性大。

【临床诊断】

脑梗死（TOAST 分型为小血管闭塞型）；陈旧性脑梗死；高血压病。

【治疗过程】

给予阿司匹林抗血小板聚集，阿托伐他汀调脂抗硬化，低分子量肝素抗凝，舒血宁改善循环，丁苯酞改善侧支循环，缬沙坦控制血压治疗，患者病情好转出院。出院后继续规律口服阿司匹林肠溶钙片、阿托伐他汀钙片及缬沙坦等药物治疗。

【第二次住院情况】

该患者因"言语不清伴右侧肢体活动不灵较前加重 1 天"于 2018-07-24 再次住院。患者于入院前 1 天无明显诱因言语不清加重，伴右侧肢体活动不灵，表现为行走不稳，持物尚可，伴轻度头晕不适。查体：神志清楚，构音障碍，记忆力、计算力及定向力减退。右侧中枢性面舌瘫，右上肢肌力 5⁻ 级，右下肢肌力 4 级。右侧腱反射活跃，双侧病理征阳性，感觉共济无异常。NIHSS 4 分，MMSE 20 分。2018-07-24，复查脑 MRI DWI 序列示右侧放射冠、侧脑室旁新发脑梗死（图 6-3-2）。

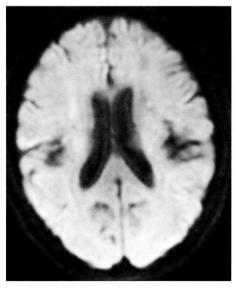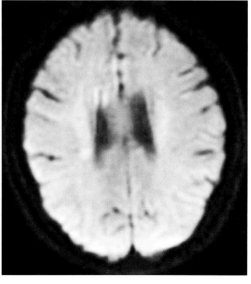

图 6-3-2　脑 MRI DWI 序列（2018-07-24）示右侧放射冠、侧脑室旁稍高信号改变

【诊疗思路分析】

患者上次出院后规范口服阿司匹林肠溶钙片、阿托伐他汀及降压药物，且血压控制良好情况下，再次出现脑梗死复发，发病原因让人困惑。再次分析患者脑临床特点及脑 MRI 特点：中年女性，反复小卒中发作，伴有认知障碍，影像学以双侧大脑半球对称性脑白质病变、脑干及侧脑室旁多发小梗死灶为特点，规范药物治疗效果不佳，根据上述特点，仍考虑遗传性脑小血管病可能性大，遂再次送检遗传性脑小血管病全外显子组测序，测序结果为该患者在 CADASIL 相关基因 NOTCH3 存在一处杂合突变，确诊 CADASIL。

【治疗过程】

因目前缺乏对 CADASIL 特效药物，继续给予抗血小板聚集、改善脑供血及营养脑神经等药物治疗，嘱康复锻炼促进肢体功能恢复，患者病情好转出院。

【最终诊断】

伴皮质下梗死和白质脑病的常染色体显性遗传性脑动脉病（CADASIL）。

【诊疗体会及总结】

CADASIL 是最常见的单基因显性遗传性脑动脉病。发病率至少为（2～5）/10 万，男女发病无差异。患者多在 30～60 岁发病，典型症状包括先兆性偏头痛、短暂性脑缺血或缺血性卒中反复发作、认知障碍及精神行为异常等。其临床表型在不同人种中存在异质性，中国 CADASIL 患者通常在 40 岁后发病，偏头痛较为少见，而缺血性卒中发生率较高。CADASIL 患者可见典型的颅内慢性小动脉病变，如弥漫性脱髓鞘和腔隙性梗死；镜下可见小穿支动脉和软脑膜动脉病变，表现为动脉壁增厚所致的管腔狭窄和血管平滑肌的形态学变化等。1993 年，CADASIL 致病基因被定位于人类 19 号染色体。1997 年，Joutel 等确认 NOTCH3 为 CADASIL 的致病基因，成为诊断 CADASIL 的金标准。目前已有超过 400 种 NOTCH3 基因突变在不同种族人群中被报道。这些突变导致 Notch3 蛋白发生错误折叠，使细胞外结构域在脑血管的平滑肌细胞和周细胞（统称为壁细胞）上发生聚集，部分 Notch3 的配体及细胞外基质蛋白也会聚集在这些沉积物中，称之为嗜锇颗粒物质，这是 CADASIL 最重要的病理特征。

尽管 CADASIL 的临床表现差异较大，但其核心症状主要有 4 个。①有先兆偏头痛（20%～40%）：典型者表现为视觉或感觉的先兆持续 20～30 分钟后出现持续几小时的头痛；②皮质下缺血事件（60%～85%）：短暂性脑缺血发作或腔隙性梗死多见，患者往往没有脑梗死的危险因素，缺血事件几乎均为皮质下，反复发作，渐出现步态异常、假性球麻痹、尿失禁等；③情感障碍（20%～31%）：持续抑郁或抑郁躁狂交替，早期常被误诊为抑郁症或双相情感障碍，很多患者也会出现淡漠；④认知障碍（几乎影响所有≥50岁的患者）：主要累及执行功能和处理速度，不过与记忆力和注意力缺陷也可能有关。对该患者随访 1 年后，复查 MMSE 24 分（较 20 分有所改善），Moca 17 分。

影像学特点：颞极受累对诊断 CADASIL 的敏感性和特异性可分别达到 89% 和 86%。多位于皮质下、脑室周围，弓状纤维不累及，早期可散在、斑片状，逐渐进展并左右大脑半球近似对称。此外，相当数量 CADASIL 患者可检出脑微出血病灶，甚至会发生症状性脑出血。对于已确诊的 CADASIL 患者，应定期进行磁共振 SWI 检查，以判断有无脑微出血病灶及其数量。如果发现脑微出血病灶，特别是脑微出血病灶≥ 9 个时，提示患者发生脑出血的风险增加。对于伴有脑微出血病灶的 CADASIL 患者，若出现血压增高，应积极控制血压，并慎用抗血小板聚集药物以避免发生脑出血。

目前尚缺乏有效针对 CADASIL 病因的特异性治疗手段，主要以对症治疗、改善患者生活质量为目标；现有的脑卒中预防措施主要基于国内外急性缺血性脑血管病诊疗指南推荐的非心源性缺血性卒中的预防，缺乏大规模随机对照试验；基因治疗或清除异常突变蛋白是未来治疗的新方向，但尚处于探索阶段。

需要注意的是，受限于目前基因检测手段及检测水平，基因检测可能出现假阴性结果，这可能会误导疾病的诊断。因此，基因检测虽有助于明确诊断，但临床诊断的确定需要结合患者病史、临床特点及辅助检查等综合分析判断。

参考文献

[1] Ferrante EA, Cudrici CD, Boehm M. CADASIL: new advances in basic science and clinical perspectives[J]. Curr Opin Hematol, 2019, 26(3): 193-198.

[2] 赵倩倩，王雅珺，孙家栋，等 . 伴皮质下梗死和白质脑病的常染色体显性遗传性脑动脉病 1 例 [J]. 中国卒中杂志，2020，15（6）：690-693.

[3] Markus HS. Diagnostic challenges in CADASIL[J]. Arq Neuropsiquiatr, 2023, 81(5): 415-416.

[3] 张翌，吴志英 . 伴皮质下梗死和白质脑病的常染色体显性遗传性脑动脉病的发病机制及治疗研究进展 [J]. 遗传，2023，45（7）：568-579.

[4] 鲁明，李艳杰，伴皮质下梗死和白质脑病的常染色体显性遗传性脑动脉病与颅内出血关系的研究进展 [J]. 中国脑血管病杂志，2023，20（7）：488-492.

[5] 柯晓婷，赖清泉，刘佶阳 . 伴皮质下梗死和白质脑病的常染色体显性遗传性脑动脉病 2 例 [J]. 中国医学影像技术，2020，36（9）：1425-1426.

[6] Joutel A, Vahedi K, Corpechot C, et al. Strong clustering and stereotyped nature of Notch3 mutations in CADASIL patients[J]. Lancet, 1997, 350(9090): 1511-1515.

病例 4 亚历山大病Ⅱ型

患者，男，34 岁。因"行走不稳 1.5 年"于 2020-12-08 收入院。

【现病史】

患者入院前 1.5 年无明显诱因出现行走不稳，开始未在意，症状缓慢渐进加重，近 3 个月来头部外伤后自觉行走不稳症状更明显，表现为下肢无力，上楼梯困难，左下肢明显，伴双下肢胀痛不适。自觉无记忆力下降，无肢体抽搐，无头痛、头晕，无言语不清，无吞咽困难，无复视等不适，今为进一步明确诊断收入神经内科。自发病以来，饮食一般，近期大便干结，小便困难，失眠多梦，体重无明显改变。

【既往史】

自幼时出汗较多，夏天明显，多为上半身及上肢；青春期开始出现脸部及背部痤疮；高中起出现小便障碍，表现为排尿困难，排尿等待时间延长；性功能障碍病史 5 年，包皮行手术治疗，无好转；高处坠落伤病史 3 个月，曾行脑 MRI 检查未见异常，自觉行走不稳加重。

【个人史】

患者否认吸烟饮酒史，否认毒物接触史。否认疫水疫区接触史。30 岁结婚，未育。

【家族史】

父亲 73 岁死于间质性肺炎；母亲 40 余岁时拄拐行走，具体去世年龄不详，病因不明。姐姐体健。

【体格检查】

T 36.6℃，P 120 次 / 分，R 21 次 / 分，BP 127/97mmHg。神志清，高级智能无异常，构音障碍，双侧瞳孔等大等圆，直径 3mm，光反射灵敏，眼球各方向运动灵活，双眼可见水平向右眼震，双侧鼻唇沟对称，伸舌居中，咽反射正常，颈软，左上肌力 5⁻ 级，左下肢肌力 4 级，右侧肢体肌力 5 级，四肢肌张力正常，深浅感觉无异常，左侧指鼻、跟－膝－胫试验欠稳准，腹壁反射、提睾反射消失，四肢腱反射活跃，双侧巴氏征阳性。宽基底步态。卧立位血压：卧位 131/97mmHg，P 91 次 / 分；立位 129/107mmHg，P 116 次 / 分（1 分钟）；立位 128/101mmHg，P 118 次 / 分（3 分钟）。

【辅助检查】

2020-12-08，血常规 Hb 174g/L；生化三系 ALT 57U/L，AST 42U/L，TG 2.08mmol/L，HCY 17.14mmol/L；风湿三项 CRP 12.4mg/L；男性肿瘤标志物 NSE 24.9ng/ml；尿便常规、电解质、病毒四项、乙肝五项、甲功五项、肌酶谱、凝血分析大致正常。外送血自身免疫性脑炎相关抗体阴性。脑脊液压力 210mmHg，脑脊液常规阴性，脑脊液未检出细菌、隐球菌、抗酸杆菌，脑脊液培养阴性，脑脊液免疫大致正常，脑脊液外送自身免疫性脑炎相关抗体阴性。肌电图：四肢及颈部肌电图提示神经源性损害肌电表现。脑及颈椎MRI（2020-12-10）示侧脑室、第四脑室周围脑白质异常信号，延髓及上颈髓萎缩明显，呈"蝌蚪征"（图 6-4-1）。

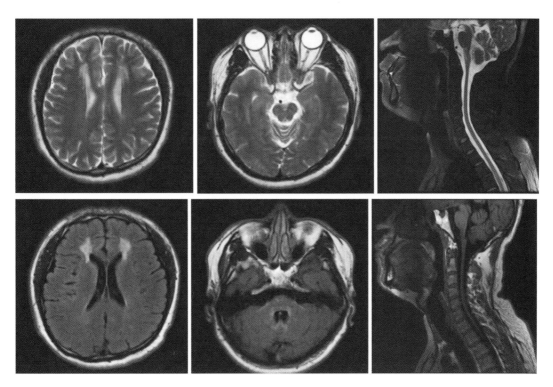

图 6-4-1　脑及颈椎 MRI（2020-12-10）示侧脑室、第四脑室周围脑白质异常信号，延髓及上颈髓萎缩明显，呈"蝌蚪征"

【诊疗思路分析】

患者为青年男性，慢性起病，病程缓慢进展，主要以行走不稳、肢体无力为主要症状，病程中出现出汗异常、排尿异常、性功能障碍等自主神经功能受损表现。神经系统查体有双侧锥体束、小脑及延髓后部核群受损体征。脑及颈椎 MRI 可见侧脑室、第四脑室周围脑白质异常信号，延髓及上颈髓萎缩明显，呈典型"蝌蚪征"表现。根据上述特点，病变综合定位于幕上脑白质、脑干、小脑等部位；成年男性，慢性病程，以脑干、小脑受损症状为主要表现，脑 MRI 可见脑白质异常病变及典型延髓、颈髓萎缩表现，考虑遗传性脑白质病，亚历山大病 II 型可能性大。鉴别诊断如下。① X- 连锁肾上腺脑白质营养不良：为 X 连锁隐性遗传，男性多见，由于 ABCD1 基因突变导致其编码的蛋白 ALDP 功能异常，使极长链脂肪酸在组织及体液中异常蓄积，引起脑白质脱髓鞘、脊髓退行性变和肾上腺皮质功能减退。成人 X- 连锁肾上腺脑白质营养不良最主要类型为肾上腺脊髓神经病，临床常表现为痉挛性截瘫。成人 X- 连锁肾上腺脑白质营养不良的 MRI 特点可见皮质脊髓束、脊髓后索、胼胝体和脑室旁白质信号异常，双侧额叶白质可先受累，对称性地由前向后进展，病灶周围可呈镶边样强化等。本患者无肾上腺皮质功能减退症状，且影像及临床特点亦不符。②成人异染性脑白质营养不良：是一种常染色体隐性遗传性溶酶体贮积病，致病基因（ALRSA）定位于 22q13.3，ARSA 突变导致芳基硫酸酯酶 A 活性下降，其作用底物硫酸脑苷脂大量堆积，出现中枢和周围神经系统的脱髓鞘改变。成人异染性脑白质营养不良最常见的临床表现为认知和精神行为异常，其次为运动症状，包括痉挛性截瘫和共济失调等。成人异染性脑白质营养不良的 MRI 特点为双侧脑室旁白质病变，以额区为主，疾病早期 U 形纤维保留，胼胝体可受累，疾病晚期可见皮质萎缩。本患者临床表现及影像学特点不符。③ Krabbe 病：也称为球形细胞脑白质营养不良或半乳糖脑苷脂贮积症，为常染色体隐性遗传病，由溶酶体内半乳糖脑苷脂酶（galactosylceramidase，GALC）缺乏引起，GALC 基因定位于 14q31 区。成人患者非常罕见，临床主要表现为慢性进行性的痉挛性截瘫或行走困难，下运动神经元受累相对较少。成人 Krabbe 病的 MRI 特点为深部幕上（后部常见）及小脑白质病变，可有胼胝体萎缩，锥体束、胼胝体压部和视辐射可见高信号，皮质脊髓束异常信号起自运动区附近延伸至双侧放射冠、内囊、大脑脚、脑桥腹侧和延髓。本患者临床表现及影像学特点不符。

【初步诊断】

亚历山大病 II 型？

【治疗经过及随访】

为进一步明确诊断，行白质脑病的基因检测，基因检测结果为胶质纤维酸性蛋白（glial fibrillaray acidic protein，GFAP）基因 chr17：42985443 的 c.1246C ＞ T（p.Arg416V）杂合突变（图 6-4-2）。建议患者姐姐行相关基因检测，患者姐姐拒绝。患者诊断亚历山大病 Ⅱ 型明确，因该病尚无特异性治疗药物，给予对症支持及康复锻炼治疗，随访半年病情无明显加重。

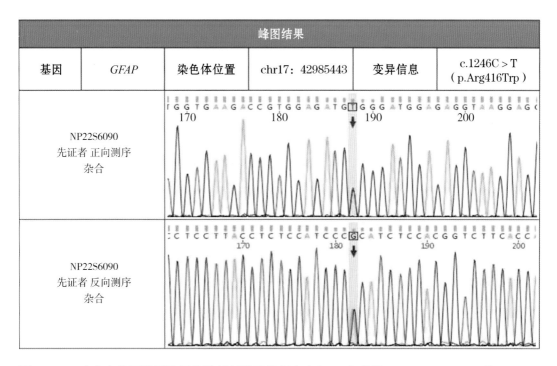

峰图结果					
基因	*GFAP*	染色体位置	chr17：42985443	变异信息	c.1246C ＞ T（p.Arg416Trp）

图 6-4-2　患者血基因检测结果为胶质纤维酸性蛋白（GFAP）基因 chr17：42985443 的 c.1246C ＞ T（p.Arg416V）杂合突变

【最终诊断】

亚历山大病（Ⅱ型）。

【诊疗体会及总结】

亚历山大病（Alexander disease，AxD）是一种罕见的胶质纤维酸性蛋白（GFAP）基因突变导致的常染色体显性遗传性脑白质病，根据临床症状群及其预后可分为 Ⅰ 型和 Ⅱ 型，其中 Ⅰ 型多为早发，表现为癫痫、巨颅、发育迟缓等，病情阵发性加重，进展较快，生存期短；Ⅱ 型多为晚发，表现为脑后部症状，如头晕、自主神经功能障碍、眼球运动异常、球麻痹等，进展较缓慢，一般不伴有明显发育异常，生存期相对较长。

既往 AxD 病根据发病年龄临床上分为 3 型：婴儿型、少年型和成人型。婴儿型：较其他型多见，起病年龄从生后数月至 2 岁，多数病例头部缓慢进行性增大，智力低下，精神运动发育迟缓，常有抽搐发作，痉挛性瘫痪，可有脑积水，常在幼年死亡，平均病程约为 2.5 年。少年型：通常 7 ～ 14 岁起病，主要为进行性智力倒退，甚至痴呆，运动功能障碍，痉挛性截瘫，进行性延髓麻痹，平均病程约 8 年。成人型：成年后任何年龄均可起病，部分患者神经系统功能障碍较轻，部分患者间歇性出现神经系统功能障碍。

2011 年，Prust 等根据 AxD 病的临床表现和影像学特点重新进行分型，分为Ⅰ型和Ⅱ型，其中Ⅰ型为早发型，临床表现为发育迟滞、癫痫发作、巨脑、脑病及脑白质病变，患者多预后不良；Ⅱ型为迟发型，通常以自主神经功能障碍、眼球运动异常、共济失调、软腭阵挛、构音障碍、步态异常等为常见症状与体征，影像学主要表现为幕下病变，以脑干、延髓、小脑等部位为主。

有研究指出，在神经病理诊断为 AxD 的患者中检测到编码胶质纤维酸性蛋白（GFAP）基因的错义突变。98% 的 AxD 患者显示出 GFAP 突变的致病性变异，已发现 100 多种 GFAP 突变。大多数已被确定为 GFAP 编码中的点突变，约 2/3 的成人型 AxD 患者表现为常染色体显性遗传。突变导致疾病的确切机制目前尚不清楚。尽管具有遗传同质性，但仍有广泛的临床表型。GFAP 是迄今为止唯一已知的致病基因，多项研究表明，其发病机制的关键特征是突变体 GFAP 的过表达和积累，这与疾病的严重程度相关。脑组织活检或基因检测可明确诊断。

晚发型 AxD（AxDⅡ型）的主要症状包括球脊髓症状、小脑症状和自主神经功能障碍的不同组合：肢体无力、反射亢进、巴宾斯基征阳性、构音障碍、吞咽困难、发音困难、肢体和（或）躯干共济失调、直立性低血压、括约肌异常和睡眠呼吸暂停。运动症状常表现为单侧性或不对称性。约 30% 的病例出现肌肉僵硬，腭震颤并不常见，但如果在家族性病例中观察到，强烈提示 AxD。少数涉及认知功能障碍。据报道，晚发型 AxD 发病后生存期约为 25 年，优于早发型 AxD。然而，不同病例的临床病程有所不同。

2001 年 Knaap 等根据病理确诊患者的 MRI 表现制定出 AxD 的脑 MRI 诊断标准：① 以额叶为主的广泛对称性的脑白质异常；②脑室周围白质在 T1 加权像呈高信号，在 T2 加权像呈低信号；③基底节和丘脑异常；④脑干异常，尤其中脑和延髓易受累；⑤一个或多个结构（包括脑室周围、额叶白质、视交叉、穹窿、基底节、丘脑、齿状核和脑干）可被强化。5 条标准中符合 4 条即可确诊为 AxD。此外，当将该标准应用于 217 名不明原因的白质脑病儿童时，所有满足 4 个或 4 个以上项目的尸检病例均与 AxD 的病理结果一致。所以，该标准可能更适用于早发型 AxD。

晚发型 AxD，典型的 MRI 表现是延髓和颈脊髓的萎缩及异常信号。典型的表现为延髓和上颈脊髓明显萎缩，脑桥保留，表现为蝌蚪样外观。在老年患者或轻度病例中，可有延髓锥体双侧信号异常，延髓轻度萎缩，表现为蝴蝶"眼斑"样改变，大脑、中脑和脑桥的锥体束通常是完整的。在青少年患者中，可能出现延髓的结节性或肿块性异常信号，有时难以与脑干胶质瘤区分。尤其需要注意毛细胞性星形细胞瘤通常在病理上难以与 AxD 区分，因为这种类型的胶质瘤可以表现出许多罗森塔尔纤维。约 80% 的病例可见脑白质病变，但与早发型 AxD 不同，该病变是轻度到中度的，很少是广泛的。囊肿形成病变位于侧脑室前角周围，病变的扩散与发病年龄和认知功能障碍有关。

AxD 尚无特效治疗方法。国外抑制突变 GFAP 过表达作为 AxD 治疗靶点的基础研究已被报道，以小鼠 GFAP 转录本为靶点的 ASO 对 GFAP 的转录和翻译具有长期的、几乎完全的抑制作用，包括罗森塔尔纤维的改善，活化的星形胶质细胞标记物的正常化和体重的恢复。ASO 药物已在临床上应用于以往难治性神经系统疾病，如 Duchenne 肌营养不良、脊髓性肌萎缩等，治疗 AxD 的 ASO 药物预计也将进行临床试验，并在不久的将来得到临床应用。随着对 GFAP 基因突变的不断了解，基因治疗可能是未来治疗该病的有效方法。

总之，临床医师在遇有小脑萎缩、延髓及上段颈髓萎缩的患者诊断不明时，应重视开展针对 AxD 的相关基因学检查，以避免对 AxD 的漏诊和误诊。

参考文献

[1]　Alexander WS.Progressive fibrinoid degeneration of fibrillary astrocytes associated with mental retardation in a hydrocephalic infant[J]. Brain ,1949, 72(3): 373-381.

[2]　Brenner M, Johnson AB, Boespflug-Tanguy O, et al. Mutations in GFAP, encoding glial fibrillary acidic protein, are associated with Alexander disease[J]. Nat Genet, 2001, 27(1): 117-120.

[3]　Prust M, Wang J, Morizono H, et al. GFAP mutations, age at onset, and clinical subtypes in Alexander disease[J].Neurology, 2011, 77(13): 1287-1294.

[4]　Yoshida T, Sasaki M, Yoshida M, et al. Nationwide survey of Alexander disease in Japan and proposed new guidelines for diagnosis[J].J Neurol, 2011, 258(11): 1998-2008.

[5]　Li R, Johnson AB, Salomons G, et al. Glial fibrillary acidic protein mutations in infantile, juvenile, and adult forms of Alexander disease[J].Ann Neurol, 2005, 57(3): 310-326.

[6]　Brenner M, Johnson AB, Boespflug-Tanguy O, et al. Mutations in GFAP, encoding glial fibrillary acidic protein, are associated with Alexander disease[J].Nat Genet, 2001, 27(1): 117-120.

[7]　Messing A, Head MW, Galles K, et al. Fatal encephalopathy with astrocyte inclusions in GFAP transgenic mice[J]. Am J Pathol, 1998, 152(2): 391-398.

[8]　Hagemann TL, Connor JX, Messing A. Alexander disease-associated glial fibrillary acidic protein mutations in mice induce Rosenthal fiber formation and a white matter stress response[J].J Neurosci, 2006, 26(43): 11162-11173.

[9] Tanaka KF, Takebayashi H, Yamazaki Y, et al. Murine model of Alexander disease: analysis of GFAP aggregate formation and its pathological significance[J].Glia, 2007, 55(6): 617-631.

[10] 苗萌，张同霞，李岩，等．亚历山大病Ⅱ型临床特点分析并文献复习 [J]. 中华神经科杂志，2021，54（5）：470-478.

病例 5　成人脊髓性肌萎缩症

临床资料

患者，女，46 岁，隐匿起病，缓慢进展。主因"双下肢无力进行性加重 8 年余，发现肌肉萎缩 1 个月余"于 2020-06-06 收入院。

【现病史】

患者 8 年余前发现自己跑步及蹲起困难，表现为不能抬高腿跑步，向下蹲时或蹲下后站立困难，需要借助外力才可蹲下及起身，能独立行走，不影响正常生活及工作，未在意及诊治，病情逐渐进展。2 余年来逐渐出现行走不利，行走时抬腿及上楼梯较前费力，但不需要搀扶，可独自完成。1 个月余前发现双下肢近端肌肉萎缩明显，为求进一步诊治收入院。

【既往史】

患者自幼走路易跌倒，成长过程常感肢体无力，体力较同龄人差，常被人提及走路姿势异常。

【家族史】

父母非近亲结婚，患者家族中无类似症状患者，患者亲属均未行基因检测。

【体格检查】

神志清，言语流利，鸭步步态，双侧瞳孔等大等圆，对光反应灵敏，双眼球活动自如，无复视及眼震，双侧鼻唇沟对称，伸舌居中，无舌肌萎缩及舌肌纤颤，软腭上抬可，转颈、耸肩肌力正常。左上肢肌力 5 级，右上肢伸肌肌力减退，左下肢远端肌力 5 级、近端肌力 3 级，右下肢远端肌力 5 级、近端肌力 3 级，双下肢腱反射减弱，双上肢腱反射正常，四肢肌张力减低，双侧指鼻试验、轮替试验协调，双下肢跟 – 膝 – 胫试验欠稳准，深浅感觉查体无异常，双侧巴氏征阴性，Romberg 征阴性。心肺腹查体未见异常。

【辅助检查】

脑 MRI 示左侧额部蛛网膜下腔扩大，蛛网膜囊肿不排除；脑 MRA 示双侧胚胎型大脑后动脉，先天发育所致。颈椎 MRI 示 C2 ～ 3、C3 ～ 4、C4 ～ 5、C5 ～ 6 椎间盘突出（C5 ～ 6 椎间盘为著，相应椎管狭窄），颈椎退行性改变。胸椎 MRI 未见明显异常。腰椎 MRI L4 ～ 5、L5 ～ S1 椎间盘轻度突出，椎管下端管径增宽，腰椎退行性改变。四肢肌电图示四肢及颈部广泛神经源性损害肌电图表现。基因检测 SMNI（NM-000344.3）基因 7、8 号外显子纯合缺失，SMN2 基因 7、8 号外显子的拷贝数为 3。肿瘤标志物示 NSE 17.9ng/ml，余正常。实验室检查甲功五项、病毒五项、凝血系列、肝肾功能、电解质、血清肌酶系列、血尿常规、便常规均正常。

【诊疗思路分析】

患者为中年女性，以肢体无力萎缩进行性加重为主要临床表现，隐匿起病，缓慢进展，查体以近端肌无力为主，因肌张力减低、腱反射减弱，双侧病理征阴性，考虑患者肢体无力为下运动神经元性瘫痪。因患者血清肌酶正常，无疲劳现象及晨轻暮重的现象，肌电图表现不支持肌肉性损害，暂无肌肉性病变、神经肌肉接头病变受累的证据；患者感觉查体正常，暂不考虑存在感觉性周围神经性病变，且患者无脑干神经元受累的表现，结合肌电图表现定位诊断为脊髓前角细胞变性的运动神经疾病。中年女性，慢性病程，以下肢无力、肌肉萎缩为主要表现，结合患者基因检测阳性，定性诊断为基因遗传性疾病。患者临床表现符合脊肌萎缩症的临床表型，最终确诊为脊肌萎缩症。

【临床诊断】

脊髓性肌萎缩症（Ⅳ型）。

【治疗过程及随访】

因该病目前无有效治疗措施，给予 B 族维生素营养神经、加强康复锻炼等对症治疗。3 个月后随访，病情无明显进展。

【诊疗体会及总结】

脊髓性肌萎缩症（spinal muscular atrophy，SMA）是以脊髓前角细胞进行性变性为特征的运动神经元神经退行性疾病，其遗传方式为常染色隐性遗传，临床上表现为进行性、对称性肌无力和肌萎缩、肌张力降低，近端重于远端，下肢重于上肢。该病发病率为1/（6000～10 000），我国SMA致病变异的总体携带率为1.2%～2.2%，男女患病率均等，是导致婴儿死亡的最主要遗传病。

SMA的致病基因为5号染色体5q11.2～5q13.3区域上的运动神经元存活基因1（surival motor neuron 1，SMN1）。人类SMN基因包含SMN1和SMN2。SMN1基因位于端粒侧，全长约20kb，共包含8个外显子，转录产物长1.7kb，编码由294个氨基酸组成的SMN蛋白。SMN1基因在正常人中的拷贝数为1～4个，仅携带1个拷贝者为SMN1杂合缺失携带者（"1+0"型），携带2个拷贝者的SMN1绝大多数分别位于两条5号染色体上（"1+1"型），也有少部分位于同一条染色体上，称为杂合缺失携带者（"2+0"型），携带3～4个拷贝SMN1基因者较为罕见（"2+1"或"2+2"型）。SMN2位于着丝粒侧，其拷贝数为0～8个，其与SMN1基因有5个核苷酸的差异，其中仅1个位于编码区，即第7外显子第6位的核苷酸c.840T（SMN1为c.840C），该编码区的变异形成了一个新的剪接位点，导致SMN2基因仅10%的转录产物可翻译为正常长度的SMN蛋白，绝大多数被翻译成不具备生理功能的截短的SMN蛋白，快速被泛素－蛋白酶体途径降解。

我国SMA患者绝大多数为携带SMN1基因第7外显子的纯合缺失，其中大部分同时合并第8外显子的缺失（第8外显子位于非编码区）；极少部分为SMN1基因杂合性点突变或其他变异导致。SMN1和SMN2基因编码的SMN蛋白分布于细胞质和细胞核中，在人体所有组织中均有表达，在脊髓运动神经元中为高表达，其参与重要的神经元生理活动，如维持神经元细胞骨架及其动力学、信号转导、凋亡、内吞、自噬等，从而起到促进轴突生长、维持神经元稳态的作用。SMN1基因突变导致SMN蛋白表达不足，导致脊髓前角运动神经元丢失，以颈椎和腰椎为著，还会导致神经元突触、神经肌肉接头的形态学和功能改变，最终导致神经源性肌萎缩。SMN1基因突变不能产生SMN蛋白，疾病状态下体内SMN蛋白主要来源于SMN2基因，SMN2基因只有少部分可产生功能性SMN蛋白，SMN2基因拷贝数差异较大，表型分析发现一般情况下SMN2基因的拷贝数是公认的SMA的修饰因子，与疾病的严重程度呈负相关。SMN2的拷贝数越高，产生的全长SMN蛋白的量越大，相关的SMA的表型就越温和，但这并不是绝对相关性。有研究文献指出具有1个SMN2拷贝的患者通常呈现先天性SMA形式；一名表面正常的新生儿应该至少有2个SMN2拷贝；具有3个SMN2拷贝的患者中，约60%的病例发展为2型SMA，约35%为3型，约5%为严重的1型；具有4个SMN2拷贝的患者可能保持最低限度的症状或无症状。

根据患者的发病年龄、疾病表现及严重程度，SMA可分为0～4型：①0型，多见于胎儿或新生儿，胎儿表现为胎动减少，新生儿表现为肌肉反射消失、面部瘫痪、房间隔缺损和关节挛缩，严重可表现为呼吸衰竭，患儿预期寿命大大缩短，多数生存期在 6 个月以内。②1 型，即婴儿型，也称 Werdnig-Hoffman 病，患儿出生后 6 个月内起病，迅速出现进行性、对称性四肢无力、肌张力低下，肌无力以近端为著，头部控制不佳和肌腱反射减弱或消失。严重的肌张力低下，平躺时下肢呈"蛙腿"样姿势。患儿哭声低、吸吮无力、咽反射减弱，易误吸。呼吸肌无力突出，患儿通常在 2 岁前死于呼吸衰竭。③2 型，中间型，多于出生后 6～18 个月内发病，患儿在发育过程中的某一阶段可独坐，但独坐年龄可能落后于正常同龄儿，无法独立行走或站立。四肢肌无力，以近端肌无力为著，下肢重于上肢，面肌和眼外肌不受累，舌肌萎缩伴肌束颤动，四肢腱反射消失。随着病情进展出现吞咽困难、咳嗽无力等。尽管寿命缩短，但多数可活到成年期，可达 25 岁。④3 型，即青少年型，也称 Kugelberg-Welander 病，多在出生 18 个月后起病，早期运动发育正常，可独走，部分独走时间延迟。逐渐出现近端为主的四肢无力，下肢重于上肢，部分丧失独走能力，逐渐依赖轮椅，部分患者因脊柱侧弯、呼吸功能不全等影响日常生活，预期寿命不缩短或轻度下降。⑤4 型，即成人型，晚发型，早期运动发育正常，成年起病，出现肢体近端无力，进展缓慢，预期寿命不缩短。目前发现，严重类型的 SMA 患者不仅表现为神经肌肉系统的症状，亦可累及心血管系统（如先天性心脏病、心律失常、心肌纤维化等）、消化系统（如便秘、腹胀等）、代谢紊乱（如血脂及血糖异常、线粒体功能障碍等）。

SMA 的诊断主要依据其起病年龄、进展程度，临床表现为进行性、对称性肢体近端为主的肌无力，下肢重于上肢，体格检查可见肌肉震颤。血清学检查可见肌酸激酶正常或轻度升高，肌电图提示广泛神经源性损害，基因检测 SMN1 基因突变可确诊。

SAM 主要与以下疾病鉴别：①脑性瘫痪：是由于发育中的胎儿或婴幼儿脑部损伤（多为缺氧、外伤、中毒等）所致的疾病，主要表现为持续存在的运动和姿势发育障碍及活动受限等。这类患者多为腱反射亢进、病理征阳性，表现为上运动神经元瘫痪，与 SMA 表现为下运动神经元瘫痪不同，很容易鉴别。②肌萎缩侧索硬化：成年人尤其Ⅳ型 SMA 需要与此鉴别。肌萎缩侧索硬化多为成年起病，首发症状多为远端肌肉无力萎缩，虽也可表现为肌张力减低，但其上下运动神经元均可受累，病理征可阳性。③肯尼迪病：是一种呈 X 连锁隐性遗传的神经系统遗传性疾病，病因是位于 Xq11～12 的雄激素受体基因第一外显子 CAG 重复序列异常延长致其编码的多聚谷氨酰胺异常增多积聚导致。成年男性多见，多系统损害，其表现为近端肌无力萎缩、肌张力低下，但其常有延髓支配的肌无力，伴有不完全性雄激素不敏感综合征、内分泌代谢异常等可与 SMA 鉴别。

SMA 的治疗主要有两类药物。第一类是增加 SMN 蛋白表达的药物，目前有 3 种药物已获批用于 SMA 的治疗，一是诺西那生钠，为 SMN2 基因的剪切修饰剂，可显著增加 SMN 蛋白水平，适用于全部类型的 SMA 患者，其需要反复通过鞘内注射给药，每次给药剂量为 12mg，分别在第 0 天、14 天、28 天和 63 天给予 4 次负荷剂量，之后每 4 个月给予 1 次维持剂量；二是利司扑兰，亦通过调节 SMN2 基因增加 SMN 蛋白，适用于 1、2、3 型患者，其可通过口服或鼻饲给药，每日 1 次，药物剂量取决于年龄及体重；三是 Zolgensma，为 SMN1 基因替代治疗药物，目前仅适用于 < 2 岁且腺相关病毒抗体滴度 < 50mg/ml 的患儿，其为单次静脉注射，无需长期给药，推荐剂量为每千克体重 1.1×10^{14} 载体基因组。第二类是增强肌肉力量的药物，一是 Reldesemtiv（CK–2127107），是一种小分子快速骨骼肌肌钙蛋白激活剂，可以增加肌钙蛋白 C 对钙的亲和力，增强肌肉的收缩力；二是 SRK–015，为一种单克隆抗体，通过选择性抑制肌生成抑制素，促进肌细胞生长分化，改善肌肉力量。

目前 SMA 虽不能治愈，但已迈入可防可治的时代，注重产前诊断、遗传咨询、早诊早治，规范的多学科管理，我们相信随着科学技术的发展、药学的进步，SMA 的精准治疗势必会取得更多新的突破。

参考文献

[1] 中华医学会医学遗传学分会遗传病临床实践指南撰写组，潘建延，谭虎，等. 脊髓性肌萎缩症的临床实践指南 [J]. 中华医学遗传学杂志，2020，37（3）：263–268.

[2] Tisdale S, Pellizzoni L. Disease mechanisms and therapeutic approaches in spinal muscular atrophy[J]. J Neurosci, 2015, 35(23): 8691–700.

[3] Lefebvre S, Burlet P, Liu Q, et al. Correlation between severity and SMN protein level in spinal muscular atrophy[J]. Nat Genet, 1997, 16(3): 265–269.

[4] Cuscó I, Bernal S, Blasco–Pérez L, et al. Practical guidelines to manage discordant situations of SMN2 copy number in patients with spinal muscular atrophy[J]. Neurol Genet, 2020, 6(6): e530.

[5] Dubowitz V. Very severe spinal muscular atrophy (SMA type 0): an expanding clinical phenotype[J]. Eur J Paediatr Neurol, 1999, 3(2): 49–51.

[6] 北京医学会罕见病分会，北京医学会医学遗传学分会，北京医学会神经病学分会神经肌肉病学组，等. 脊髓性肌萎缩症多学科管理专家共识 [J]. 中华医学杂志，2019，99（19）：1460–1467.

[7] 刘珊，熊晖. 脊髓性肌萎缩症的疾病修正治疗 [J]. 中华实用儿科临床杂志，2023，38（6）：465–468.

病例 6　轴索型腓骨肌萎缩症

患者，女，48 岁，农民，慢性病程，进行性加重。主因"双下肢无力进行性加重 10 余年"于 2023-05-21 收入院。

【现病史】

患者 14 年前（约 34 岁时）出现双下肢无力，行走不稳，有时感臀部、大腿、小腿后面放电样疼痛，症状逐渐加重。1～2 年来逐渐出现蹲起不能，需要双手借助外力才能站起，伴有右手及右下肢麻木感，行走时间久有双足抬起无力，无言语不清。入院前 1 周感双下肢无力明显，伴有头晕，为头部昏沉感，遂收入院。

【既往史】

既往有产后大出血病史。

【个人史及家族史】

患者平时月经规律，生育 1 子，儿子健康状况良好。父母非近亲结婚。患者姐姐有类似无力症状，被人提及走路姿势异常，未行基因检测。

【体格检查】

T 36.5℃，P 68 次 / 分，R 18 次 / 分，BP 117/71mmHg。神志清，构音清晰，双侧瞳孔等大等圆，对光反应灵敏，双眼球活动自如，无眼震，鼻唇沟对称，伸舌居中，舌肌纤颤，咽反射正常，双下肢肌张力减低，双下肢肌力 4 级，双上肢肌力 5⁻ 级，右侧肢体远端痛觉减退，双侧肱二头肌、肱三头肌腱反射（++），双侧膝反射、跟腱反射（+），双下肢腓肠肌轻度萎缩，双侧巴氏征阴性，双足下垂。心肺腹查体无异常。

【辅助检查】

腰椎 MRI 示 L4～5、L5～S1 椎间盘轻度膨出，腰椎轻度退变、L5 椎体终板炎。脑 MRI 平扫、MRA 未见明显异常。颈椎 MRI 示颈椎退行性变，C5～6、C6～7 椎间盘左后突出伴相应水平椎管略狭窄。心电图示窦性心律、ST 段改变。心脏彩超示二尖瓣反流（少量）、三尖瓣反流（少量）。双侧颈部血管彩超双侧颈动脉、椎动脉及锁骨下动脉起始段结构及血流未见明显异常。双侧下肢动脉和深静脉结构及血流未见明显异常。两侧胫神经诱发电位：末端潜伏期正常，波幅偏低，MCV 正常，两侧腓肠神经 SCV 正常，波幅下降，右侧胫神经 H 反射未引出。下肢部分肌肉针极肌电图可见肌源性损害肌电表现。重复频率电刺激未见明显递增递减现象。分子遗传检测报告：NOTCH3,chr19: 15288700,NM_000435.3:c.4039G > C（p.Gly1347Arg）变异，为 NOTCH3 基因编码区错义突变；MFN2,chr1: 12049344,NM_014874.4:c.119A > G（p.Asn40Ser）杂合子突变。血脂总胆固醇 5.71mmol/L，尿便常规、血常规、红细胞沉降率、肝肾功能、电解质、凝血系列、血清肌酶、心肌标志物、叶酸、免疫球蛋白、抗核抗体、抗核抗体谱、甲功、肿瘤标志物均正常。

【诊疗思路分析】

患者为中年女性，以双下肢无力进行性加重为主要表现，慢性病程，进行性加重，伴有肢体麻木疼痛感觉异常。查体因肌张力减低，腱反射减弱，双侧病理征阴性，考虑患者肢体无力为下运动神经元性瘫痪。患者血清肌酶正常，无疲劳现象及晨轻暮重表现，结合患者神经传导速度及重复神经电刺激表现，暂不考虑肌肉性病变、神经肌肉接头性病变。因患者合并有感觉异常，神经传导速度提示轴索损害，首先考虑定位诊断为周围神经性病变轴索损害。因患者姐姐有类似症状，结合患者基因检测阳性，定性诊断为基因遗传性疾病。患者临床表现符合腓骨肌萎缩症的典型临床表型，确诊为腓骨肌萎缩症。

【临床诊断】

轴索型腓骨肌萎缩症。

【治疗过程及随访】

因该病目前尚无有效治疗方案，给予营养神经、康复锻炼等对症治疗。出院后 3 个月随访，患者病情无明显进展。

【诊疗体会及总结】

腓骨肌萎缩症，又称为夏科－马里－图斯病（Charcot-Marie-Tooth disease, CMT），也称为遗传性运动感觉神经病（hereditary motor-sensory neuropathy, HMSN），于 1886 年被首次提出，是一种常见的单基因遗传性周围神经疾病（hereditary peripheral neuropathy, HPN）。其发病率为 1/2500，任何年龄均可发病，但多数在儿童或青少年期起病，少数在婴幼儿期起病。CMT 临床特征和遗传异质性较大，临床特征是周围神经系统的损害从而导致双侧肢体远端进行性肌肉无力和萎缩，多从下肢病变开始，常伴有感觉的异常和腱反射减退或消失。CMT 的遗传方式包括常染色体显性遗传、常染色体隐性遗传和 X 连锁显性遗传，其中大部分 CMT 患者主要为常染色体显性遗传，其次是 X 染色体显性遗传，常染色体隐性遗传较少见。

CMT 的分类方式有多种，根据不同的分类方式可分为不同的亚型。根据神经电生理和病理特点可分为 3 组：CMT1，运动神经传导速度（motor nerve conduction velocity, MNCV）＜ 38m/s，组织病理学为洋葱头样脱髓鞘改变，为脱髓鞘型 CMT，约占 2/3；CMT2，MNCV ＞ 38m/s，动作电位幅度降低，组织病理改变为慢性轴索内空泡变性、髓鞘塌陷，为轴索型 CMT，约占 1/3；同时出现 CMTI 和 CMT2 的症状，但 MNCV 为 25 ～ 45m/s，为中间型 CMT（DI-CMT）。根据遗传方式、病理特征和临床表现可分为：CMT1，为常染色体显性遗传脱髓鞘型；DI-CMT，为中间型常染色体显性遗传；CMT2，为常染色体显性遗传轴索型；CMT4，为常染色体隐性遗传；CMTX，为 X 连锁遗传型。

目前为止已发现 100 多种 CMT 的致病基因，也可以根据致病基因将 CMT 细分为各种亚型，最常见的为外周髓鞘蛋白（peripheral myelin protein 22,PMP22）、线粒体融合蛋白（mitofusion 2, MFN2）、缝隙连接蛋白 B1（gap junction protein Bata-1, GJB1）和髓磷脂零蛋白（myelin protein zero, MPZ）基因突变导致的 4 种常见亚型（CMT1A、CMTX1、CMT2A、CMT1B），约占所有病例的 90%。致病基因 PMP22 位于染色体 17q11.2，长度为 40kb，由人类保守的 6 个外显子组成，其主要编码一种 22kD 的蛋白质，该蛋白质是一种质膜整合糖蛋白，参与致密髓鞘的形成和维持。PMP22 基因突变主要有 3 种类型，包括重复突变、缺失突变和点突变，不同突变类型可导致不同疾病表现。PMP22 重复突变可导致 CMT1A 型；PMP22 缺失突变可导致遗传性压迫易感性神经病（hereditary neuropathy with liability to pressure palsies,HNPP）；PMP22 基因点突变可导致 CMT1A 或 CMT1E 及 Dejerine-Sottas 综合征（Dejerine-Sottas syndrome,DSS）和 Roussy-Levy 综合征（Roussy-Levy syndrome,RLS）等其他周围神经疾病。PMP22 重复的 DNA 可能会打乱正常基因组的结果和表达，导致 PMP22 转录不稳定，引起 PMP22 表达的失调；PMP22 蛋白缺乏会导致连接蛋白复合体移位，破坏髓鞘间的紧密连接和黏着连接，致使鞘磷脂过度渗透，髓鞘通透性异常增加，抑制动作电位的传递，导致可逆性神经传导阻滞。MFN2 基因位于染色体 1q36.22，由 20 个外显子组成，编码含 757 个氨基酸的线粒体融合蛋白 2，MFN2 蛋白参与线粒体融合过程的调节，以及受损线粒体的修复、线粒体能量代谢、线粒体 – 内质网钙偶联的调节、线粒体轴突运输和线粒体自噬。MFN2普遍表达，特别在如心脏、骨骼肌线粒体含量高的组织中高表达。目前已有100多种MFN2致病性突变，错义变异是最常见的变异类型，其次是无义变异和缺失变异，多数突变位于或接近GTPase MFN2蛋白的结构域和卷曲螺旋结构域，携带此类突变的患者大多在儿童时期发病，临床症状严重，少数患者突变位于羧基末端区域，通常发病年龄较晚，病情较轻。MFN2功能障碍导致线粒体融合障碍、神经元轴突的线粒体运输中断和能量分布异常。MFN2突变常引起CTM2A亚型。GJB1基因位于X染色体q13.1，编码间隙连接蛋白32（connexin32,CX32），在周围神经系统的施万细胞和中枢神经系统的少突胶质细胞及神经元中均有表达。CX32在细胞膜上形成六聚体，与相邻细胞膜上的间隙连接蛋白六聚体组成一个完整的间隙连接通路，这种通路使细胞内各种物质交换更加便捷，CX32形成的间隙连接在有髓轴突的静态中起重要作用，GJB1基因突变后缝隙连接通路功能异常，导致髓鞘损害、轴索变性，引起脱髓鞘和轴突混合型的神经病变。GJB1突变导致CMTX1亚型，有文献报道GJB1非编码区的突变是CMTX1的主要原因。MPZ基因位于1号染色体q23.3上，编码MPZ蛋白，MPZ蛋白属于免疫球蛋白（Ig）超家族的I型跨膜蛋白，主要在髓鞘形成过程中在施万细胞中表达，促进髓鞘形成，约占周围神经系统髓鞘结构蛋白的50%，MPZ变异常影响MPZ免疫球蛋白结构域及髓鞘的形态和完整性，导致周围神经病。另外，在MPZ蛋白缺乏和过度表达都会导致小鼠模型中髓鞘形成不足与周围神经病变，和在MPZ过表达细胞模型中观察到内质网的破坏与细胞凋亡。

CMT临床表现异质性大，典型临床表现为：儿童期起病患者表现为双侧肢体远端肌肉萎缩、无力，并且伴有感觉丧失，在疾病发病前期，肌肉萎缩首先累及双下肢远端，逐渐上升至大腿，上肢肌肉萎缩一般不超过肘关节，腿部远端肌肉和大腿下1/3的肌肉萎缩看起来像鹳鸟腿或倒置的香槟瓶，四肢近端肌肉萎缩少见，仅见于症状较重患者，还有足下垂、跨阈步态、肌肉痉挛、发绀和带有槌状指的高弓足等特征，部分患者可伴有脊柱侧弯。在成年期发病的患者临床特征轻，一般无足部畸形。CMT临床上分类形式多样，在此简述几种常见CMT分型的特异性表现。CMT1A亚型是最常见的腓骨肌萎缩症，是由PMP22基因重复突变引起，多为常染色体显性遗传模式，儿童期发病，为对称长度依赖性多发神经病，多表现为典型的CMT表型，如对称性远端肌无力萎缩、特征性骨骼畸形、腱反射减退、感觉异常等，少数患者可出现近端肌无力、耳聋、睡眠障碍、睡眠呼吸暂停、神经性疼痛等特异性临床特征，逐渐进展的临床过程，其临床表现容易与慢性炎性脱髓鞘性周围神经病（CIDP）混淆。CMTX1亚型是第二种最常见的腓骨肌萎缩症，由编码间隙连接蛋白32（Cx32）的间隙连接beta-1（GJB1）变异引起。它为X连锁显性遗传模式，通常男性比女性受到的影响更严重，女性可能有轻微症状或无症状。该表型是一种长度依赖性感觉和运动神经病，男性具有"中等"运动神经传导速度（30～40m/s），女性的范围为中等至轴突范围。其他临床特征包括显著的正中神经受累、斑片状传导减慢及偶尔的 CNS 表现，范围从无症状白质病变到卒中样发作。CMT1B 亚型是由 MPZ 基因突变引起，是常染色体显性遗传性脱髓鞘神经病的第二种常见形式。大多数 CMT1B 呈现 3 种不同表型，第一种是神经传导速度极慢，并且在运动发育期间出现症状；第二种是具有正常或接近正常的神经传导速度，在成年时出现症状；第三种发育正常，症状在生命的前 20 年内逐渐开始，传导速度缓慢。婴儿表型的突变可能会破坏髓鞘形成的发育过程，不会形成正常的髓鞘，导致严重的早发神经病变。儿童期发病的病例中，髓鞘已完全形成，但仍不正常，导致传导速度下降。有文献观察 CMT1B 早期发病通常表现为行走能力迟缓，萎缩明显，腿部近端肌肉频繁受累、频繁跌倒、运动 NCV 明显缓慢，但寿命不缩短。而成年人髓鞘已完全形成，有髓轴突的变性导致成年期晚发神经病变，成年起病患者肌无力症状较轻，而平衡障碍和感觉障碍明显。MPZ 突变亦可导致 Dejerine-Sottas 综合征和先天性髓鞘减少。CMT2A 是轴突 CMT 最常见的亚型，由 MFN2 基因突变引起，可表现为常染色体显性遗传模式，其临床表现异质性大，从严重的早发型轴突神经病到轻度迟发性轴突神经病。大多数患者表现为早发型、轻中度表型。CMT2A 典型临床特征包括进行性远端肌肉萎缩无力、轻度感觉丧失、腱反射减弱和畸形，另外有很多 CMT2A 患者表现出复杂的临床表型，如锥体束征、耳聋、视神经萎缩、震颤、共济失调、声带受累、脊髓萎缩、脊髓积水及 MRI 上白质受累等。异常步态和足下垂是发病时的主要症状。本患者为 MFN2 基因突变所致，该患者成年起病，以下肢远端无力起病，腱反射减弱，符合 CMT 的典型表现。

　　本患者还检测到 NOTCH3 基因突变，NOTCH3 基因位于 19 号染色体 P13.2～13.1 上，为含有 33 个外显子的高度保守基因序列，其编码的 NOTCH3 蛋白是由 2321 个氨基酸组成的单通道跨膜异二聚体受体蛋白，在全身血管系统的血管平滑肌细胞和周围细胞上表达，执行基本的发育功能并参与组织代谢。NOTCH3 基因突变引起伴有皮质下梗死和白质脑病的常染色体显性遗传性脑动脉病（CADASIL），通常成年期发病，其主要表现为青年期典型偏头痛、中年期反复发作性皮质下缺血性卒中和短暂性脑缺血发作、老年期认知障碍，脑影像学表现为明显的脑白质病变。其携带的 c.4039G＞C（p.Gly1347Arg）变异为 NOTCH3 基因编码区错义变异，该变异在大规模人群频率数据库中有杂合子变异的报道，未见纯合子变异的报道，也有在 CADASIL 患者中检测到。但该患者无 CADSIL 相关的临床表现，脑 MRI 检查正常，未发现白质受累的影像学表现，该突变对患者的影响目前尚不明确，需要我们后续临床观察。目前尚未搜索到 NOTCH3 基因突变与 CMT 有关。

目前研究人员倾向使用病理生理特点和遗传方式联合的 CMT 分类方法。首先，根据病理生理特点将 CMT 分为脱髓鞘型、轴突型和中间型；其次按照遗传方式不同分类；最后根据致病基因和临床表现进行分型。当患者出现提示 CMT 的临床症状时，确诊需要通过基因检测。

目前尚无有效药物治疗 CMT，主要治疗包括对症治疗、康复治疗、骨科手术、基因治疗等。①对症治疗：CMT 患者经常有疼痛、疲劳、痉挛症状，病理性疼痛应根据现有证据主要使用抗抑郁药物（阿米替林、度洛西汀等）、抗癫痫药物（加巴喷丁、普瑞巴林等）和局部麻醉药等，避免使用阿片类药物。疲劳、痉挛尚无具体的针对性药物治疗。②康复治疗：主要基于矫形假肢，以改善踝关节的稳定性和支撑。③骨科手术：矫形手术纠正高弓内翻畸形、脊柱侧弯、关节弯曲等。④基因治疗：尚无任何临床试验有治疗缓解疾病的有效方法，目前为止大多数临床试验都集中在 CMT1A，旨在减少 PMP22 基因的表达，如黄体酮受体拮抗剂、RNA 干扰已在动物实验中得到成功评估，但在人类身上尚未得到成功。有一项Ⅲ期临床试验探索了巴氯芬、D- 山梨醇和纳曲酮（PXT3003）的组合，取得了有希望的结果。目前仍有很多药物在试验探索中，应尽可能为患者提供参加临床试验的机会。尽管目前 CMT 无有效的治疗方法，但随着测序技术的发展和致病机制研究的深入，CMT 的诊断和治疗前景将更加广阔。

参考文献

[1] 朱啸巍，詹飞霞，张超，等 .PMP22 基因相关性周围神经病的遗传学和临床特点分析 [J]. 上海交通大学学报（医学版），2022，42（5）：609-616.

[2] 李尧，戴诗苗，朱俊颖，等 . 腓骨肌萎缩症的分型与分子诊断技术 [J]. 生命科学，2023，35（11）：1399-1407.

[3] Xu X, Lu F, Du S, et al. A case report of peroneal muscle atrophy type 2A2 with central nervous system involvement as initial presentation[J]. BMC Pediatr, 2024, 24(1): 21.

[4] Tomaselli PJ, Rossor AM, Horga A, et al. Mutations in noncoding regions of GJB1 are a major cause of X-linked CMT[J]. Neurology, 2017, 88 (15): 1445-1453.

[5] Hao X, Li C, Lv Y, et al. MPZ gene variant site in Chinese patients with Charcot-Marie-Tooth disease[J]. Mol Genet Genomic Med, 2022, 10 (4): e1890.

[6] Record CJ, Skorupinska M, Laura M, et al. Genetic analysis and natural history of Charcot-Marie-Tooth disease CMTX1 due to GJB1 variants[J]. BRAIN, 2023, 146 (10): 4336-4349.

[7] Massucco S, Schenone C, Faedo E, et al. Respiratory involvement and sleep-related disorders in CMT1A: case report and review of the literature[J]. Front Neurol, 2024, 14: 1298473.

[8] Sanmaneechai O, Feely S, Scherer SS, et al. Genotype-phenotype characteristics and baseline natural history of heritable neuropathies caused by mutations in the MPZ gene[J]. BRAIN, 2015, 138 (Pt 11): 3180-3192.

[9] Bird TD, Kraft GH, Lipe HP, et al. Clinical and pathological phenotype of the original family with Charcot−Marie−Tooth type 1B: a 20−year study[J]. Ann Neurol, 1997, 41 (4): 463−469.

[10] Ma Y, Sun A, Zhang Y, et al. The genotype and phenotype features in a large Chinese MFN2 mutation cohort[J]. Front Neurol, 2021, 12: 757518.

[11] 徐雯琦，李政，南光贤 . Notch3 基因突变在 CADASIL 发病机制研究中的进展 [J]. 中国实验诊断学，2022，26（12）：1870−1872.

[12] Sivera Mascaró R, García Sobrino T, Horga Hernández A, et al. Clinical practice guidelines for the diagnosis and management of Charcot−Marie−Tooth disease[J]. Neurologia (Engl Ed),2024, 1:S2173−5808(24)00047−6.

病例 7　结节性硬化症

临床资料

患者，男，17 岁。因"头晕、胸闷、恶心 3 周"于 2023−04−03 收入院。

【现病史】

患者入院前 3 周来无明显诱因出现头晕，头晕为非旋转性，伴胸闷、恶心、呕吐，呕吐程度剧烈，为胃内容物，伴血丝，无胸痛，无心悸，无大汗，无肢体无力，无头痛，在家未行特殊治疗，为求进一步诊疗收入院。

【既往史】

癫痫病史 9 年，长期口服奥卡西平，已停服，癫痫发作频繁，每年均有发作，发作时表现为癫痫大发作。高血压病史 6 年，血压最高 170/100mmHg。4 年前曾行 TSC 基因检测结果均为 TSC2 基因错义突变（图 6−7−1），外院考虑诊断为"结节性硬化"，未行特殊治疗。

【个人史】

无特殊。

【家族史】

母亲 4 年前曾行基因检测结果均为 TSC2 基因错义突变，目前无 TSC 相关症状，后因"结肠癌"去世。否认家族中其他成员类似疾病史。

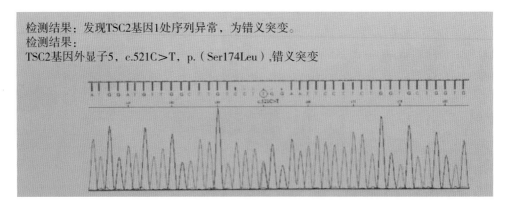

检测结果：发现TSC2基因1处序列异常，为错义突变。
检测结果：
TSC2基因外显子5，c.521C＞T，p.（Ser174Leu），错义突变

图 6-7-1　2018 年，患者外送的基因检测结果均为 TSC2 基因错义突变

【体格检查】

T 36.3℃，P 110 次 / 分，R 18 次 / 分，BP 183/96mmHg。面部可见散在分布红色皮疹，略高出皮肤表面。腹部可见皮肤色素缺失。心肺查体无明显异常。神志清，言语流利，双侧瞳孔等大等圆，直径 3mm，光反射灵敏，眼球各方向运动灵活，双侧鼻唇沟对称，伸舌居中，咽反射正常，颈软，四肢肌力 5 级，四肢肌张力正常，左侧偏身痛觉减退，双侧指鼻、跟 – 膝 – 胫试验稳准，双侧腱反射正常，双侧巴氏征阴性。

【辅助检查】

2023-04-04，血常规、肝肾功能、凝血、电解质、血脂、尿粪常规等无异常；双肾及血管彩超、肾上腺彩超未见明显异常；心脏彩超示三尖瓣反流。2023-04-05，脑 MRI 示 T2 序列及 FLAIR 序列双侧大脑半球皮质下多发结节样异常信号，DWI 序列未见明显异常（图 6-7-2）。2023-04-08，胸部 CT 示双肺散在结节灶，左肾稍高密度灶。2023-04-10，脑电图示轻度异常脑电图，右侧枕、后颞区棘波、棘慢波，左侧额极、前中颞区少量尖慢波，右侧额极、中前颞区少量尖慢波。

【诊疗思路分析】

患者为青年男性，表现为反复发作的癫痫，且癫痫不易控制；查体可见面部血管纤维瘤，皮肤有鲨鱼斑，脑 MRI 可见双侧大脑半球皮质下多发结节样异常信号，患者及其母基因检测明确 TSC2 基因错义突变。根据上述临床、影像学及基因特点，诊断为结节性硬化症明确。患者高血压病史多年，家族中无高血压病史，高血压原因考虑与结节性硬化继发肾上腺或肾脏病变有关，虽然肾上腺、肾脏彩超未见明显肾血管平滑肌瘤样病变，仍须定期随访观察。

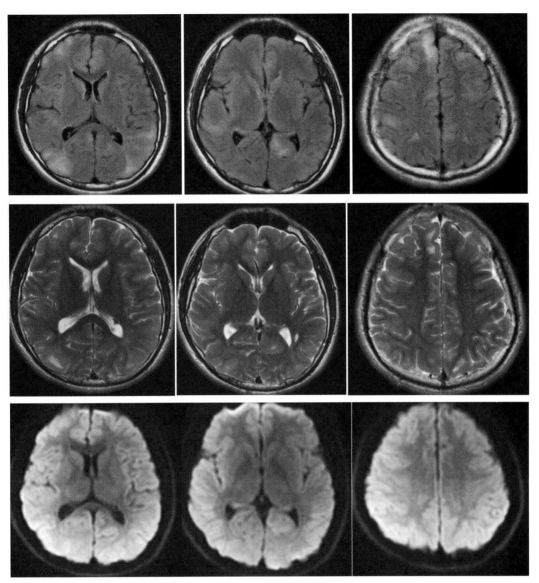

图 6-7-2　脑 MRI（2023-04-05）示 T2 序列及 FLAIR 序列双侧大脑半球皮质下多发结节样异常信号，DWI 序列未见明显异常

【临床诊断】

结节性硬化症；症状性癫痫；高血压病。

【治疗过程及随访】

入院后给予奥卡西平联合丙戊酸钠控制癫痫治疗，给予钙离子拮抗剂联合降压等治疗。出院后建议患者去上级医院购买西罗莫司等药物治疗，患者家属拒绝。出院 1 个月后随访，患者癫痫发作较前明显减少，血压控制达标。

【诊疗体会及总结】

结节性硬化症（tuberous sclerosis，TSC）是一种具有常染色体显性遗传的多系统神经皮肤遗传疾病，其特征是错构瘤，影响多个器官，包括皮肤、中枢神经系统、心脏、肺和肾等。该病发病率为1/（6000～10 000）。1862 年，维尔肖和冯·雷克林豪森首次在癫痫和智力迟钝的患儿尸检中发现了大脑和心脏的错构瘤，1880 年，布尔内维尔更好地解释了皮肤异常、其他临床症状与该病之间的关系。几年后，坎贝尔提出了 TSC 的三联征，即智力障碍、癫痫和面部血管纤维瘤。

该病临床表现多种多样，可出现多个器官受累症状。神经系统表现包括癫痫、智力低下、自闭症谱系障碍和行为问题。约 50% 的 TSC 儿童表现为婴儿痉挛，多发生在 1 岁内以内，3～7 个月更为多见。TSC 患儿更易发生难治性癫痫。高达 90% 的 TSC 儿童可能患有与 TSC 相关的神经精神疾病，包括自闭症、注意力缺陷或多动障碍和智力残疾。在 TSC 患者中，典型的脑结构异常包括皮质块状、室管膜下结节和室管膜下巨细胞瘤。约 90% 的 TSC 患者存在室管膜下结节。10%～20% 的 TSC 患者中可见室管膜下巨细胞瘤，它是一种生长缓慢的良性肿瘤，可引起梗阻性脑积水，从而出现头痛、呕吐、局灶性神经功能缺损，以及疲劳、精神状态的改变和导致癫痫发作的增加。几乎所有 TSC 患者都发现有皮肤和牙齿异常。约 90% 的 TSC 患者会有低黑素斑（也称为"灰叶斑"）。75% 的 9 岁以上的 TSC 患者会患有面部中央的血管纤维瘤。牙科表现包括牙釉质凹陷和口腔内纤维瘤。50% 的 TSC 新生儿患有心脏横纹肌瘤。TSC 肾的典型表现包括肾囊肿、肾血管平滑肌脂肪瘤和罕见的肾细胞癌。多达 45% 的 TSC 患者可能存在囊肿，并可能导致肾衰竭和高血压。血管平滑肌脂肪瘤是一种良性肿瘤，由血管、平滑肌和脂肪组织组成。血管平滑肌脂肪瘤是 TSC 相关死亡的最常见原因，高达 80% 的 TSC 患者可出现，尽管这些肿瘤是良性的，但它可能导致出血、肾衰竭或长期透析及移植的风险。视网膜病变常见于 TSC，其中视网膜星形细胞性肺动脉瘤是最常见的，见于高达 50% 的患者。TSC 的肺表现通常只见于有肺淋巴管平滑肌瘤病临床表现的成年女性。临床上可表现为劳力性呼吸困难、复发性气胸、胸部淋巴结病和咯血。到 40 岁时，多达 35%～80% 的 TSC 女性患者出现淋巴管平滑肌瘤病。约 10% 的 TSC 男性会发展为淋巴管平滑肌瘤病。其他肺部表现包括高达 60% 的 TSC 患者有多灶性微结节性肺细胞增生，很少有透明细胞肺肿瘤。其他表现为肾外血管平滑肌脂肪瘤，很少见于肝（10%～25%）、肾上腺（25%）、胰腺和内分泌系统。骨骼异常很罕见，可能有颅骨内骨增生、囊性病变和脊柱侧凸。

TSC 的诊断可以基于患者的临床表现、遗传学发现或两者的结合。2012 年，国际 TSC 共识组修订了 TSC 的临床诊断标准，包括临床诊断标准和和基因诊断标准。TSC 临床诊断标准包括 11 项主要特征和 6 项次要特征，简化为 2 个层次，以便于临床应用。确诊 TSC 应至少满足 2 项主要特征，或 1 项主要特征加 2 项次要特征。疑诊 TSC 为满足 1 项主要特征，或 2 项次要特征。主要特征共 11 项，包括：①色素脱失斑（≥ 3 处，直径≥ 5mm）；②面部血管纤维瘤（≥ 3 处）或头部纤维斑块；③指（趾）甲纤维瘤（≥ 2 处）；④鲨鱼皮样斑；⑤多发性视网膜错构瘤；⑥脑皮质发育不良（包括皮质结节和白质放射状移行线）；⑦室管膜下钙化结节；⑧室管膜下巨细胞型星形细胞瘤；⑨心脏横纹肌瘤；⑩淋巴管平滑肌瘤病（如果与血管平滑肌脂肪瘤同时存在，则合并为 1 项主要特征）；⑪ 血管平滑肌脂肪瘤（≥ 2 处）。次要特征共 6 项，包括：①"斑斓"皮损；②牙釉质点状凹陷（≥ 3 处）；③口内纤维瘤（≥ 2 处）；④视网膜色素脱失斑；⑤多发性肾囊肿；⑥非肾性错构瘤。

　　基因诊断可作为独立的诊断标准，确诊 TSC。TSC 基因诊断标准：基因检测发现 TSC1 或 TSC2 基因致病性突变，即使无临床表现，也可确诊为 TSC；也有助于疑诊 TSC 患者的确诊。TSC 基因诊断可对患者及家庭进行遗传咨询及产前诊断。

　　目前，关于 TSC 尚无有效的特异性治疗手段，对于结节性硬化的患者，可每 1～3 年进行一次脑 MRI 监测，直到 25 岁。哺乳动物雷帕霉素靶蛋白（mTOR）通路的过度激活在结节性硬化中起到了重要的作用，mTOR 的抑制剂可能成为逆转该病的关键，备受临床医师的关注。

　　预后方面，TSC 病死率通常与中枢神经系统问题（癫痫、阻塞性脑积水和神经精神问题）、肾脏疾病（出血和肾衰竭）和肺脏疾病（呼吸急促和复发肺结核）有关。最近一项针对 284 名 TSC 患者的研究中，有 16 名患者死于 TSC 相关的并发症。其中死亡的中位年龄为 33 岁，儿童年龄范围内没有一例。病死率与学习障碍、肾脏疾病、肺部疾病及癫痫中不明原因的猝死所表现出的癫痫有关。

　　综上，TSC 临床表现复杂，可累及全身多器官，早期临床表现常不典型，容易误诊，必要时需要通过多学科会诊来明确诊断。

参考文献

[1] Northrup H, Aronow ME, Bebin EM, et al. Updated international tuberous sclerosis complex diagnostic criteria and surveillance and management recommendations[J]. Pediatr Neurol, 2013, 49(4): 243–254.

[2] Hancock E, Osborne JP. Vigabatrin in the treatment of infantile spasms in tuberous sclerosis: literature review[J].J Child Neurol, 1999, 14(2): 71–74.

[3] Pellock JM, Hrachovy R, Shinnar S, et al.Infantile spasms: a US consensus report[J].Epilepsia, 2010, 51(10): 2175–2189.

[4] Roth J, Roach ES, Bartels U, et al. Subependymal giant cell astrocytoma: diagnosis, screening, and treatment. Recommendations from the International Tuberous Sclerosis Complex Consensus Conference

2012[J]. Pediatr Neurol, 2013, 49(6): 439–444.

[5] Goh S, Butler W, Thiele EA. Subependymal giant cell tumors in tuberous sclerosis complex[J]. Neurology, 2004, 63(8): 1457–1461.

[6] Teng JM, Cowen EW, Wataya–Kaneda M, et al. Dermatologic and dental aspects of the 2012 international tuberous sclerosis complex consensus statements[J].JAMA Dermatol, 2014, 150(10): 1095–1101.

[7] Jacks SK, Witman PM. Tuberous sclerosis complex: an update for dermatologists[J]. Pediatr Dermatol, 2015, 32(5): 563–570.

[8] Hinton RB, Prakash A, Romp RL, et al. International Tuberous Sclerosis Consensus Group. Cardiovascular manifestations of tuberous sclerosis complex and summary of the revised diagnostic criteria and surveillance and management recommendations from the International Tuberous Sclerosis Consensus Group[J].J Am Heart Assoc, 2014, 3(6):e001493.

[9] Kingswood JC, Bissler JJ, Budde K, et al. Review of the Tuberous Sclerosis Renal Guidelines from the 2012 Consensus Conference: current data and future study[J]. Nephron, 2016, 134(2): 51–58.

[10] Hodgson N, Kinori M, Goldbaum MH, et al. Ophthalmic manifestations of tuberous sclerosis: a review[J]. Clin Exp Ophthalmol, 2017, 45(1): 81–86.

[12] Abdolrahimzadeh S, Plateroti AM, Recupero SM, et al. An update on the ophthalmologic features in the phakomatoses[J].J Ophthalmol, 2016, 2016: 3043026.

[13] von Ranke FM, Zanetti G, Silva JL, et al. Tuberous sclerosis complex: state–of–theart review with a focus on pulmonary involvement[J]. Lung, 2015, 193(5): 619–627.

[14] 刘智胜 . 结节性硬化症的临床特点与诊断进展 [J]. 中华实用儿科临床杂志，2015，12（30）：1845–1847.

第7章

内科系统疾病的神经系统并发症

病例 1　自身免疫性胃炎继发的甲基丙二酸血症
合并高同型半胱氨酸血症

临床资料

患者，男，56 岁。因"突发精神行为异常 3 天"于 2022-06-09 收入院。

【现病史】

患者于 2022-06-06 在家中无明显诱因突发精神行为异常、性格改变，表现为情绪暴躁、易怒，对亲近人态度差；突然查找 10 多年前发生的旧事，并且对事情的处理提出不合常理的要求；出现幻觉，表现为晨起后发现家里橱柜及抽屉里布满金钱及黄金，看见孔子出现在空中等；既往内敛的性格突然变得爱表现。

【既往史】

自身免疫性胃炎、胃神经内分泌瘤及神经内分泌瘤行内镜下黏膜切除术、维生素 B_{12} 缺乏症、高同型半胱氨酸血症、巨幼细胞贫血病史。

【个人史及家族史】

无吸烟、饮酒史，无毒物接触史，无一氧化碳接触史，家族中无类似疾病史。

【体格检查】

神志清，精神亢奋，思维奔逸，语速快，查体欠合作。粗测高级皮质功能正常。双侧鼻唇沟对称，伸舌居中，四肢肌力 5 级，感觉对称存在，共济无异常，双侧病理征阴性。

【辅助检查】

血常规示红细胞计数 $3.69 \times 10^{12}/L$ ↓，血红蛋白138g/L，红细胞平均体积105fl ↑（80～100fl），平均红细胞血红蛋白37.3pg ↑（28～36pg），红细胞分布宽度15.6% ↑（11.6%～14.4%），白系及血小板系正常。同型半胱氨酸104.12μmol/L ↑（0～15μmol/L）。大便常规示潜血阳性。凝血系列、电解质、肝肾功能、微量元素、血清肌酶、乙肝表面抗原阴性、病毒四项大致正常。腰椎穿刺脑脊液检查：脑脊液初压180mmH_2O，末压80mmH_2O；脑脊液常规、生化、脑脊液微生物、脑脊液免疫未见明显异常。血液和脑脊液双标本自身免疫性脑炎相关抗体、副肿瘤相关抗体检测均阴性。脑MRI示：双侧半球多发缺血软化灶，双基底节区扩大的血管间隙（图7-1-1）。尿有机酸测定：提示甲基丙二酸血症。

【初步诊断】

精神行为异常原因待查；高同型半胱氨酸血症；自身免疫性胃炎。

【诊疗思路分析】

患者为老年男性，急性病程，以突发精神行为异常为主要表现，实验室检查血同型半胱氨酸显著升高，脑脊液炎性指标及自身免疫性脑炎抗体均无异常，尿有机酸测定考虑甲基丙二酸血症。患者突发精神行为异常，需要考虑器质性疾病如急性脑血管病、感染性脑炎、自身免疫性脑炎、副肿瘤综合征、代谢性疾病及非器质性疾病如精神分裂症等。脑MRI及脑脊液检查无异常，可排除脑血管病、脑炎等疾病；患者无恶性肿瘤证据，脑脊液副肿瘤抗体阴性，可排除副肿瘤综合征；既往无精神分裂症病史，发病前无明显精神刺激诱因，不考虑精神障碍类疾病。本次检查存在高同型半胱氨酸，结合患者既往自身免疫性胃炎（autoimmune gastritis，AIG）、维生素 B_{12} 缺乏症，考虑自身免疫性胃炎诱发维生素 B_{12} 吸收障碍。维生素 B_{12} 主要以两种辅酶形式参与叶酸、同型半胱氨酸代谢和甲基丙二酸的转化，当维生素 B_{12} 缺乏时，可导致高同型半胱氨酸血症和高甲基丙二酸血症，而导致神经系统的损害，出现精神行为异常症状。

【治疗过程及随访】

治疗上给予肌内注射甲钴胺（1mg，1次/天）、甜菜碱、维生素 B_6、左卡尼汀、叶酸片治疗。2022-06-25，精神行为症状明显好转，复查同型半胱氨酸62.6μmol/L ↑（0～15μmol/L），维生素 B_{12} 392.1pg/ml（191～946pg/ml）；叶酸＞20ng/ml（3.89～20ng/ml）。后规律口服甲钴胺片，2022-07-28门诊复查：患者精神行为异常完全好转，复查血常规正常，叶酸、维生素 B_{12}、血同型半胱氨酸正常。2023-03 门诊再次复查同型半胱氨酸、叶酸、维生素 B_{12} 及尿有机酸代谢未见异常。随访至今未再出现精神行为异常。2023-10 复查胃镜：符合 A 型胃炎表现。胃体活组织病理检查：表浅的黏膜组织中度慢性炎，伴腺体轻度肠上皮化生，灶区神经内分泌细胞增生（图 7-1-2）。

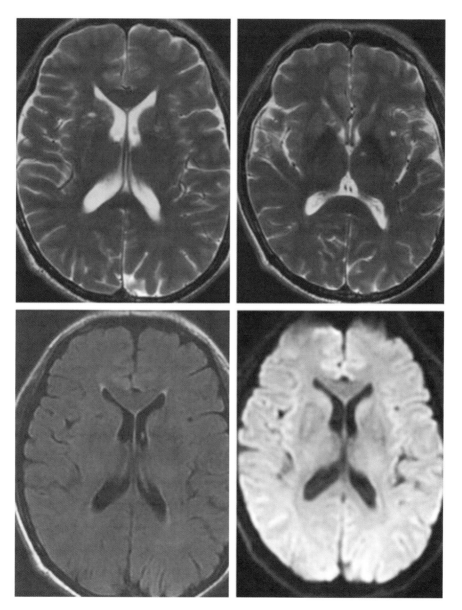

图 7-1-1　脑 MRI 示双侧基底节区见斑片状长 T1 长 T2 信号影，边界较清，T2W FLAIR 呈低信号

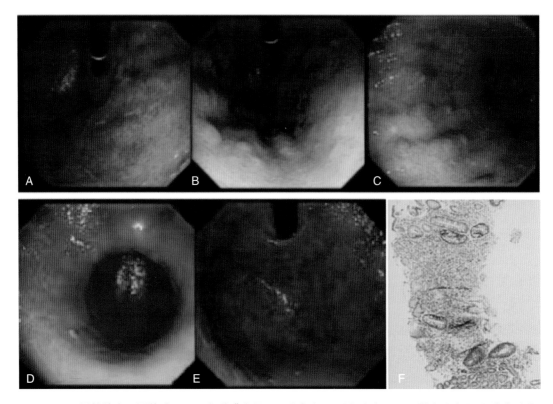

图 7-1-2　胃镜检查：胃体（A～C）黏膜光滑，红白相间，以白为主，可见较多白色浑浊黏液附着，大弯侧皱襞走行规则，蠕动好；胃底（D）黏膜红白相间，以白为主，黏液湖清；胃窦（E）黏膜轻度充血水肿，红白相间，以红为主，未见出血及溃疡，蠕动尚可，色泽淡红。胃体活组织病理检查（F）：表浅的黏膜组织中度慢性炎症，伴腺体轻度肠上皮化生，灶区神经内分泌细胞增生

【最终诊断】

自身免疫性胃炎继发高同型半胱氨酸血症合并甲基丙二酸血症。

【诊疗体会及总结】

甲基丙二酸血症（methylmalonic acidemia，MMA）合并高同型半胱氨酸血症（hyperhomocysteinemia，HHcy）是由维生素 B_{12} 代谢异常导致的一种多系统受损的有机酸代谢性疾病，临床上少见。其分为遗传性和非遗传性，遗传性为常染色体隐性遗传，是由先天性 Cbl 代谢障碍引起，包括 CblC，CblD，CblF 和 CblJ，其中 CblC 是最常见的亚型，多由 MMACHC 基因突变所致；非遗传性多为继发性的维生素 B_{12} 缺乏所致，包括摄入不足（长期素食者）、排出过多（长期腹泻、呕吐）、吸收障碍（AIG、慢性胃肠道疾病、内因子抗体阳性、胃肠道手术等）、特殊药物（如二甲双胍、质子泵抑制剂）和毒品（笑气等）等。两者的临床表现非常相似，临床症状复杂多样，常引起多个系统或器官的病变。根据是否伴有血同型半胱氨酸增高，可以分为单纯型 MMA 和合并型 MMA。

AIG 是全球范围内钴胺素缺乏症最常见的病因。早期常无明显临床症状，随着疾病的进展，可导致一系列疾病的发生，如急性恶性贫血、Ⅰ 型胃神经内分泌肿瘤（gastric neuroendocrine tumor，g-NET）、周围神经损害、脊髓亚急性联合变性、小脑损害、颅内静脉窦血栓、胃腺癌等，而 AIG 继发 MMA 合并 HHcy 报道较罕见。其发病机制尚未完全明确，可能是由遗传、环境、免疫和幽门螺杆菌感染等多机制相互作用导致的，由 CD4$^+$T 细胞介导的针对胃壁细胞质子泵 H$^+$/K$^+$ ATP 酶产生壁细胞抗体（parietal cell antibody，PCA）和内因子抗体（internal factor antibody，IFA）等自身抗体，促使胃底胃体黏膜进行性萎缩的一种自身免疫性疾病。AIG 常与桥本甲状腺炎、Graves 病、1 型糖尿病、Addison 病和慢性荨麻疹、重症肌无力等相关联。

AIG 患者因存在 PCA 和 IFA，破坏胃底和胃体泌酸腺壁细胞和主细胞，导致胃酸、内因子分泌减少或缺乏，胃酸减少或缺乏影响铁的吸收，从而导致缺铁性贫血；同时，胃酸减少反馈性引起胃窦 G 细胞分泌胃泌素增加，进而导致胃体肠嗜铬样细胞增生，甚至进展为 Ⅰ 型胃神经内分泌瘤。内因子（intrinsic factor，IF）是维生素 B$_{12}$ 吸收和利用的重要载体，胃酸及内因子减少或缺乏影响维生素 B$_{12}$ 的吸收，导致维生素 B$_{12}$ 缺乏。维生素 B$_{12}$ 在体内以甲基钴胺素（methylcobalamin，MeCbl）和腺苷钴胺素（adenosylcobalamin，AdoCbl）两种辅酶形式参与体内甲基丙二酰辅酶 A 转化为琥珀酰辅酶 A 及同型半胱氨酸甲基化转化为甲硫氨酸的反应，对正常的神经功能、造血和 DNA 合成至关重要。AdoCbl 是甲基丙二酰辅酶 A 变位酶的辅因子，催化甲基丙二酰辅酶 A 转化为琥珀酰辅酶 A，参与三羧酸循环。AdoCbl 合成障碍时，丙酰辅酶 A 被合成甲基丙二酸或 3- 羟基丙酸、甲基枸橼酸等。MeCbl 为蛋氨酸合成酶的辅因子，该酶催化同型半胱氨酸转化为蛋氨酸。因此，AIG 导致维生素 B$_{12}$ 缺乏时，同型半胱氨酸向甲硫氨酸转化发生障碍，甲基丙二酰辅酶 A 旁路代谢增加，导致体内甲基丙二酸等代谢产物蓄积，同型半胱氨酸水平增高，引起合并型 MMA，造成一系列血液系统及神经系统损害。本例患者考虑 AIG 是引起维生素 B$_{12}$ 缺乏的原因，并继发 MMA 合并 HHcy，这在临床实践中很罕见。大量维生素 B$_{12}$ 治疗后患者精神症状完全缓解，同型半胱氨酸恢复到正常水平，尿有机酸测定未再出现异常，进一步证实了该诊断。

AIG 作为自身免疫性疾病，目前缺乏有效的根治方法。早期主要是预防铁及维生素 B$_{12}$ 的缺乏，及时补充维生素 B$_{12}$ 可以纠正巨幼细胞贫血及改善神经系统症状，但无法阻止病情进展。对于合并幽门螺杆菌感染者，主张根除治疗；对于合并胃神经内分泌瘤患者，应尽早手术治疗。AIG 患者因存在 IFA，经胃肠道补充维生素 B$_{12}$ 效果不佳，临床上以肌内注射为主。有研究报道，前 1 周内每天或每隔一天肌内注射 1000 μg 甲基维生素 B_{12}，后改为每周注射 1 次，直到 8 周，然后每 3 ～ 4 周注射一次。另有研究报道，大剂量口服维生素 B_{12} 治疗（每天 1000 ～ 2000μg）与静脉注射治疗疗效相当，但也需要监测大剂量口服维生素 B_{12} 的副作用。对于新诊断的维生素 B_{12} 缺乏，建议肠外补充以快速纠正；对于出现维生素 B_{12} 缺乏症状特别是神经症状或维生素 B_{12} 水平严重低下的患者，需要终身维持治疗。

总之，临床上对于 AIG 患者，突发精神行为异常，合并 HHcy，应注意行尿有机酸测定，及时补充维生素 B_{12} 后神经系统症状明显改善。因存在内因子抗体，口服维生素 B_{12} 效果不佳，一经诊断及时注射维生素 B_{12}，短期治疗效果显著，预后良好。对于 AIG 患者应长期随访，以全科思维模式，关注本病的多系统损伤，及早发现是否合并其他自身免疫性关联疾病，每年定期复查血常规及行胃泌素、维生素 B_{12}、同型半胱氨酸、尿有机酸代谢测定和血清铁等相关检查，定期复查胃镜及早发现癌前病变，积极治疗，有助于改善患者预后。

参考文献

[1] Green R, Allen LH, Bjørke-Monsen AL, et al. Vitamin B(12) deficiency[J]. Nat Rev Dis Primers, 2017, 3: 17040.

[2] Lenti MV, Rugge M, Lahner E, et al. Autoimmune gastritis[J].Nat Rev Dis Primers, 2020, 6 (1): 56.

[3] Neumann WL, Coss E, Rugge M, et al. Autoimmune atrophic gastritis--pathogenesis, pathology and management[J]. Nat Rev Gastroenterol Hepatol, 2013, 10(9): 529–541.

[4] Froese DS, Fowler B, Baumgartner MR. Vitamin B12, folate, and the methionine remethylation cycle-biochemistry, pathways, and regulation[J]. J Inherit Metab Dis, 2019, 42 (4): 673–685.

[5] Miller JW, Garrod MG, Allen LH, et al. Metabolic evidence of vitamin B-12 deficiency, including high homocysteine and methylmalonic acid and low holotranscobalamin, is more pronounced in older adults with elevated plasma folate[J]. Am J Clin Nutr, 2009, 90 (6): 1586–1592.

病例 2　脑实质型神经白塞病

临床资料

患者，男，36 岁。因"反复口腔溃疡 7 年，发热、记忆力下降、呃逆 3 天"于 2022-02-04 收入院。

【现病史】

患者于入院前7年反复出现口腔溃疡（10余次/年），严重时全年发作，10余处并存，伴疼痛感，外阴溃疡多次，伴右下肢麻木感，曾有痤疮样皮疹。4天前右腕尺侧出现红斑，3天前出现发热，最高体温达38.8℃，并有记忆力减退、反应迟钝，伴频繁呃逆，无肢体麻木无力，无饮水呛咳及吞咽困难，为进一步治疗来诊并收入院。

【既往史】

既往体健。

【个人史及家族史】

无异常。

【体格检查】

T 36.2℃，P 65次/分，R 18次/分，BP 105/71mmHg。神志清，构音清晰，近期记忆力减退，远期记忆力、定向力、计算力等无明显异常。双侧瞳孔等大同圆，对光反射敏，眼球活动自如，无眼震，左侧鼻唇沟浅，伸舌居中。四肢肌力5级，双侧病理征阴性，感觉、共济无异常，脑膜刺激征阴性。右腕尺侧可见结节性红斑。心肺腹检查无异常。

【辅助检查】

血液学检查示红细胞沉降率27mm/h；D-二聚体5.04μg/ml；纤维蛋白（原）降解产物10.90μg/ml；免疫球蛋白+补体，补体C_4为0.46g/L；降钙素原0.01μg/ml；C反应蛋白52.4mg/L；肝肾功能、抗磷脂综合征、抗dsDNA、风湿三项未见明显异常。颈部血管彩超示右侧锁骨下动脉起始段内-中膜增厚伴斑块形成。心脏彩超示二尖瓣反流（少量），三尖瓣反流（轻度）。2022-02-05，完善腰穿脑脊液检查，初压160mmH$_2$O，末压120mmH$_2$O；白细胞5×10^6/L；脑脊液蛋白555mg/L；脑脊液免疫示免疫球蛋白G 41.90mg/L，免疫球蛋白A 6.12mg/L。2022-02-04，脑MRI延髓、脑桥、右侧海马T2及FLAIR序列斑片状异常信号（图7-2-1）；脑MRA及MRV未见明显异常。2022-02-05，脑增强MRI示脑桥、延髓、右侧海马区异常信号未见强化（图7-2-2）。

【诊疗思路分析】

患者为中年男性，既往反复口腔溃疡及外阴溃疡病史，本次以记忆力减退及反复呃逆为主要症状，神经系统查体有认知障碍及中枢性面瘫表现，脑 MRI 可见脑干及海马异常病灶，实验室检查红细胞沉降率、C 反应蛋白增高。根据上述特点，依据记忆力障碍定位于海马，中枢性面瘫及顽固性呃逆定位于右侧脑桥皮质核束及延髓呃逆中枢，结

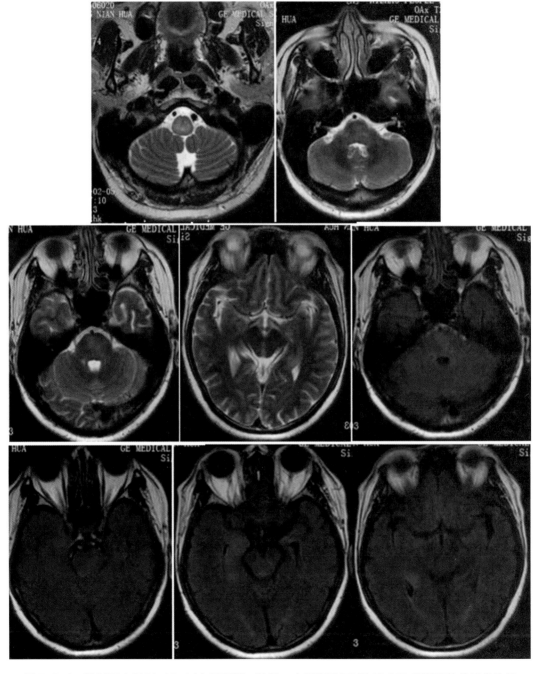

图 7-2-1　脑 MRI（2022-02-04）示延髓、脑桥、右侧海马 T2 及 FLAIR 序列斑片状异常信号

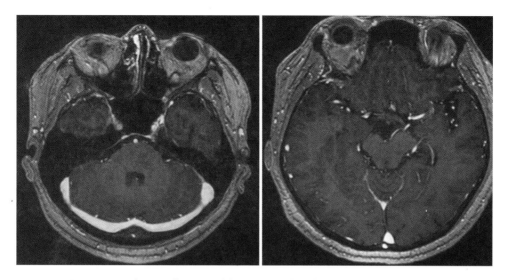

图 7-2-2　脑 MRI 增强示：脑桥、延髓、右侧海马区异常信号未见强化

合脑 MRI 综合定位于脑桥、延髓及右侧海马。根据白塞病的诊断标准（每年发作大于 3 次的口腔溃疡 + 反复生殖器溃疡 + 结节样红斑），该患者临床表现符合白塞病特点。患者既往有白塞病表现，此次以神经系统缺损症状为主要表现，结合影像学表现，符合神经白塞病（neuro-Behcet's disease，NBD）诊断标准。该患者为多灶性病变，以脑干、皮质受累为主，MRA、MRV 排除静脉窦血栓及动脉瘤改变，NBD 进一步分型为脑实质型。需要进行鉴别的疾病主要有多发性硬化和脑肿瘤。①多发性硬化出现不典型表现，特别是合并系统性症状时，需要与 NBD 相鉴别。感觉异常、视神经炎、核间性眼肌麻痹、共济失调和小脑性构音障碍更多见于多发性硬化，而头痛、运动症状、假性球麻痹性语言和认知行为异常更多见于 NBD。NBD 可有脑干萎缩，是重要鉴别点，尤其是当不存在其他部位萎缩时。此外，NBD 更少累及脊髓。脑脊液寡克隆带可见于多数多发性硬化患者，而少见于 NBD。实质型 NBD 脑脊液细胞数升高更明显，以中性粒细胞为主，多发性硬化患者脑脊液细胞数较少，以淋巴细胞为主。②NBD 可表现为颅内占位效应伴周围水肿，容易误诊为脑肿瘤，脑组织病理学不支持，激素治疗后肿块缩小或消失。

【临床诊断】

脑实质型神经白塞病。

【治疗过程及随访】

入院后给予沙利度胺、免疫球蛋白和甲泼尼龙调节免疫，多奈哌齐改善认知功能等综合治疗。2022-02-22，患者出院时病情较前好转，记忆力较入院时明显改善。出院后继续规律服用沙利度胺、醋酸泼尼松等药物治疗，随访半年病情无复发。

【诊疗体会及总结】

白塞病（Behcet's disease，BD）是一种病因未明的累及全身多器官的系统性血管炎，以复发性口腔溃疡和生殖器溃疡及皮肤损害、葡萄膜炎为特征，可伴发关节、血管、胃肠道、血液系统及神经系统等损害。BD 累及神经系统时称为神经白塞病（NBD），是 BD 最严重的表现预后较差。NBD 一般见于 20 ～ 40 岁患者，在 BD 起病后 1 ～ 10 年发生，平均年龄 31.5 岁，部分 BD 患者以神经系统症状为首发表现。

NBD 主要累及脑实质，临床表现多样。NBD 最常发生于中枢神经系统，仅有少数病例报道周围神经系统受累。中枢神经系统受累可分为脑实质型和非脑实质型两类。脑实质型 NBD 一般系亚急性起病，最常累及脑干，其次为脊髓和大脑半球；非脑实质型表现包括静脉血栓或动脉瘤形成。NBD 临床表现具有多样性，中枢神经系统不同部位受累临床表现各异。日本一项针对 NBD 的临床观察发现，NBD 急性期最常见表现为头痛和发热，而慢性进展期可表现为人格改变、括约肌功能障碍、不自主运动和共济失调。

脑实质型 NBD 急性期神经病理表现为大量多形细胞、嗜酸性粒细胞、淋巴细胞和巨噬细胞炎性浸润的脑膜脑炎，伴有局部坏死和凋亡神经元缺失，小血管可见大量炎性浸润，但无纤维素样坏死、血管壁浸润和血管内皮细胞坏死。据此推测 NBD 的病理本质是一种血管周围炎而非脑血管炎。

目前，BD 的主要诊断标准为反复口腔溃疡，次要诊断标准为：①反复外阴溃疡；②眼色素膜炎；③皮肤病变，如结节性红斑，假性毛囊炎或丘疹性脓疱；④针刺试验阳性。其中符合主要诊断标准，并至少符合 3 项次要标准中的 2 项，同时需要排除其他疾病即可诊断。NBD 的诊断标准需要符合以下 3 点：①符合 BD 诊断标准。②被认为由 BD 引起神经系统症状（伴有客观的神经系统体征），并至少有以下两种特征性异常中的一种：a. 神经影像学改变，如脑 MRI 或 MRV 等改变；b. 脑脊液改变，如细胞数增多、蛋白含量升高、白细胞介素 –6 升高。③排除其他可能疾病。其中，神经影像学的特征性异常表现为急性 / 亚急性病灶为 T1W1 上等 – 低信号，T2W2 和 FLAIR 为高信号。慢性期，可有脑萎缩表现。脑干是典型的好发位置，通常累及脑桥。

NBD 治疗以激素联合免疫抑制剂为主，生物制剂可能是 NBD 的有效替代治疗方案。目前尚无关于 NBD 治疗的前瞻性实验对照研究，大部分 NBD 的治疗经验来自病例报道或借鉴于 NBD 其他器官累及的治疗策略。一般将 NBD 的治疗分为两个阶段：控制急性发作和预防复发。急性期为了预防不可逆性脑损伤，应尽早静脉内使用大剂量糖皮质激素，并逐渐减量，序贯为小剂量激素联合口服免疫抑制剂；针对脑内静脉血栓和累及脑实质的无菌性脑膜炎者可适当延长激素口服疗程。口服免疫抑制剂应在第 1 次急性发作后尽快开始，因为其发挥效应需要 3 ～ 6 个月，同时需要小剂量激素维持治疗。慢性期使用一线免疫抑制剂（如硫唑嘌呤、霉酚酸酯和甲氨蝶呤）可预防急性发作和病程进展。此外，非脑实质型 NBD 如静脉窦血栓形成或孤立性颅高压等还需要抗凝及降颅压处理。

总之，NBD 是 BD 的严重并发症，以累及中枢神经系统最常见（临床表现多样），MRI 及脑脊液检查有助于诊断，但需要注意与其他累及中枢神经系统的疾病鉴别。治疗上以激素及免疫抑制剂为主，生物制剂可能是潜在的有效治疗药物。研究发现 NBD 是 BD 危重的标志，临床预后差，对于 NBD 早期诊断和积极治疗应予以重视。本患者长期预后如何，还需要进一步随访观察。

参考文献

[1] Kalra S, Silman A, Akman-Demir G,et al.Diagnosis and management of Neuro-Behçet's disease: international consensus recommendations[J]. J Neurol, 2014, 261(9): 1662-76.

[2] 武力勇，魏镜，李舜伟，等 . 神经白塞病 28 例临床特征分析 [J]. 中华医学杂志，2006，86（11）：779-781.

[3] Borhani-Haghighi A, Kardeh B, Banerjee S, et al. Neuro-Behcet's disease: An update on diagnosis, differential diagnoses, and treatment[J]. Mult Scler Relat Disord, 2020, 39: 101906.

[4] Caruso P, Moretti R. Focus on neuro-Behçet's disease: A review[J]. Neurol India, 2018, 66(6): 1619-1628.

[5] 林晨红，管剑龙 . 神经白塞病的临床研究进展 [J]. 复旦学报（医学版），2018，45（5）：752-756.

[6] 毛玉景，刘田 . 白塞病神经系统受累临床及免疫学特征分析 [J]. 中国现代神经疾病杂志，2021，21（6）：511-518.

病例 3　ANCA 相关性肥厚性硬脑膜炎

临床资料

患者，男，64 岁。因"头痛 3 个月，加重 3 周"于 2017-12-18 收入院。

【现病史】

患者于入院前 3 个月无明显诱因出现头痛，头顶部胀痛为主，有时疼痛剧烈，夜间难以入眠，伴左耳听力减退，表情淡漠，言语少。近 3 周来头痛症状较前加重，并出现左侧面部麻木不适，为进一步治疗来诊并收入院。

【既往史】

体健。

【个人史及家族史】

无特殊。

【体格检查】

T 36.2℃，P 62次/分，R 18次/分，BP 118/75mmHg。神志清，精神差，言语流利。双耳听力减退，双耳 Rinne 试验：骨导＞气导，Weber 试验偏右。双侧瞳孔等大同圆，对光反射灵敏，眼球运动自如。左侧面部感觉减退，左侧额纹浅，左眼闭合力弱，鼻唇沟左侧较浅，伸舌居中。四肢肌力5级，肌张力对称适中，双侧腱反射对称存在，双下肢病例征阴性。左侧指鼻试验欠稳准，四肢感觉对称存在。颈抵抗，颏下两横指。

【辅助检查】

实验室检查示血常规、尿便常规、电解质、凝血系列、肝肾功能、血脂系列、甲功五项、男性肿瘤标志物、病毒五项、巨细胞病毒＋单纯疱疹病毒＋弓形虫＋风疹病毒、风湿三项、抗核抗体谱均未见明显异常。抗髓过氧化物酶中性粒细胞胞质抗体（MPO-ANCA）阳性。红细胞沉降率65mm/h。2017-12-19完善腰穿脑脊液检查，初压250mmH$_2$O，脑脊液常规示白细胞20×10^6/L，脑脊液生化示蛋白1.16g/L、葡萄糖2.49mmol/L、氯定量116mmol/L，脑脊液免疫示免疫球蛋白G 108mg/L、免疫球蛋白A 20.4mg/L、免疫球蛋白M 5.05mg/L。2017-12-22，头颅MRI+增强：颅内无明显异常，左侧乳突炎；双侧小脑幕及颅底硬脑膜增厚异常强化（图7-3-1）。

【诊疗思路分析】

患者为老年男性，慢性病程，以头痛、左侧听力减退及左侧面部麻木为主要症状，查体可见左侧面神经麻痹、脑膜刺激征、左侧共济失调及左侧面部感觉减退等体征，脑平扫及强化MRI示左侧乳突炎、颅底及双侧小脑幕硬脑膜强化。定位诊断：依据头痛、脑膜刺激征阳性定位于脑膜，依据左侧听力减退及 Rinne 试验、Weber 试验特点定位于左侧耳蜗神经，依据左侧周围性面神经麻痹定位于左侧面神经或面神经核区，结合脑MRI表现，综合定位于硬脑膜、左侧耳蜗神经、左侧面神经及小脑。定性诊断：老年男性、慢性起病，以头痛及多组脑神经损伤为主要特点，实验室检查血 MPO-ANCA 阳性，脑强化MRI示颅底及小脑幕硬脑膜明显强化，考虑诊断 ANCA 相关性肥厚性硬脑膜炎

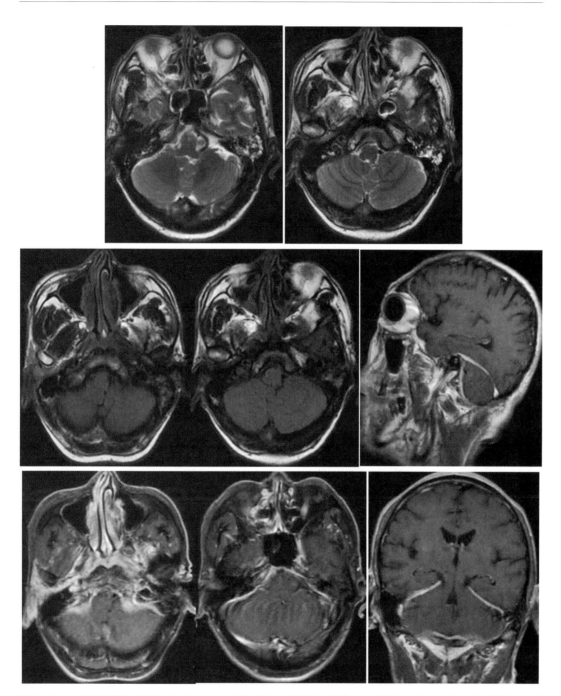

图 7-3-1 头颅 MRI+ 增强（2017-12-22）示颅内无明显异常，左侧乳突炎；双侧小脑幕及颅底硬脑膜增厚异常强化

可能性大。鉴别诊断如下。① IgG4 相关性肥厚性硬脑膜炎：为 IgG4 相关性疾病一种少见类型，以血清 IgG4 水平升高、受累组织 IgG4 阳性浆细胞浸润为特征，合并有组织纤维化（肿大）或结节性（增生性）改变，全身多个组织和器官均可受累，中枢神经系

统主要累及垂体、硬脑膜及颅骨，因硬脑膜常受累而致 IgG4 相关性肥厚性硬脑膜炎。该病主要特点有：a. 一个或多个器官出现弥漫性或局限性肿胀，或肿块的临床表现。b. 血清 IgG4 浓度 ≥ 1350mg/L。c. 组织病理学检查，显著淋巴细胞、浆细胞浸润、席纹状纤维化及闭塞性静脉炎；IgG4 阳性浆细胞浸润，IgG4 阳性细胞 /IgG 阳性细胞 > 40%，且 IgG4 阳性浆细胞 > 10 个 / 高倍视野。② Rosai-Dorfman 病：该病好发于儿童及青少年，以双侧颈部淋巴结无痛性肿大最为常见，发生于中枢系统少见，而中枢系统以累及硬脑膜多见。病理表现为淋巴细胞和浆细胞聚集，形成"明暗"相间的组织学特征，胞浆内可见具有显著吞噬特性淋巴细胞，其周围可见环形空晕，伴局灶胶原化，纤维化明显。组织细胞表达 CD68 和 S-100，但不表达 α-平滑肌肌动蛋白、CD34。③脊索型脑膜瘤：该病多发于幕上，亦可见于脑室系统，脑 MRI 多表现为 T1WI 等信号、T2WI 高信号，增强扫描呈明显均匀强化。病理见肿瘤细胞呈簇状或条索状分布，间质呈黏液样变，可伴淋巴细胞和浆细胞浸润，免疫组化标记波形蛋白、上皮细胞膜抗原、病程相关蛋白及 D2-40 可呈阳性，胶质纤维酸性蛋白多呈阴性，Ki-67 增殖指数 3% ～ 10%。④神经结节病：为多系统受累的炎性非干酪样坏死性肉芽肿性疾病，神经系统受累多累及垂体及硬脑膜，脑脊液可见 ACE 升高，胸部 CT 可见双肺门淋巴结肿大，组织活检为非干酪样肉芽肿。

【临床诊断】

ANCA 相关性肥厚性硬脑膜炎。

【治疗过程及随访】

给予甘露醇脱水降颅压，甲泼尼龙冲击减轻炎症，左氧氟沙星抗感染等治疗，出院时头痛及左耳听力下降症状逐渐缓解。出院后继续规律口服醋酸泼尼松片等治疗。2018-03-18，复查头颅 MRI 平扫及强化检查可见左侧乳突炎明显减轻；双侧小脑幕及颅底硬脑膜增厚强化较前明显减少（图 7-3-2）。

【诊疗体会及总结】

肥厚性硬脑膜炎（hypertrophic cranial pachymeningitis，HCP）根据病因可分为特发性肥厚性硬脑膜炎（idiopathic hypertrophic cranial pachymeningitis，IHCP）和继发性肥厚性硬脑膜炎（secondary hypertrophic cranial pachymeningitis，SHCP）。IHCP 发病机制未明，自身免疫因素可能在其发展中起重要作用，临床发现其可与全身疾病并存，如结节病、Wegener 肉芽肿病、干燥综合征、类风湿关节炎和 IgG4 相关疾病等。SHCP 多继发于免疫介导、肿瘤、创伤、感染等。而 ANCA 相关性 HCP 是 SHCP 的最常见病因，以 MRI 上呈硬脑膜增厚及血清抗 ANCA 阳性为特征。近年来越来越多的文献报道 SHCP 继发于一些感染性疾病，病原菌通过颅骨骨折处、鼻窦等头面部邻近器官感染硬脑膜是最主要的原因。有研究发现，MPO-ANCA 相关性 HCP 患者中 82% 合并有慢性鼻窦炎、中

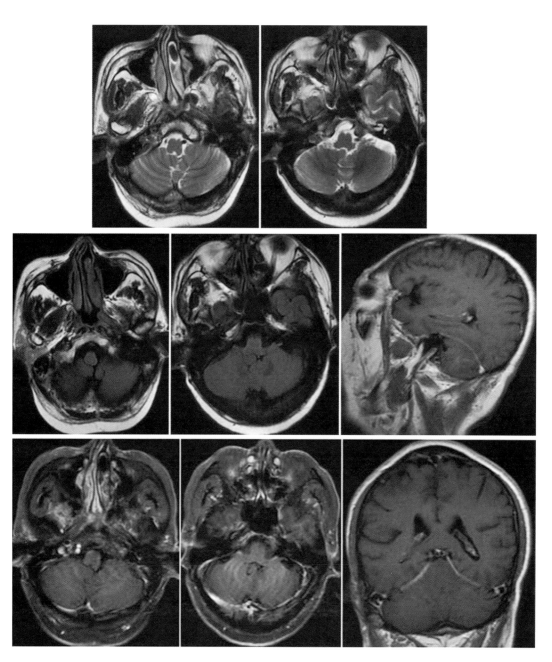

图 7-3-2　头颅 MRI 平扫 + 增强（2018-03-18）示左侧乳突炎明显减轻；双侧小脑幕及颅底硬脑膜增厚强化较前明显减少

耳炎或乳突炎。本例患者血清抗 ANCA 阳性合并乳突炎，考虑为免疫介导合并乳突炎症侵袭硬脑膜引起。HCP 中大部分患者以头痛为首发或主要症状，头痛原因可能与炎症刺激肥厚的硬脑膜有关，亦有文献报道肥厚的硬脑膜组织压迫静脉窦影响静脉回流导致颅高压而致头痛。HCP 患者脑神经损害呈两种模式，一种为海绵窦到眶上裂的硬脑膜受累，可出现 II～VI 对脑神经受损症状；另一种为大脑镰、小脑幕至后颅窝的硬脑膜受累，此时多出现 IX～XII 对脑神经受损表现。癫痫发作、小脑共济失调相对少见。HCP 常见症状是神经根、脊髓压迫及神经根性疼痛，表现为颈肩痛、腰背痛，严重者可致截瘫。由于 HCP 与原发自身免疫病的表现类似，因此自身免疫病患者出现头痛、多脑神经麻痹或颈肩、腰背痛时，需要警惕 HCP 可能。此外，炎症指标升高显著的 HCP 患者需要注意筛查潜在自身免疫病的存在，尤其是 ANCA 相关血管炎。

HCP 的典型 MRI 表现为硬脑膜增厚，T1 加权像呈等或低信号，T2 加权像呈低信号，增强明显强化。强化通常呈线样、条带样，少数呈结节样或团块样，最具特征性表现为"V 字征"或"奔驰征"，一般无骨质破坏。根据硬脑膜解剖，可将病灶分为 5 个区域，分别为小脑幕、颅窝、海绵窦、大脑镰、大脑半球凸面硬脑膜。少数患者出现脑实质受累、脑组织水肿，常为数个小病灶组成，需要与脑膜瘤、神经结节病、淋巴瘤、急性硬脑膜下血肿等鉴别。MPO-ANCA 相关性 HCP 与其他 HCP 硬脑膜强化分布相似，常局限于硬脑膜，而 RP3-ANCA 相关性 HCP 更易累及软脑膜及脑实质。相较于其他 HCP，ANCA 相关性 HCP 经过治疗后病灶很少完全消失。需要注意的是，ANCA 相关性 HCP 脑 MRI 或 CT 常可见乳突炎、中耳炎及鼻窦炎表现。

ANCA 相关性 HCP 患者中常检测出红细胞沉降率增快、C 反应蛋白水平升高，很大一部分患者中发现类风湿因子阳性。ANCA 滴度与病情复发及疾病程度之间关系不明。有文献发现 HCP 患者中早期 ANCA 可为阴性，病情复发时复测 ANCA 出现阳性。也有患者初始 ANCA 检测为阳性，经免疫治疗后为阴性，再次复发后 ANCA 仍为阴性。脑脊液检查一般可见颅内压轻度增高，如增高非常明显，需要警惕静脉窦血栓引起回流障碍；脑脊液细胞数可为正常或轻度增高，蛋白质多为不同程度增加，IgG 指数增加，部分患者寡克隆带阳性。

HCP 的一线治疗是糖皮质激素，也可以选择免疫抑制剂。目前治疗上尚未形成共识，多参考 ANCA 相关性血管炎（ANCA associated vasculitis，AAV）治疗策略。经典的 AAV 治疗策略是存在严重器官浸润的 AAV 使用糖皮质激素联合环磷酰胺缓解症状和预防复发，而症状较轻、非致残性及非危及生命的 AAV 接受糖皮质激素联合甲氨蝶呤治疗。在使用免疫抑制剂后仍有部分患者症状持续进展，这部分患者可行外科手术治疗，切除部分脑膜及脑组织改善症状。

总之，ANCA 相关性 HCP 为常见的 SHCP，常合并鼻部及耳部炎症，以头痛、多脑神经麻痹为突出症状，症状容易复发及进展，致残性高，联合激素及免疫抑制剂治疗能使多数患者症状缓解及复发风险降低，临床上需要减少漏诊率，及早诊断及治疗。

参考文献

[1] Charleston L 4th, Cooper W. An update on idiopathic hypertrophic cranial pachymeningitis for the headache practitioner[J]. Curr Pain Headache Rep, 2020, 24(10): 57.

[2] wasaki S, Ito K, Sugasawa M. Hypertrophic cranial pachymeningitis associated with middle ear inflammation[J]. Otol Neurotol, 2006, 27(7): 928-933.

[3] 陈晓莉，王群，刘佳，等 . 抗中性粒细胞胞质抗体相关性肥厚性硬脑膜炎患者临床特点及影像学分析 [J]. 中国神经免疫学和神经病学杂志，2024，31（1）：40-45.

[4] 李霞，赵久良，王迁，等 . 肥厚性硬膜炎 17 例临床特点 [J]. 中华临床免疫和变态反应杂志，2015，9（4）：287-291.

[5] 简鹿豹，李杰，麻琳 . ANCA 相关性肥厚性硬脑膜炎研究进展 [J]. 卒中与神经疾病，2020，27（1）：139-145.

[6] 罗伟刚，尹园园，任慧玲 . 肥厚性硬脑膜炎的临床诊疗思路与研究进展 [J]. 临床神经病学杂志，2023，36（1）：72-76.

病例 4　甲状腺相关眼病

临床资料

患者，男，59 岁。因"视物模糊 4 个月，加重伴复视 20 天"于 2022-05-10 收入院。

【现病史】

患者于 4 个月前无明显诱因出现视物模糊，伴头痛（具体描述不清），无视物重影，无眼睑下垂，无头晕，无视物旋转，无恶心、呕吐，曾就诊于外院完善脑 MRI 示脑缺血灶，予以口服甲钴胺、维生素 B₁ 营养周围神经治疗，未见明显好转。20 天前上述症状加重，出现视物重影，现为求进一步诊治收入院。

【既往史】

5 年前因甲状腺功能亢进行手术治疗，术后甲状腺功能减退，长期口服优甲乐 100μg，qd；有左下肢静脉血栓病史。

【体格检查】

T 36.3℃，P 70 次 / 分，R 18 次 / 分，BP 107/79mmHg。神志清楚，言语流利，无明显眼球突出，无明显上眼睑退缩，双侧瞳孔等大等圆，直径 0.3cm，直接、间接对光反射灵敏，右眼上视受限，鼻唇沟对称，伸舌居中，咽反射正常，颈软，四肢肌张力正常，四肢肌力 5 级，左侧躯体感觉正常，右侧躯体感觉正常，双侧腱反射正常，双侧巴氏征阴性，双侧克氏征阴性。

【辅助检查】

2022-05-10，实验室检查血常规、肝肾功能、血脂、电解质、尿粪常规等无异常；甲功示 FT_3、FT_4 正常，TSH 0.160mIU/L ↓（0.35 ～ 4.94mIU/L）。2022-05-10，心脏超声示 EF 44% ↓，FS 23%，全心增大，二尖瓣前叶 A2 区脱垂样运动、反流（中度）、三尖瓣反流（轻度），肺动脉高压（轻度），左心功能减低。2022-05-11，脑 MRI 平扫 +MRA 示双侧脑实质少许缺血灶，脑 MRA 未见明显异常，右眼下直肌、左眼上直肌增粗，右眼内直肌略增粗（图 7-4-1）。2022-05-13，眼眶增强 MRI 示右眼下直肌、左眼上直肌增粗并强化，考虑炎性改变；右眼内直肌略增粗并轻度强化（图 7-4-2）。

【诊疗思路分析】

患者为中老年男性，既往甲状腺功能亢进病史，慢性起病，以复视为主要表现，脑 MRI 示眼外肌增粗，根据《中国甲状腺相关眼病诊断和治疗指南（2022 年）》诊断标准，在排除其他原因后，符合甲状腺相关眼病（thyroid-associated ophthalmopathy，TAO）的诊断标准。需要与下列疾病相鉴别。①特发性肌炎型炎性假瘤：眼眶特发性炎性反应可累及脂肪、眼外肌、泪腺及结缔组织，肌炎型是其中一个亚型，又称为特发性眼外肌炎，是与 TAO 鉴别最困难的疾病。眼外肌增粗的形态也具有鉴别意义，肌肉附着点受累曾被认为是特发性肌炎型炎性假瘤的特征表现，而 TAO 肌肉增粗呈纺锤状，不累及附着点。特发性肌炎型炎性假瘤影像学上另一特点是肌肉边缘轻微毛糙多见，可合并泪腺肿大、鼻窦混浊，以及边界毛糙、形状不规则的占位病变，可沿眶上裂、眶下裂向眶外蔓延。②IgG4 相关疾病（IgG4-related disease，IgG4-RD）：是一种以大量淋巴浆细胞浸润、席纹状纤维化及闭塞性静脉炎为特征的自身免疫性疾病，常伴有血清 IgG4 浓度升高，可以累及胆道、唾液腺、眶周组织、肾、肺、淋巴结、脑膜、主动脉、乳房、前列腺、甲状腺、心包和皮肤等。当病变累及眼部时称为 IgG4-ROD。与 TAO 相比，肌肉增粗的程度与眼球运动受限不呈正比，因此运动正常也不能排除眼外肌受累，外直肌和下直肌均易受累及，此点与 TAO 不同。③累及眼外肌的淋巴瘤：淋巴瘤表现为运动麻痹，是与 TAO 重要的鉴别特征。④其他眼外肌原发肿瘤：所有病例均需要手术明确组织病理学诊断。⑤恶性肿瘤转移至眼外肌：恶性肿瘤眼眶转移占各部位转移的 2%～4.7%。⑥眼外肌内寄生虫病：眼外肌血供丰富，是眶内寄生虫病的高发部位。囊尾蚴是猪绦虫的幼虫，是最常见的眶内寄生虫病，患者多来自寄生虫流行地区，有不洁饮食习惯。寄生虫囊腔和头节在超声、CT 及 MRI 上均有特异表现。

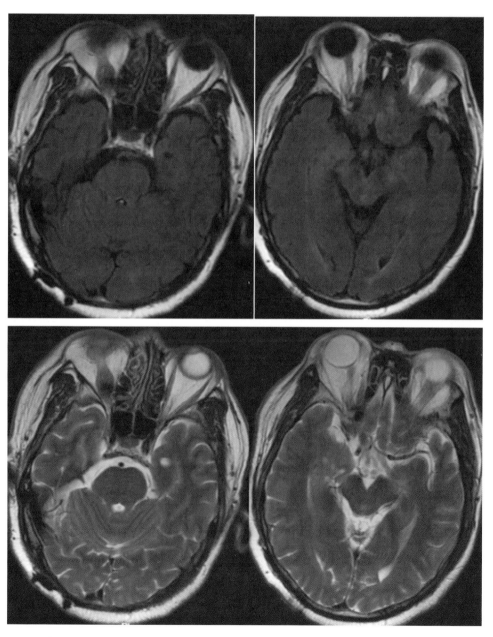

图 7-4-1　脑 MRI 平扫＋ MRA（2022-05-11）示双侧脑实质少许缺血灶，脑 MRA 未见明显异常，右眼下直肌、左眼上直肌增粗，右眼内直肌略增粗

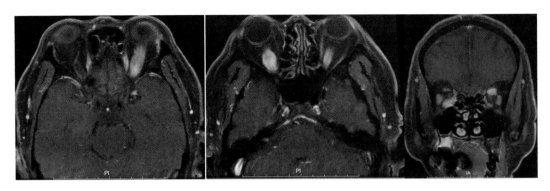

图 7-4-2　眼眶增强 MRI（2022-05-13）示右眼下直肌、左眼上直肌增粗并强化，考虑炎性改变；右眼内直肌略增粗并轻度强化

【临床诊断】

甲状腺相关眼病。

【治疗过程及随访】

患者于上级医院就诊，应用激素冲击治疗后序贯以激素口服治疗（具体剂量不详），复视症状改善不佳，未再继续诊疗。

【诊疗体会及总结】

甲状腺相关眼病（TAO）是与甲状腺疾病密切相关的一种器官特异自身免疫性疾病，位居成人眼眶疾病发病率首位。TAO 的临床表现复杂，可引起单眼或双眼眼睑退缩、眼球突出、复视、限制性斜视、暴露性角膜病变和 TAO 视神经病变（dysthyroid optic neuropathy，DON）等，严重影响患者的生活质量。

TAO 发病机制为自身免疫功能异常导致眼眶内和眶周软组织出现炎性反应、眶组织纤维化及脂肪堆积。TAO 是细胞免疫和体液免疫共同作用的结果。成纤维细胞和细胞因子在 TAO 发生、发展和转归中起重要作用。TAO 的易感性由遗传、环境和内在因子共同决定，经感染、刺激等因素诱发免疫功能紊乱，这些因素共同通过甲状腺自身抗原作用于 T 细胞、B 细胞等免疫细胞导致自身免疫疾病发生。老年、男性、吸烟及甲状腺功能异常已被确认是 TAO 发病的主要危险因素。患者接受放射性碘治疗对 TAO 病程发展和恶化有促进作用。

甲状腺功能亢进患者可能出现不同程度的眼病，通常表现为不适、流泪、炎症和球后疼痛。在严重病例中，突眼是由于眶后炎症和眼外肌水肿（由于组织扩张和糖胺聚糖积聚）引起的。由此导致的眼肌损伤会导致复视，并会危及视力本身。威胁视力的表现与眼肌增厚有关,这会导致视神经在眶尖部受压。眶尖挤压引起的甲状腺功能障碍性视神经病变、由于兔眼症(眼睑不能闭合)引起的角膜溃疡和眼压升高都是可能的后果。

本患者为甲状腺功能亢进术后 5 年出现甲状腺功能亢进相关性眼病,但甲状腺功能亢进突眼(尤其是浸润性突眼)与甲状腺功能异常并无明确的因果关系,它既可以与甲状腺功能亢进同时发生(40%),也可先有突眼后有甲状腺功能亢进(20%)或先有甲状腺功能亢进后有突眼(20%),还有些甲状腺功能亢进突眼患者,其甲状腺功能始终是正常的,只是促甲状腺激素受体抗体(TRAb)阳性。

诊断 TAO 主要依据 3 个方面,包括典型的眼部症状(如眼睑退缩、眼球突出、斜视、复视等);甲状腺功能或甲状腺相关抗体异常;影像学表现(如眼外肌增粗等)。①以眼睑退缩为首发症状:须合并以下 3 项体征或检查结果之一,并排除其他原因,即可诊断。a.甲状腺功能或甲状腺相关抗体、游离甲状腺素、总三碘甲状腺原氨酸、总甲状腺素、血清促甲状腺激素、促甲状腺激素受体抗体之一异常;b.眼球突出:眼球突出度大于正常值,或双眼突出度差值 > 2 mm,或进行性眼球突出;c.眼外肌受累:眼眶 CT 或眼眶MRI 显示不累及肌腱的单条或多条眼外肌中后段规则性增粗。②以甲状腺功能或甲状腺相关抗体异常为首发症状:须合并以下 3 项体征之一,并排除其他原因后即可诊断,a.眼睑退缩;b.眼球突出;c.眼外肌受累。

关于 TAO 的治疗,应使 TAO 患者尽快恢复甲状腺功能正常并维持稳定,尽量避免甲状腺功能减退。无论原发性甲状腺功能减退还是碘 –131 治疗后或甲状腺切除手术后甲状腺功能减退,均应给予左甲状腺素及时纠正。糖皮质激素静脉冲击治疗是中重度和极重度活动期 TAO 的一线治疗方法。但到目前为止 TAO 常规治疗方法如糖皮质激素的效果并不理想,中短期所带来的可能影响是炎症性(红、肿、热、痛)症状的缓解或消退,而对 TAO 自然病程的长期影响或结局似乎改善有限,突眼、斜视及复视等常会持续存在,对患者长期健康和生活治疗仍然不利。对于病情复杂的中重度活动期 TAO,采用糖皮质激素静脉冲击治疗联合吗替麦考酚酯口服,可提高疗效。眼眶放射治疗是中重度活动期 TAO 的二线治疗方法,联合使用糖皮质激素可获得更好的疗效(1A)。非活动期或病情稳定半年以上 TAO 可选择手术治疗。若需要行多种手术,应先行眼眶减压手术,再行斜视矫正手术,最后行眼睑矫正手术。

总之,甲状腺相关眼病虽为非神经科疾病,但可能会以眼肌麻痹症状收住神经内科,详细病史询问、行甲状腺功能检查及仔细进行眼部查体有助于鉴别诊断。

参考文献

[1] 周慧芳,范先群,王洋.《中国甲状腺相关眼病诊断和治疗指南 (2022 年)》要点解读 [J]. 中华眼科

杂志，2023，59（1）：73-76.

[2] 欧路雨，何为民，王钰娇.甲状腺相关眼病严重度分级和分期现状及存在的问题[J].中华实验眼科杂志，2022，40（11）：1114-1118.

[3] 李冬梅，姜雪.规范甲状腺相关眼病眶周注射糖皮质激素的治疗[J].中华眼科杂志，2022，58（9）：641-645.

[4] 王毅.甲状腺相关眼病是否易于鉴别诊断[J].中华眼科杂志，2021，57（11）：809-813.

[5] Diana T, Ponto KA, Kahaly GJ. Thyrotropin receptor antibodies and Graves' orbitopathy[J]. J Endocrinol Invest, 2021, 44(4): 703-712.

[6] Du B, Wang Y, Yang M, et al. Clinical features and clinical course of thyroid-associated ophthalmopathy: a case series of 3620 Chinese cases[J]. Eye (Lond), 2021, 35(8): 2294-2301.

[7] 吴娜，孙丰源.甲状腺相关眼病的发病机制及危险因素研究进展[J].山东医药，2015，55（11）：95-97.

病例 5　抗 Hu 抗体相关神经系统副肿瘤综合征

临床资料

女性，74岁，因"行走不稳2.5天"于2023-06-04住院。

【现病史】

患者于入院前2.5天无明显诱因突发行走不稳，需他人扶持行走，行走时向右侧偏斜，症状持续无好转，未予诊治，来诊入院。

【既往史】

患者既往高血压病史、糖尿病病史、冠心病病史、特发性震颤病史。

【体格检查】

BP 140/70mmHg，神志清楚，构音清晰。双侧瞳孔等大同圆，对光反射灵敏，眼球运动自如，向右视可见水平眼震。鼻唇沟对称，伸舌居中，咽反射存在。四肢肌力5级，双侧深浅感觉检查无异常，双下肢跟膝胫试验欠稳准，双下肢Babinski征（+），双足并立及直线行走均不能。颈软，脑膜刺激征阴性。

【辅助检查】

2023-06-04完善血液学检查：三大常规、肝肾功能、同型半胱氨酸血症、风湿三项、电解质系列、血沉、凝血系列、心肌标志物正常。血脂：甘油三酯 1.43mmol/L ↑；总胆固醇 3.95mmol/L ↑；女性肿瘤标志物：CA-724 12.2U/ml ↑。2023-06-04 头颅 MRI+MRA：双侧大脑半球多发缺血灶，脑白质脱髓鞘改变，轻度脑萎缩，多发脑动脉硬化改变（图 7-5-1）。2023-06-06 颈胸椎 MRI：颈椎、胸椎退变，C5 椎体略前移，C4 ～ T1 椎间盘突出，C5 ～ C7 邻近椎管狭窄（图 7-5-2）。2023-06-06 胸部 CT 示：考虑双肺慢性支气管炎，双肺炎性病变，部分慢性炎症，双肺多发结节。2023-06-07，完善腰穿脑脊液检查，CSF 常规示白细胞 $10×10^6$/L、红细胞 $10×10^6$/L、单核细胞比率 58%；CSF 生化示蛋白 484.1mg/L、氯定量 118mmol/L；CSF 免疫示免疫球蛋白 G 76.1mg/L ↑，免疫球蛋白 A 11.5mg/L ↑，免疫球蛋白 M 1.81mg/L ↑。血清 + 脑脊液自身免疫性脑炎相关抗体 14 项：均阴性；血清神经系统副肿瘤抗体：抗 Hu 抗体阳性。

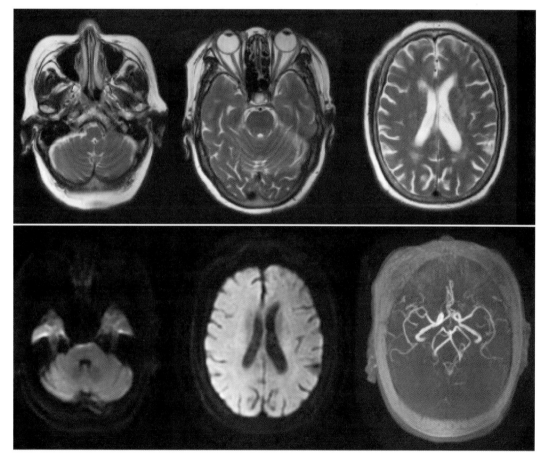

图 7-5-1　头颅 MRI+MRA：双侧大脑半球多发缺血灶，脑白质脱髓鞘改变，轻度脑萎缩，多发脑动脉硬化改变

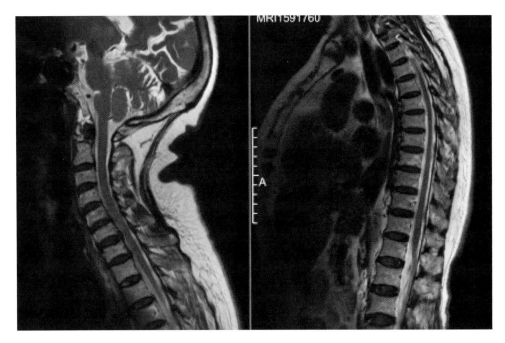

图 7-5-2　颈椎 + 胸椎 MRI：颈椎、胸椎退变，C5 椎体略前移，C4 ～ T1 椎间盘突出，C5 ～ C7 邻近椎管狭窄

【诊疗思路分析】

老年女性，急性病程，以行走不稳、感觉减退为主要症状，查体有眼震、共济失调、浅感觉减退、双侧病理征阳性等体征，根据上述特点，定位于小脑及其联络纤维、双侧锥体束。定性诊断：老年女性，急性起病，以行走不稳为主要表现，颅脑 MRI 排除新发脑梗死等疾病，化验脑脊液免疫指标偏高，血清抗 Hu 抗体阳性，但无明确原发肿瘤证据，考虑免疫相关小脑脑干炎，神经系统副肿瘤综合征可能性大。

【初步诊断】

免疫相关小脑脑干炎，神经系统副肿瘤综合征可能性大。

【治疗过程及随访】

给予甲泼尼龙冲击治疗后并序贯减量，1g×3 天→ 500mg×3 天→ 240mg×3 → 120mg×3 天；免疫球蛋白 0.4g/（kg·d）×5 天。出院时患者行走不稳较前稍缓解，仍有眼震，余神经系统查体同前。出院后口服醋酸泼尼松 30mg/d 治疗，嘱每 2 周减 5mg，减至 10mg/d 长期维持治疗。1 个月后，患者行走不稳症状再次加重。复查胸部 CT 示左肺门饱满并旁结节样灶，气管隆突下肿大淋巴结，较前增大，考虑恶性病变（图

7-5-3）。患者拒绝肺部病变穿刺活检，出院后 11 月随访，已无法独立行走，需在扶持下才能活动。

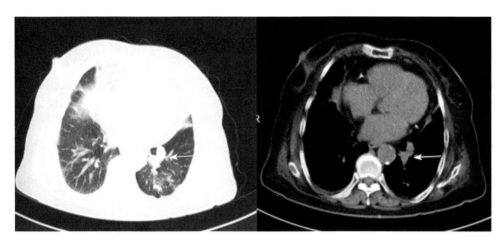

图 7-5-3　肺 CT：左肺门饱满并旁结节样灶，气管隆突下肿大淋巴结，较前增大，考虑恶性可能

【最终诊断】

抗 Hu 抗体相关神经副肿瘤综合征。

【诊疗体会及总结】

副肿瘤神经综合征（paraneoplastic neurological syndrome，PNS）是指排除肿瘤对神经组织的直接浸润或压迫、转移、感染等引起的损害，通过神经递质或免疫介导炎性反应对远隔部位神经系统产生损害的一类综合征，常伴随肿瘤发生或者先于肿瘤临床表现出现。

PNS 可累及中枢和外周神经系统，通常由癌细胞中神经元蛋白异位表达引发的自身免疫反应引起。PNS 多为中年以上起病，呈亚急性进展病程。在过去的几十年里，已经鉴定出十几种针对神经元和肿瘤细胞共同表达的抗原的抗体。这些抗原的检测可能是 PNS 的潜在诊断工具。这些"肿瘤神经"抗体在大约 60% 的 PNS 患者中可被发现，假阳性率很低。在 PNS-Care 小组发布的 2004 年诊断标准中，PNS 可根据临床综合征、抗体检测、是否患有癌症及随访时间分为 2 个确定性水平 (即确诊的、疑似的 PNS)，临床综合征也根据与癌症的相关程度分为典型、非典型 2 类，其中亚急性小脑变性为典型表型。抗 Hu 抗体是这些抗体中特征最明显的抗体之一，在 PNS 患者中最常见。约 2% 的癌症患者抗 Hu 抗体呈阳性，这些患者大多患有小细胞肺癌。此外，抗 Hu 抗体的检测预测这些患者的预后较差。

该患者具有以下特点：①患者以行走不稳为主诉来诊，查体有水平眼震，提示急性小脑病变；②患者副肿瘤抗体检测提示抗 Hu 抗体阳性；③患者肺 CT 提示恶性病变可能。综上，符合神经系统副肿瘤综合征的临床特点。

该病的治疗包括肿瘤治疗和免疫抑制治疗，有报道认为在症状开始时给予免疫抑制治疗可明显控制病情的发展，可予免疫球蛋白、血浆置换、激素和免疫调节剂治疗。尽早治疗对于改善神经系统症状有一定的帮助。但不同类型的 PNS 对于这些治疗的反应是不同的。抗 Hu 阳性的患者对于免疫抑制治疗的反应较差，快速进展且无抗神经抗体的患者经免疫抑制治疗可能会改善。

总之，抗 Hu 抗体阳性强烈提示副肿瘤相关，尤其与小细胞肺癌关系密切，抗 Hu 抗体阳性肺癌相关的 PNS 可以以小脑变性为主要表现。PNS 整体预后不良，及早启用肿瘤治疗和免疫抑制治疗可以改善患者症状，延长生存时间。因此，需要临床医生提高对该病的认识，减少误诊和漏诊。

参考文献

[1] Sekiguchi K, Suzuki S. Paraneoplastic neurological syndrome[J]. Gan To Kagaku Ryoho, 2021, 48(6): 777–781.

[2] Bataller L, Dalmau J.Paraneoplastic neurologic syndromes: approaches to diagnosis and treatment[J].Semin Neurol, 2003, 23(2): 215–24.

[3] Graber JJ. Paraneoplastic Neurologic Syndromes[J]. Continuum (Minneap Minn), 2023, 29(6): 1779–1808.

[4] Martel S, De Angelis F, Lapointe E. Paraneoplastic neurologic syndromes: clinical presentation and management[J]. Curr Probl Cancer, 2014, 38(4): 115–34.

[5] 潘佳丽，刘举，陈敏，等 .14 例抗 Hu 抗体阳性神经系统副肿瘤综合征临床特征分析 [J]. 中国神经免疫学和神经病学杂志，2022，29（6）：6.

第 8 章

颅内肿瘤

病例 1　误诊为自身免疫性脑炎的
原发性中枢神经系统淋巴瘤

临床资料

　　患者，男，59 岁。因"精神行为异常 9 天"于 2020-10-09 收入院。

【现病史】

　　患者 9 天前无明显诱因出现精神行为异常，表现为胡言乱语、思维混乱、前后表达矛盾及不能准确回答问题，重复回忆以前的事情，有时不认识家人，伴有双手不自主摸索样动作，可自行穿衣吃饭，可自行大小便，外院行脑 CT 检查示脑白质多发脱髓鞘样改变，为求进一步诊治收入院。

【既往史、个人史及家族史】

　　无特殊。

【体格检查】

　　T 36.2℃，P 58 次 / 分，R 19 次 / 分，BP 96/55mmHg。神志清楚，构音清晰，查体欠合作，计算力、定向力、记忆力减退，双侧瞳孔等大等圆，对光反射灵敏，眼球各方向活动自如，无眼震，双侧鼻唇沟对称，伸舌居中，咽反射存在，四肢肌力及感觉查体正常，共济查体不配合，脑膜刺激征阴性，双侧巴氏征阴性。

【辅助检查】

　　血钠 113mmol/L，血钾 3.37mmol/L，CK-MB 15.73ng/ml，肌酸激酶 347U/L，癌

胚抗原 6.65ng/ml，神经元特异性烯醇化酶 17.9ng/ml。血液及脑脊液的自身免疫性脑炎抗体、副肿瘤综合征抗体、中枢神经系统脱髓鞘抗体均阴性。腰椎穿刺脑脊液压力 120mmH$_2$O，白细胞 10×10^6/L。双侧颈部血管彩超未见明显异常。心脏彩超示二尖瓣少量反流。胸部 CT 示两肺多发结节，两肺上叶局限性气肿、下叶轻度间质性改变。脑 MRI 平扫示双侧丘脑基底节区、额叶底部及中脑多发异常信号，脑炎？双侧脑实质多发缺血灶，脑 MRA 符合脑动脉硬化并分支稀疏表现（图 8-1-1）。

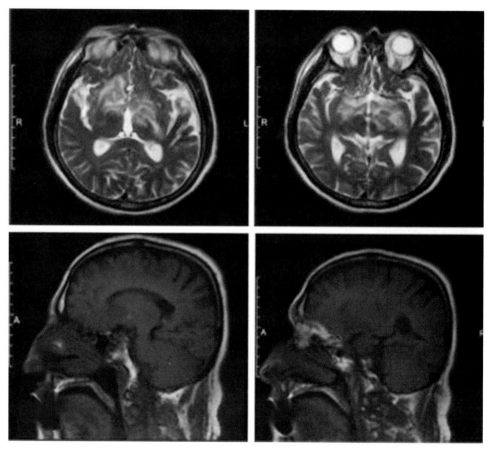

图 8-1-1　脑 MRI 检查（2020-10-10）示双侧丘脑、基底节区、额叶底部及中脑多发 T1 低信号 T2 高信号

【诊疗思路分析】

患者为中老年男性，急性起病，以"精神行为异常、认知功能障碍"为主要表现，发病前无前驱感染史，结合临床表现考虑其存在边缘系统受累，脑脊液实验室检查白细胞升高，考虑颅内存在炎性改变，同时脑 MRI 示脑内多发 T2 及 FLAIR 异常信号，暂无其他证据表明有其他疾病导致上述表现，根据《中国自身免疫性脑炎诊治专家共识

（2022 年版）》，诊断为可能的自身免疫性脑炎。

【初步诊断】

可能的自身免疫性脑炎；电解质紊乱；低钠血症；低钾血症；肺结节。

【治疗过程及随访】

患者入院后给予大剂量糖皮质激素冲击、丙种球蛋白、补充钠及钾等对症治疗，2周后复查脑 MRI 平扫及强化示病灶较前明显缩小（图 8-1-2，图 8-1-3），计算力较前好转，可认识熟悉的人。患者出院后因肝功能异常就诊于外院，行颅脑 MRI 及 PET-CT 检查，发现左侧基底节占位性病变，考虑为恶性肿瘤，行伽马刀治疗后好转，左侧基底节区占位性病变较前缩小。但复查发现患者右侧小脑半球、左侧颞枕叶新发病灶，遂行颅内病灶活检术，术后病理示（左颞）弥漫性大 B 细胞淋巴瘤，非生发中心型，外院给

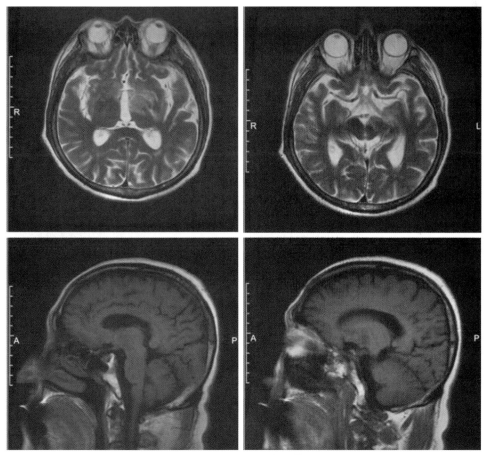

图 8-1-2　脑 MRI 检查（2020-10-23）示双侧丘脑、基底节区、额叶底部及中脑多发 T1 低信号 T2 高信号，病灶较前缩小

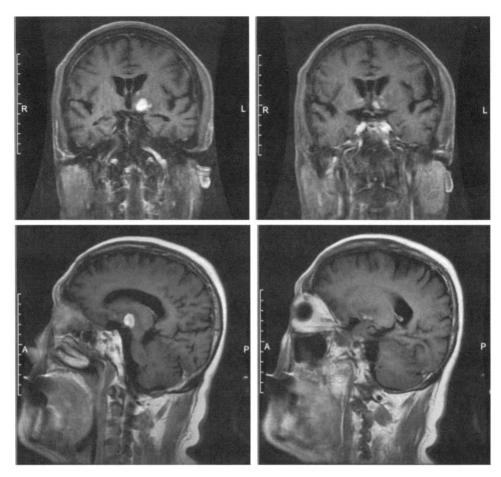

图 8-1-3　脑强化 MRI（2020-10-23）示双侧侧脑室前角旁可见异常强化影

予两个周期利妥昔单抗＋甲氨蝶呤＋替莫唑胺联合化疗，患者随后就诊于笔者所在医院血液内科行两个周期利妥昔单抗＋甲氨蝶呤＋来那度胺化疗，就诊时复查脑 MRI 平扫及强化示淋巴瘤治疗后复查，左侧基底节区异常信号，病灶范围较前缩小，双侧脑实质多发缺血灶（图 8-1-4，图 8-1-5）。

【最终诊断】

原发性中枢神经系统淋巴瘤。

【诊疗体会及总结】

自身免疫性脑炎（autoimmune encephalitis，AE）泛指一类由自身免疫机制介导的脑炎，一般急性起病，精神行为异常、癫痫发作、认知功能障碍是其常见的三大临床特征，而本患者起病形式符合 AE 的起病方式，起病表现也符合 AE 的常见表现。AE 的脑脊液表现为炎性改变，脑 MRI 示边缘系统或其他区域（除外非特异性白质改变和卒中）T2 或者 FLAIR 异常信号，本患者脑脊液表现提示有炎性改变，脑 MRI 有异常信号表现，虽然实验室检查患者自身免疫性脑炎抗体阴性，可能跟我们实验室检查的抗体谱不全，甚至可能存在未知的抗体有关。综上，结合《中国自身免疫性脑炎诊治专家共识（2022 年版》，我们诊断患者为可能的自身免疫性脑炎，并给予丙种球蛋白、大剂量糖皮质激素冲击治疗，经过治疗患者的临床表现好转、脑 MRI 异常信号减少。至此，我们错误地以为该患者自身免疫性脑炎的诊断成立。

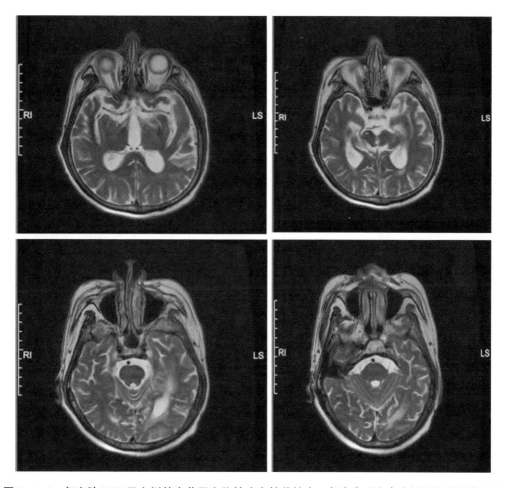

图 8-1-4　复查脑 MRI 示左侧基底节区占位性病变较前缩小，复查发现患者左侧颞枕叶新发病灶

原发性中枢神经系统淋巴瘤（primary central nervous system lymphoma，PCNSL）是一种罕见的侵袭性的结外非霍奇金淋巴瘤（non-Hodgkin lymphoma，NHL），占全部 NHL 的 1%～2%，占中枢神经系统恶性肿瘤的 2%～3%。其原发于中枢神经系统（脑、软脑膜、脊髓）及眼球，但无全身受累。组织学上，约 80% 的病理类型是 CD20+ 弥漫

性大 B 细胞淋巴瘤（DLBCL），表现为高度增殖的肿瘤细胞围绕血管生长，弥漫性浸润中枢神经系统。其他少见病理类型为边缘区、滤泡、T 细胞、小淋巴细胞淋巴瘤和套细胞淋巴瘤。

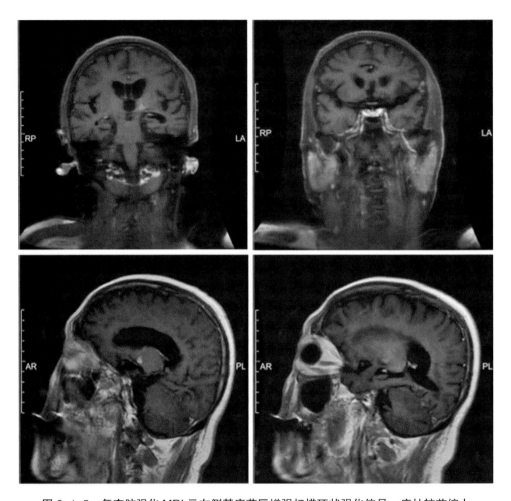

图 8-1-5　复查脑强化 MRI 示左侧基底节区增强扫描环状强化信号，病灶较前缩小

中枢神经系统内不存在淋巴组织。目前，脑内淋巴瘤的起源可归因于以下因素：第一，反应性淋巴细胞在脑内感染时进入脑组织，通过各种机制发生恶变。第二，活化的外周淋巴细胞转化为肿瘤细胞，并通过血流迁移到大脑，导致肿瘤主要位于脑室、基底神经节和额顶叶周围等。第三，大脑血管周围的未分化多能干细胞可能是脑内淋巴瘤的来源。有文献报道 PCNSL 发病的分子机制是通过 JAK-STAT、PI3K-mTOR、BCR 和 TLR-MYD88 这些信号通路失调，最终导致 NF-κB 激活和 B 细胞增殖与存活。其危险因素包括诊断时中位年龄为 65 岁的高龄及先天性或获得性免疫缺陷。

PCNSL 可发生在中枢神经系统的任何部位，但多数发生在幕上，幕下较少受累，病变好发于基底神经节、胼胝体、脑室周围白质和小脑蚓部，软脑膜、脉络丛和透明隔也常受累。其神经系统的症状和体征由其占位效应或弥散性脑水肿所致，根据其受累部位不同出现相应的临床症状。PCNSL 可急性或亚急性起病，临床表现为肢体无力、认知障碍、癫痫发作、精神行为异常、感觉障碍等神经系统受累的症状及体征。

PCNSL 诊断的金标准是立体定向活检并进行病理检查、脑脊液检查（在软脑膜受累的情况下）或玻璃体液检查（在眼部受累的情况下）。立体定向活检是有创检查，而其影像学有独特的表现，因此认识其影像学表现尤为重要。脑 CT 多呈稍高密度肿块，形态不规则，呈团块状或类圆形，增强检查呈团块状或"握拳"样均匀强化。脑 MRI 表现为 T1WI 等或稍低信号，T2WI 多表现为等或稍高信号，内部有坏死 T2WI 可为高信号，增强扫描多呈明显均匀强化或结节状强化，部分病例出现"肚脐征""握雪征""蝶翼征"等，肿瘤坏死时可强化不均。弥散加权成像（DWI）呈稍高信号，ADC 值降低。灌注加权成像（PWI）表现为肿瘤新生血管少，与其他颅脑恶性肿瘤不同，其表现为低灌注。MRI 波谱表现为瘤细胞致密导致 CHo 峰升高，N- 乙酰天冬氨酸降低。氟 –18 标记氟代脱氧葡萄糖正电子发射计算机断层扫描（^{18}F–FDG–PET/CT）表现为病灶明显高摄取，SUVmax 值大于 15 时，有助于 PCNSL 的诊断。根据其病史及脑影像学表现考虑为 PCNSL 时可行立体定向活检确诊。本患者初诊时脑 MRI 示双侧丘脑、基底节区、额叶底部及中脑多发斑片状、片状稍长 T1、长 T2 信号影，FLAIR 呈高信号，边界不清，DWI 呈略高信号，内见小斑片状短 T1 信号影；双侧额顶叶皮质区见多发斑片状等 T1、长 T2 信号影，FLAIR 呈高信号，边界不清，DWI 呈等信号，虽然患者有幕下受累，但本患者脑 MRI 表现仍要考虑为 PCNSL。

PCNSL 需要与大脑淋巴瘤病相鉴别。大脑淋巴瘤病是一种罕见的原发性中枢神经系统淋巴瘤类型，表现为中老年患者进行性认知障碍和步态异常，脑影像学改变为大脑弥漫性白质病变，病变不强化或很少强化，诊断依靠脑组织活检。相较于 PCNSL，大脑淋巴瘤病患者在认知、行为和步态异常中发生率更高，预后更差，50% 的患者会死于发病后 3 个月。

PCNSL 对类固醇激素非常敏感，可在应用激素后数小时至数天内导致细胞溶解和肿瘤缩小，但瘤体减少是暂时的，常在几个月后或停药后很快复发。因此，本患者误诊后应用大剂量激素冲击治疗后症状好转，病灶缩小，给我们一种好转的假象。

本病进展快，预后差，确诊后以大剂量甲氨蝶呤（HD–MTX）为基础的诱导治疗仍是初诊 PCNSL 的标准治疗方案，但总体反应率和完全缓解率有限。

在此我们反思，虽然本患者影像学表现符合 PCNSL 的特征，但仍未正确诊断，归因于我们对原发性中枢神经系统淋巴瘤的认识不足，因此我们应总结其发病机制及影像学特点等，加强对此病的学习。

参考文献

[1] 中华医学会神经病学分会神经感染性疾病与脑脊液细胞学学组.中国自身免疫性脑炎诊治专家共识（2022年版）[J].中华神经科杂志，2022，55（9）：931-949.

[2] 朴浩哲，王玉林，司马秀田，等.CACA原发性中枢神经系统淋巴瘤整合诊治指南（精简版）[J].癌症，2023，42（1）：49-57.

[3] Mo SS, Cleveland J, Rubenstein JL. Primary CNS lymphoma: update on molecular pathogenesis and therapy[J]. Leukemia Lymphoma, 2022, 64 (1): 57-65.

[4] Liu LH, Zhang HW, Zhang HB, et al. Distinctive magnetic resonance imaging features in primary central nervous system lymphoma: A case report[J]. World J Radiol, 2023, 15(9): 274-280.

[5] 靳欣，李凯悦，周雨菁，等.原发性中枢神经系统淋巴瘤的影像学研究进展[J].国际放射医学核医学杂志，2022，46（11）：679-684.

[6] 陈彬，牛松涛，石玉芝，等.两例大脑淋巴瘤病患者的脑脊液改变及影像学特征[J].中华医学杂志，2022，102（39）：3147-3150.

病例 2　以痴笑性癫痫为主要表现的下丘脑错构瘤 1 例

临床资料

女，20岁，因"不自主发笑17年，发作性胃气上升感，肢体抽动10年。"于2024-01-06入院。

【现病史】

患者17年前开始出现不自主发笑，数秒钟好转，每天均有发作，未在意。10年前开始出现发作性胃气上升感，随后出现四肢不自主抽动，每晚睡觉前或睡醒前出现发作，每次约持续数秒到数分钟不等，有时出现右上肢摆臂或伸直等不自主运动，无意识丧失。近1年癫痫发作频率较前明显增加，伴有紧张焦虑、情绪低落、脾气急躁、莫名想哭、注意力不集中、学习成绩差、工作效率下降，有时伴乳房胀痛，无泌乳，第二性征发育正常，月经规律，无明显认知障碍，平素服用苯妥英钠、卡马西平、左乙拉西坦，效果欠佳。

【既往史】

既往心肌炎、乳腺结节病史。

【家族史】

无癫痫发作家族史。

【月经史】

平素月经规律，12 岁初潮，周期 28 ～ 30 天，经期 3 ～ 5 天，末次月经时间 2023-12-20。

【体格检查】

BP 104/75mmHg，神志清，精神一般，言语流利，查体合作。双瞳孔等大等圆，直径 3mm，光反应灵敏，无复视及眼震，视野粗测未见异常。双侧鼻唇沟对称，伸舌居中。四肢肌力 5 级，肌张力适中，腱反射对称存在，浅感觉对称，双上肢指鼻试验稳准，双下肢跟膝胫试验稳准，双下肢巴氏征阴性。双侧乳腺发育正常，第二性征发育正常。

【辅助检查】

1. 实验室检查 血常规、凝血功能、肝肾功能、电解质检查等无异常；卡马西平浓度：7.3μg/ml（4 ～ 12μg/ml）；苯妥英钠浓度：7.73mg/L（10 ～ 20mg/L）；内分泌六项：泌乳素 904.00mIU/L（72 ～ 511mIU/L），睾酮 0.19nmol/L（0.22 ～ 2.9nmol/L）；甲状腺功能检查正常。

2. 神经影像学检查 颅脑 MRI：脚间窝、脚间池右侧内异常信号，建议行颅脑增强进一步检查；颅脑 MRA 未见明显异常（图 8-2-1）。

颅脑强化磁共振及 MRS：右侧乳头体区占位，下丘脑错构瘤？（图 8-2-1）；右侧乳头体区 MRS：NAA/Cr=2.31,Ch/Cr=9.85，基线不稳。

3. 脑电图 提示异常脑电图，右侧前中颞区为主，较多量高 - 极高波幅尖慢波散发或阵发。

4. 心电图 窦性心律；正常范围心电图；心脏彩超：二尖瓣反流（少量），三尖瓣反流（少量）。

5. 乳腺超声 双侧乳腺实性结节，右乳内单发结节，大小约 0.98cm×0.29cm；左乳内单发结节，大小约 0.99cm×0.55cm，左乳内片状低回声区，范围约 2.93cm×0.8cm。

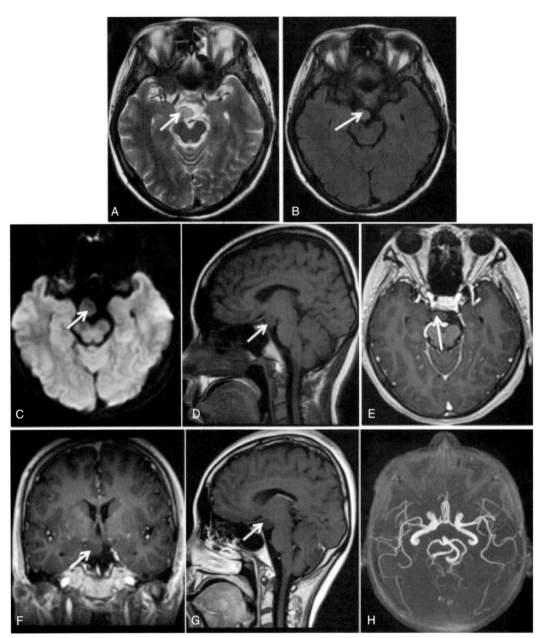

图 8-2-1　颅脑磁共振及强化磁共振：右侧乳头体区团块状 T2WI 等高信号（A），FLAIR 呈稍高信号（B），DWI 等信号（C），T1WI 稍低信号（D），大小约 16mm×13mm×15mm；增强扫描无强化（E～G）。

【诊疗思路分析】

青年女性，该患者具有多种癫痫发作形式，以痴笑性癫痫、局灶性强直发作为主，有腹部胃气上升感等自主神经性先兆症状，伴有焦虑、抑郁等精神症状，抗癫痫治疗效果差。结合患者颅脑磁共振的典型神经影像学表现：脚间池占位性病变，乳头体区肿块在 T1WI 上呈稍低信号，在 T2WI 上呈等高信号，FLAIR 呈稍高信号，在 DWI 上呈等信号，且内部信号均匀，增强扫描示病灶无强化。脑电图提示右侧前中颞区为主的尖慢波。目前考虑下丘脑错构瘤可能性大。

【初步诊断】

痴笑性癫痫、局灶 – 复杂部分性癫痫发作、下丘脑错构瘤。

【治疗过程及随访】

治疗上给予调整抗癫痫药物：卡马西平 0.2g tid，左乙拉西坦 0.5g bid；已预约北京天坛医院手术治疗，后期长期随访术后病理类型及癫痫发作情况。

【最终诊断】

下丘脑错构瘤；痴笑性癫痫；局灶性 – 复杂部分性癫痫发作。

【诊疗体会及总结】

下丘脑错构瘤（hypothalamic hamartoma，HH）是发生于下丘脑腹侧、第三脑室底、灰质结节或乳头体附近的先天性非侵袭性非肿瘤性异位神经组织，其包含正常的神经元和神经胶质细胞及纤维束，但分布异常。临床上常表现为痴笑性癫痫（gelastic seizure，GS）、认知障碍、性早熟和精神行为异常等。

HH 按照形态学分类，可以分为无柄型和有蒂型，这两种亚型有不同的临床表现。Ⅰ型为连接下丘脑后部和第三脑室的下丘脑内病变，出现在乳头体附近，通常与痴笑性癫痫发作有关。Ⅱ型是下丘脑旁或有蒂病变，位于下丘脑前部、灰结节或垂体柄附近，仅附着于第三脑室底，通常与促性腺激素释放激素（GnRH）释放增加引起的性早熟体征有关。该患者主要以痴笑性癫痫发作为主要表现，有上腹部先兆胃气上升感等自主神经性症状，伴有焦虑、抑郁等精神改变，无明显第二性征异常，幼时无明显性早熟表现，推测该患者 HH Ⅰ型可能性大。

痴笑性癫痫作为一种罕见的癫痫发作形式，它可以作为唯一的发作类型，也可以伴随着其他癫痫发作类型。目前认为 HH 以下丘脑为核心，与大脑皮质、丘脑、脑干等建立了传出和传入信号的网络联接，当肿瘤侵及间脑尤其是侵犯乳头体及毗邻结构，通过乳头体被盖束和乳头体丘脑束，形成了促进癫痫传导的皮层下环路。目前 HH 致痫性假说主要包括以下几方面：①邻近正常结构的局部刺激可能改变下丘脑网络的兴奋性，HH 患者的癫痫发作似乎与病变附着区域（乳头体区域的下丘脑后部）相关，而不是病变大小；②激素的异常表达，HH 细胞表达异常神经肽导致癫痫发作；③ HH 本质上是致病灶。

痴笑性癫痫发作（gelastic seizure，GS）的 EEG 表现没有特异性，间期可表现为额区和（或）颞区为主的慢波或癫痫样波形，也可没有明显异常所见，发作期多有广泛性电压降低，伴或不伴局部节律性演变，有时发作期 EEG 也可无明显变化。该患者脑电图存在右侧前中颞区的异常放电，考虑下丘脑异常放电传到皮层可能。

HH 的首选影像学检查为头颅 MRI，典型表现为垂体柄后方、鞍上池或乳头体、灰结节区的类圆形肿物，边界清晰，可侵及第三脑室，大多与脑灰质相似，在 T1WI 表现为稍低或等信号，T2WI/FLAIR 呈等信号至稍高信号，增强扫描无强化。颅脑 MRI 波谱显示 N－乙酰天冬氨酸轻度降低，胆碱轻度升高，与神经元密度降低和相对胶质增生相一致。肌醇升高，这与正常大脑相比神经胶质成分增加是一致的。该患者颅脑磁共振示：右侧乳头体区团块状 T1WI 稍低信号，T2WI 等高信号，FLAIR 呈稍高信号，DWI 等信号；增强扫描无强化，其影像学符合 HH。

目前 GS 的治疗方法大致分为药物治疗以及外科治疗。HH 所致的 GS 可能引起认知障碍，并且对抗癫痫发作药物及生酮饮食疗法反应较差，目前认为对其最有效的治疗方法为手术切除及微创毁损（射频热凝和激光）。该患者临床表现为 GS 伴有焦虑、抑郁等精神行为异常，目前经抗癫痫药物治疗效果不佳，该患者已联系北京天坛医院，择期行手术治疗。术后将继续随访患者，追踪有无癫痫发作。

总之，GS 作为一种罕见的癫痫发作形式，常常被大众甚至医护人员所忽略，这也导致患者因不能得到及时诊治而受到了更大的损害，及时识别 GS，尽早完善脑电图及颅脑磁共振至关重要，希望通过该病例能加深对 GS 及 HH 的认识，促进对 GS、HH 的正确诊疗。

参考文献

[1] Alomari SO, Houshiemy MNE, Bsat S, et al. Hypothalamic hamartomas: a comprehensive review of the literature – Part 1: Neurobiological features, clinical presentations and advancements in diagnostic tools[J]. Clin Neurol Neurosurg, 2020, 197: 106076.

[2] 黄海龙，张新定，杨宝慧，等. 以发作性痴笑为表现的下丘脑错构瘤 1 例 [J]. 中国临床神经外科杂志，2021，26（8）：650.

[3] 郑舒畅，齐霜，余建东，等. 下丘脑错构瘤致痫神经机制的研究进展 [J]. 中华神经医学杂志，2019，18（7）：728-731.

[4] 尹春红，李玉华. MRI 诊断儿童下丘脑错构瘤 [J]. 磁共振成像，2011，2（1）：29-32.

[5] 罗世琪，李春德，马振宇，等. 214 例下丘脑错构瘤分型与临床症状 [J]. 中华神经外科杂志，2009，25（9）：788-792.

第9章

其他疾病

病例 1　以记忆力减退为主要表现的中枢神经系统朗格汉斯细胞组织细胞增生症

> **临床资料**
>
> 患者，男，36 岁。主因"记忆力减退 2 个月"于 2017-04-03 收入院。

【现病史】

患者入院前 2 个月无明显诱因出现记忆力减退，以近期记忆力减退为主，表现为忘记刚打过的电话，忘记刚刚说过的话，远期记忆力无明显受损，无言语不清，无精神及行为异常，无头晕、头痛，无烦渴，无多饮、多尿，无复视，无耳鸣、耳聋，无肢体麻木无力，无发热。患者自发病以来，进食可，大小便正常，体重无明显变化。

【既往史】

既往体健，否认其他病史。

【体格检查】

T 37.6℃，P 86 次 / 分，R 18 次 / 分，BP 111/84mmHg。神志清，言语流利，近期记忆力减退，远期记忆力正常，定向力、计算力及执行能力正常。双侧瞳孔等大等圆，直径约 3mm，对光反射灵敏，双侧鼻唇沟对称，伸舌居中，颈软无抵抗，四肢肌力 5 级，肌张力正常，双侧腱反射（++），感觉、共济无异常。双肺呼吸音清，无干湿啰音，心率 86 次 / 分，未闻及杂音，腹软，肝脾肋下未触及，肠鸣音 4 次 / 分。

【辅助检查】

脑 MRI（2017-04-03）示中脑前方乳头体区异常占位病变（图 9-1-1A、图 9-1-1C），

T1 序列垂体后叶高信号消失（图 9-1-1B）。脑强化 MRI（2017-04-03）示中脑前方乳头体区肿瘤样病变，双侧外耳道区异常强化影（图 9-1-1D）。中耳乳突 CT（2017-04-04）示双侧外耳道内软组织密度影填充（图 9-1-2）。胸部 CT 及腹部强化 CT（2017-04-04）示双肺、肝多发囊状病变（图 9-1-3A、图 9-1-3B）。实验室检查血常规、肝肾功能、电解质、风湿三项、免疫系列、甲功五项、抗核抗体谱、肿瘤标志物、病毒四项、尿粪常规等无明显异常，内分泌六项示泌乳素 1600mIU/L（86 ～ 390mIU/L）、睾酮 0.28nmol/L（9.9 ～ 27.8nmol/L）、促黄体生成素＜ 0.100IU/L（1.7 ～ 8.6IU/L）、促卵泡成熟激素 0.72IU/L（1.5 ～ 12.4IU/L）、雌二醇 25.76pmol/L（99.4 ～ 192pmol/L）。

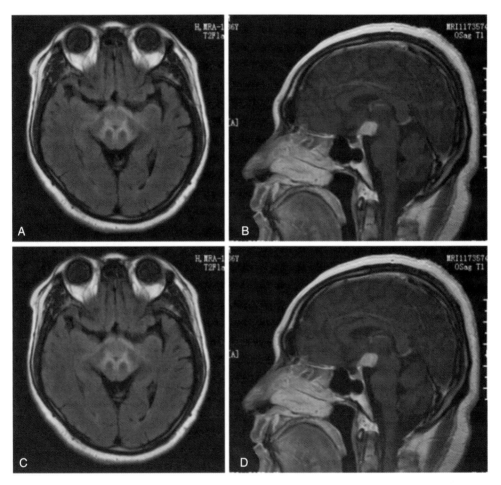

图 9-1-1　A. 脑 MRI T2 成像显示中脑前方乳头体区占位性病变；B. 脑 MRI T1 成像显示垂体后叶高信号消失，乳头体区肿胀；C. 脑 MRI FLAIR 成像显示中脑前方乳头体区占位性病变，中脑受压；D. 脑强化 MRI 显示中脑前方乳头体区均匀强化肿块

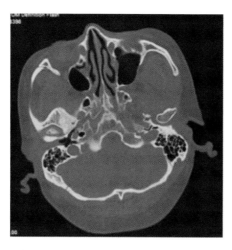

图 9-1-2　中耳乳突 CT 显示双侧外耳道内软组织密度影填充

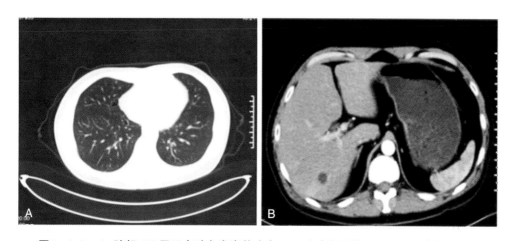

图 9-1-3　A. 肺部 CT 显示右肺多发囊状病变；B. 上腹部强化 CT 显示肝脏囊状病变

【诊疗思路分析】

患者为青年男性，亚急性病程，以近记忆力减退为主要表现，脑 MRI 可见下丘脑乳头体区实性占位病变，脑、胸腹部 CT 可见外耳道软组织病灶、肺部及肝多发囊性病灶，实验室检查垂体前叶激素分泌异常。根据上述特点，考虑病变为下丘脑肿瘤性疾病或炎性肉芽肿性疾病。下丘脑肿瘤性病变常见胶质瘤、转移瘤、错构瘤、生殖细胞瘤等。下丘脑胶质瘤多累及视交叉和视神经，强化一般为不规则强化；下丘脑错构瘤为临床罕见异位神经组织，并非真正的肿瘤，一般发生于下丘脑下部或灰结节区，主要表现为性早熟、痴笑性癫痫等，T1WI 一般为等信号，T2WI 呈等或稍高 T2 信号改变，一般无强化改变；下丘脑转移瘤好发于老年人，应有明确的原发肿瘤证据，该患者胸腹部囊性病变并非为肿瘤病变；下丘脑生殖细胞瘤多发生于儿童，病变形态不一，可出现囊变、出血，实性成分 CT 呈高密度影，T1WI、T2WI 同脑灰质信号，DWI 呈高信号，增强后可明显强化。炎性肉芽肿性疾病多见于朗格汉斯细胞组织细胞增生症、神经结节病、Wegener 肉芽肿、结核等。朗格汉斯细胞组织细胞增生症可以多系统受累，颅内病变多累及下丘脑漏斗及灰结节区，可出现尿崩症及垂体激素分泌异常表现，该患者相关影像学表现基本符合；神经结节病常累及脑基底部软脑膜及下丘脑和漏斗，可出现下丘脑功能障碍、多支脑神经功能受累症状，实验室检查血 ACE 升高，脑 MRI 增强可见结节状或弥漫性软脑膜强化为其特点，该患者影像学表现不符合；患者无肺部间质性肺炎、肺结节表现，无上呼吸道受累症状，嗜酸性粒细胞不高，无结核病史，无颅内炎症表现，可排除 Wegener 肉芽肿、结核等疾病。考虑该患者为累及多脏器的系统性疾病，决定行病理活检以明确诊断，而外耳道软组织病变成为病理活检最佳部位。

【病理活检】

外耳道病变组织活检示肿瘤细胞呈片状分布，胞浆嗜酸，可见核分裂象，其内散在嗜酸粒细胞及多核巨细胞，免疫组化示 CD1a（＋）、CD68（±）、Langerin（＋）、S100（＋），病理诊断朗格汉斯细胞组织细胞增生症（图 9-1-4）。

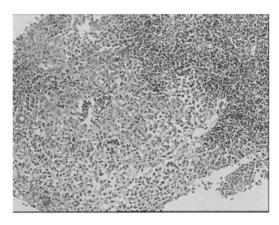

图 9-1-4　外耳道病变组织活检示肿瘤细胞呈片状分布，胞浆嗜酸，可见核分裂象，其内散在嗜酸粒细胞及多核巨细胞。免疫组化示 CD1a（＋）、CD68（±）、Langerin（＋）、S100（＋）

【治疗过程及随访】

转入血液内科给予 MTX+Are-C 方案化疗 6 个疗程，后续规律口服沙利度胺治疗，患者记忆力障碍症状逐渐好转，门诊随访病情稳定，无相关症状复发。

【最终诊断】

朗格汉斯细胞组织细胞增生症。

【诊疗体会及总结】

朗格汉斯细胞组织细胞增生症（Langehans cell histiocytosis，LCH）临床发病率低，症状复杂多变，疾病发展过程难以预测，可表现为自发性消退、数年慢性反复发作或者迅速恶化导致死亡。LCH 病因及发病机制尚不完全清楚，可能与病毒感染、细胞因子介导、免疫功能紊乱、吸烟和遗传等因素有关。研究认为 LCH 细胞来源于未成熟髓系树突状细胞前体，与 RAS–RAF–MEK–ERK 通路和髓系树突状细胞的分化密切相关，50% 的患者可出现 BRAF 的基因突变。LCH 的疾病性质可能为来源于髓系的带有炎症性的肿瘤，即炎症性髓系肿瘤。不管病变位于任何部位，LCH 组织病理学特征基本相似，光学显微镜下可显示朗格汉斯细胞增生，以细胞质嗜酸性、伸长的肾形细胞核、核凹陷为主要特征，周围可有巨噬细胞、淋巴细胞和大量嗜酸性粒细胞浸润。电镜下可显示朗格汉斯细胞质中的 Birbeck 颗粒，其中心呈条纹状或拉链样，一端呈球状膨大，整个颗粒类似网球拍。免疫组化染色已经成为 LCH 诊断的重要手段，瘤细胞表达 CD1a、S100 蛋白和 CD68，但后两者均缺乏特异性。CD1a 具有很高的敏感性和特异性，是目前诊断 LCH 最有用的标志物。因此，对于多系统受累的 LCH 尤其是中枢神经系统 LCH（如本例患者）可通过其他受累的组织如外耳道、皮肤、淋巴结等部位进行活检以确定诊断。

LCH 出现中枢神经系统症状相对少见，5% ～ 10% 的 LCH 患者可累及神经系统。病变多位于下丘脑 – 垂体区域和颅骨。其临床症状取决于中枢神经系统受累部位，中枢性尿崩症和垂体前叶激素分泌异常是 LCH 下丘脑 – 垂体轴受累最常见的症状，垂体前叶激素分泌异常可出现生长激素缺乏、继发性甲状腺功能减低、性腺激素分泌减少及高泌乳素血症等表现。而我们报道的这例患者其病变以乳头体受累为主，且以记忆力减退为主要表现，类似表现的中枢神经系统 LCH 病例国内尚未见报道，仅国外报道 1 例，那例患者亦累及乳头体，临床表现类似 Korsakoff 综合征，为行为异常、虚构、近事遗忘、淡漠等症状。LCH 病变累及颅骨、脑膜可出现头痛、癫痫、颅内压增高、脑积水等症状和体征。此外，中枢神经系统 LCH 还可以出现神经系统退行性病变，如轻微的震颤、步态异常、构音困难、吞咽困难、共济失调、行为异常、学习困难，甚至严重的精神性疾病，此类症状及体征无特异性，需要病理活检方能明确诊断。

MRI 是评价中枢神经系统 LCH 首选影像学检查。在下丘脑 – 垂体区域，最常见的 MRI 表现为强化的垂体柄增粗（> 3mm），垂体后叶高信号的消失（因为 T1WI 上垂体后叶高信号亮点与抗利尿激素颗粒的存在有关）。此外，也能见到漏斗部呈线状狭窄（最大直径＜1mm），漏斗和下丘脑的肿块。但上述表现均无特异性，需要与颅内肿瘤（最常见为生殖细胞瘤）、肉芽肿病（结节病、Wegener肉芽肿等）、外伤后改变和先天性尿崩症等鉴别。当病变累及乳头体时，需要与Wernicke-Korsakoff综合征进行鉴别。

对多脏器、多系统受累的LCH患者，通常进行包括长春新碱和泼尼松在内的化疗和系统性皮质激素治疗。而目前针对中枢神经系统受累的LCH临床治疗尚无明确治疗指南建议，对于孤立性骨LCH主要采取手术切除或刮除术，对于累及下丘脑出现尿崩症、激素水平低下患者则需要激素替代、血管加压素治疗，此外需要标准化LCH化疗。局部放疗也是治疗中枢神经系统LCH有效的治疗措施。伽玛刀、射波刀（Cyberknife）等放射外科手术具有定位精确、周围组织损伤小等优点，近年来也越来越多地被用于LCH患者的治疗。在不远的将来，针对BRAF或者MEK的抑制剂可能会成为治疗LCH的有效办法。

总之，中枢神经系统LCH临床表现复杂，其疾病的异质性和少见性对做出临床正确诊断提出了挑战，需要提高神经内科医师对该病的认识，以避免造成误诊和漏诊。有效的影像学检查、组织病理学活检并结合临床表现有助于提高本病的早期诊断率。

参考文献

[1] Néel A, Artifoni M, Donadieu J, et al. Langerhans cell histiocytosis in adults[J]. Rev Med Interne, 2015, 36(10): 658-667.

[2] Yoon YJ, Park BK, Yoo H, et al. A case of Langerhans cell histiocytosis manifested as a suprasellar mass[J]. Brain Tumor Res Treat, 2016, 4(1): 26-29.

[3] Shamim SA,Tripathy S,Mukheriee A,et al. 18-F-FDG PET/CT in localizing additional CNS lesion in a case of langerhans cell histiocytosis: determining accurate extent of the disease[J]. Indian J Nucl Med, 2017, 32(2): 162-163.

[4] Schmitz L, Favara BE.Nosology and pathology of Langerhans cellhistiocytosis[J].Hematol Oncol Clin North Am, 1998, 12(2): 221-246.

[5] Girschikofsky M, Arico M, Castillo D, et al. Management of adult patients with Langerhans cell histiocytosis: recommendations from an expert panel on behalf of Euro-Histio-Net[J].Orphanet J Rare Dis, 2013, 8: 72.

[6] 曾凯旋，刘一雄，张徽晨，等.朗格汉斯细胞组织细胞增多症的研究进展[J].白血病·淋巴瘤，2016，25（9）：565-568.

[7] Le Guennec L,Martin-Duverneuil N,Mokhtari K, et al. Neuro-Langerhans cell histiocytosis[J]. Presse Med, 2017, 46(1): 79-84.

[8] Broner J,Danière F, Coestier B,et al. Mammillary bodies infiltration in Langerhans-cell histiocytosis[J]. J Neuroradiol, 2016, 43(6): 417-419.

[9] 朱绍成，冯敢生，史大鹏.小儿颅骨郎格罕斯细胞组织细胞增生症的CT诊断[J].临床放射学杂志，2007，26（12）：1259-1261.

病例 2　低颅压综合征

患者，女，33 岁。主因"头痛 3 天"于 2023-12-27 收入院。

【现病史】

患者 3 天前无明显诱因出现头痛，部位为前额部及后枕部，性质为钝痛，自觉站立时可诱发加重，休息或平卧时头痛可缓解，伴恶心、呕吐，疼痛不影响睡眠，病程中出现双耳鸣，伴轻度听力减退，无视物成双、视物模糊、视力减退，无肢体活动障碍及抽搐，无视幻觉及意识障碍，为进一步治疗收住神经内科。

【既往史】

既往肺结核病史 10 余年，现已治愈；近期有支原体感染病史（诊所输注阿奇霉素、甘露醇等）。

【家族史】

否认相关疾病家族史。

【体格检查】

T 37.3℃，P 59 次 / 分，BP 118/76mmHg。皮肤无紫癜、黄染，口唇无发绀，双肺呼吸音清，未闻及干湿啰音，心率 59 次 / 分，律齐，心音可，各瓣膜区未闻及明显杂音，腹部查体未见明显异常，双下肢无水肿。神志清，精神一般，言语流利，查体合作。双侧瞳孔等大等圆，直径 3mm，光反应灵敏，眼动自如，无复视及眼震，视野粗测未见异常。额纹对称，双侧鼻唇沟对称，伸舌居中，软腭上抬可，咽反射对称存在，转颈耸肩有力。颈软无抵抗，四肢肌力 5 级，肌张力适中，腱反射对称存在，浅感觉对称，双上肢指鼻试验稳准，双下肢跟 - 膝 - 胫试验稳准，双下肢巴氏征阴性，克氏征、布什征阴性，Romberg 征阴性，直线行走无异常。

【辅助检查】

实验室检查血尿便常规、C 反应蛋白、电解质、凝血功能、D- 二聚体、心肌酶、肝肾功能、血脂、同型半胱氨酸、甲功三项、乙肝五项、病毒四项、风湿三项、抗核抗体谱、ANCA 四项、磷脂综合征两项、免疫球蛋白 + 补体等大致正常。电测听检查示双耳神经源性听力障碍。腰椎穿刺：压力 30mmH₂O；脑脊液颜色淡红色、微浑，红细胞 2000×10^6/L，白细胞 10×10^6/L，考虑为穿刺伤所致结果；脑脊液生化示蛋白 416.2mg/L，葡萄糖 3.37mmol/L，乳酸脱氢酶 39.6U/L，氯定量 126mmol/L。脑 MRI+MRA+MRV（2023-12-28）：脑室变小，局部脑沟变浅，小脑扁桃体下移，桥前池及鞍上池变窄；垂体形态饱满；静脉窦扩张增宽；MRA 及 MRV 未见明显异常。脑增强 MRI（2023-12-30）：大脑凸面和小脑幕硬脑膜弥漫性、连续性的线样强化（图 9-2-1）。

【诊疗思路分析】

患者为青年女性，急性起病，以体位性头痛为主要表现，坐起及站立时头痛明显，平躺可减轻或缓解；脑平扫示脑组织下沉，强化 MRI 示硬脑膜弥漫性、连续性线样强化；腰穿压力（初压为 30mmH₂O）小于 60mmH₂O。根据上述特点，诊断低颅压综合征明确。患者发病过程中出现听力减退，考虑是因为脑脊液水垫的缓冲作用减弱或消失，坐立位时脑组织由于重力作用向下移位，使分布在颅内血管、颅底脑膜的痛觉纤维、三叉神经、听神经、舌咽神经及迷走神经受到牵拉或压迫所致。因为多部位的脑神经受累，临床上可出现听觉、视觉症状等相应症状。

需要与低颅压综合征鉴别的疾病有感染性脑膜炎、肥厚性硬脑膜炎及蛛网膜下出血等。①感染性脑膜炎：头痛呈持续性，多卧位加重或与体位无关。当感染性疾病（细菌、病毒、真菌性脑膜炎）累及脑膜时，硬脑膜的增厚及强化可与软脑膜强化同时出现，但是相对于硬脑膜，更倾向于累及软脑膜，但病灶范围较局限。结核性脑膜炎多好发于基底池且有粘连，局限性脑沟扩大或者脑室系统积水。脑 MRI 平扫及增强表现为脑膜及脑表面呈较弥漫的长 T1 信号，邻近脑组织肿胀，增强可见脑膜沿着脑沟呈局部平滑条带状或结节状强化，临床一般具有感染性症状，脑脊液常规、脑脊液生化、血清学检查、血培养等有助于诊断。②特发性肥厚性硬脑膜炎：多出现局部结节状的脑膜强化影，脑脊液压力多为正常。该患者临床症状及实验室检查、影像学检查不支持。③蛛网膜下出血：起病急骤，出现剧烈头痛，且头痛不随体位变化而减轻，脑脊液压力增高，蛋白质轻度增加，细胞计数增加，以红细胞为主。脑 CT 平扫脑池、脑裂可见高密度影，脑 MRI 检查无硬脑膜增厚及均匀、无结节的线样硬脑膜强化。

【临床诊断】

低颅压综合征。

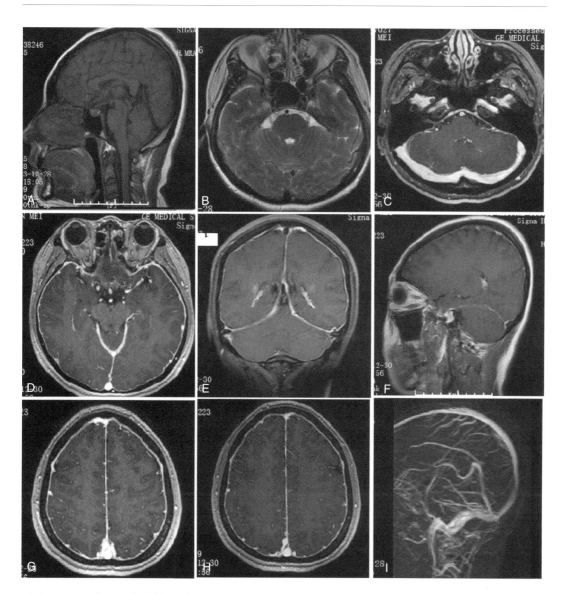

图 9-2-1　脑 MRI 矢状位 TI 序列可见垂体饱满、桥前池狭窄、垂体窝增大、小脑扁桃体稍下移位

A、B、D. 颅脑平扫及强化 MRI 可见小脑扁桃体稍下移、桥前池及鞍上池变窄、脑下垂。C、D、E、G、H. 颅脑强化 MRI 可见脑膜广泛连续性线样强化，强化的硬脑膜平滑、无结节，信号均匀，呈线条状。F. 脑强化 MRI 可见双侧硬脑膜弥漫性增厚强化，呈现"奔驰车标征"。F. 颅脑强化 MRI 可见横窦下缘膨胀性突出。D、F、G. 颅脑强化 MRI 可见上矢状窦扩张呈椭圆形。C、D、G、H、I 颅脑强化 MRI 及 MRV 可见静脉窦增宽

【治疗过程及随访】

入院后嘱卧床休息，大量饮用生理盐水，给予镇痛、补液等对症治疗，患者头痛逐渐缓解、听力改善。出院后 1 个月电话随访，患者头痛已消失，听力恢复，可正常生活。3 个月后随访头痛未再发作。

【诊疗体会及总结】

低颅压综合征是由多种病因引起的侧卧位腰椎穿刺脑脊液压力 < 60mmH$_2$O、以体位性头痛为特征的临床综合征。原因未明者称原发性低颅压综合征。继发性低颅压综合征各年龄均可发病，但以成年人居多，多见于腰穿术后、脑外伤或术后，较少见于脱水、休克、心力衰竭、糖尿病昏迷、尿毒症、安眠药中毒、脑放射性照射治疗等。以 40 岁左右多见，男女比例约 1 ∶ 2，临床症状中以体位性头痛发病率最高。该病是一组以体位性头痛为主要临床表现的综合征。体位性头痛指的是患者由仰卧位变为直立位数秒或数分钟后头痛加重，躺下一段时间后头痛消失或缓解的症状。它通常继发于自发性脑脊液漏和（或）低脑脊液压力（侧卧位腰椎穿刺脑脊液压力低于 60mmH$_2$O），还可伴有头晕、恶心、耳鸣、视物重影、共济失调等不典型症状。根据 Monro–Kellie 学说，颅内压是一个由液体和组织（脑脊液、颅内血容量和脑组织）构成的平衡系统，三者在生理上维持颅内压力的平衡。如果任意一者出现体积增大或者减小，就会导致其他两者体积的增大或减小，以此使颅内压保持为一个平稳波动的大致恒定值。低颅压时脑脊液减少，容量降低，将导致大脑下移，牵扯颅内痛敏结构。与此同时，颅内血管将扩张，以维持颅内压恒定。这一过程中，立位将进一步降低颅内压，加剧头痛，这就是低颅压体位性头痛的形成机制。因此，躺下可以减轻疼痛。低颅压常见的 5 种伴随症状分别是：颈部僵硬、头晕、恶心、耳鸣和复视。较为少见的症状如脑神经麻痹，包括复视、面瘫，感觉异常和味觉改变也有报道。低颅压综合征更严重的症状还有共济失调、肢体瘫痪、运动障碍和意识改变等，这些表现可能与大脑和脊髓受压有关。在本病例中患者发病过程中出现听力减退，双耳发蒙考虑与低颅压后脑干下移、受压有关。低颅压综合征最常见的颅内改变是：硬脑膜强化、硬膜下积液、脑下垂、小脑扁桃体下移、颅内静脉窦扩张、垂体增大。硬脑膜强化有两个基本特征：硬脑膜平滑且弥漫性增强，可累及幕上和幕下室间区，不累及软脑膜。根据报道，83% 的患者有此表现。

结合以往文献，诊断标准总结如下：①体位性头痛，站立或活动时头痛加重，平卧时头痛有所缓解或消失。头痛主要位于枕颞部，有些会波及全头部，以钝痛为主。②约20% 的低颅压患者 MRI 表现正常。常见影像学表现为硬脑膜弥漫性、连续性线样增强，硬脑膜增厚，硬膜下血肿及积液，脑结构移位，脑下垂，静脉窦扩张，垂体饱满或增大，脑室减小等。③腰穿脑脊液压力 ≤ 60mmH$_2$O。在临床鉴别诊断中，可采取脑膜强化处理来提高诊断率，低颅压综合征大多数表现为对称性、弥漫性、线样的硬脑膜强化影像，可随疾病好转而完全消失。

目前临床上首选药物保守治疗，绝大部分患者可以取得良好疗效，方法包括绝对卧床休息（去枕平卧、足高位）、充分补液（每天静脉补液＞3000ml，以生理盐水为主）、镇痛药、镇静药、咖啡因、茶碱及皮质类固醇药物等。对保守治疗效果不理想，尤其是存在脑脊液漏的低颅压患者，自体硬膜外血贴片（EBP）是最有效的治疗方法。硬膜外注射纤维蛋白胶（将纤维蛋白原和凝血酶溶液注射在一起形成密封剂）已被有效地用于 EBP 治疗失败且脑脊液漏位置已明确的患者，可将密封剂直接注射到脑脊液漏的位置。对保守和介入治疗无效，且影像学检查已明确脑脊液漏确切位置的患者，应考虑手术治疗。手术包括结扎泄漏的脊膜憩室、硬脊膜撕裂修复术、硬脊膜成形术等。如果术中不能找到脑脊液漏的部位，在适当水平利用明胶海绵填塞硬脊膜外腔、医用胶封堵脊膜孔洞和憩室等异常结构也可以缓解症状。

综上所述，低颅压综合征有一定临床特点，如体位性头痛、腰穿压力＜60mmH$_2$O、脑 MRI 有相应的特征性表现，注意与蛛网膜下腔出血、肥厚性硬脑膜炎等疾病鉴别，避免漏诊、误诊。

参考文献

[1] 高慧，沈娟. 3.0T 磁共振对自发性低颅压综合征的诊断价值 [J]. 中国临床医学影像杂志，2014，25（5）：352–355.

[2] Schievink WI. Misdiagnosis of spontaneous intracranial hypotension[J].Arch Neurol, 2003, 60(12): 1713–1718.

[3] Yao LL, Hu XY. Factors affecting cerebrospinal fluid opening pressure in patients with spontaneous intracranial hypotension[J]. 浙江大学学报 (英文版)(B 辑 : 生物医学与生物技术), 2017, 18(7): 577–585.

[4] Luetmer PH, Schwartz KM, Eckel LJ, et al. When should I do dynamic CT myelography? Predicting fast spinal CSF leaks in patients with spontaneous intracranial hypotension[J]. Am J Neuroradiol, 2012, 33(4): 690–694.

[5] 杨卫，王化敏，高强，等. 低颅压综合征的临床特点与 MRI 表现 [J]. 医学影像学杂志，2010，20(5)：149–152.

病例 3 Miller-Fisher 综合征

临床资料

患者，男，55 岁。急性起病。"头晕、复视伴行走不稳 2 天"于 2021–01–20 收入院。

【现病史】

患者于入院前 2 天（凌晨醒后）无明显诱因出现头晕、复视，视物时成左右两个，伴行走不稳，自觉双手指尖麻木感，以右手远端明显，偶有心慌不适，症状持续不缓解，无明显肢体无力，就诊于当地医院行脑 MRI 检查未见明显异常，未特殊治疗，遂来院以"复视待诊"收入院。

【既往史】

既往支气管哮喘病史，多于秋冬季节变化时有咳嗽、气喘发作。否认高血压、糖尿病、冠心病等病史。

【个人史及家族史】

无特殊。

【体格检查】

T 36.3℃，P 73 次 / 分，R 19 次 / 分，BP 153/98mmHg。神志清，言语清晰，高级皮质功能（计算力、定向力、记忆力）粗测大致正常，右侧眼睑下垂，右眼裂（4mm）小于左眼裂（6mm），双侧瞳孔等大等圆，直径约 3mm，直接对光反射、间接对光反射均灵敏，眼球活动各方向无受限，双眼水平向右注视时复视像明显，四肢肌张力正常，四肢肌力 5 级，四肢腱反射均消失，双上肢指鼻试验、双下肢跟 – 膝 – 胫试验稳准，双侧浅感觉、深感觉对称，闭目难立征阴性，直线行走不能，双侧病理征未引出。颈软，无抵抗。

【辅助检查】

血常规、电解质、肝肾功能、血糖、凝血、病毒四项、同型半胱氨酸、风湿三项、血清激酶、尿便常规、免疫球蛋白 + 补体、D- 二聚体、心肌标志物、男性肿瘤标志物等均正常。瞬目反射示传入传出通路未见异常。肌电图：重复频率电刺激未见明显递增递减现象；感觉及运动 NCV 未见明显异常，F 波及反射异常，考虑存在近端神经源性损害。腰椎穿刺术结果示：初压 175mmH$_2$O，末压 80mmH$_2$O；脑脊液生化示脑脊液谷草转氨酶 22.0U/L，脑脊液蛋白 524mg/L，余正常；脑脊液常规示白细胞 4 × 10^6/L；脑脊液免疫示脑脊液免疫球蛋白 A（散射比浊法）5.25mg/L，余正常；脑脊液涂片查抗酸杆菌、隐球菌、致病菌均阴性。外送（金域检验）脑脊液自身免疫性周围神经病系列：抗 GD1a 抗体、抗 GT1a 抗体、抗 Sulfatide 抗体阳性；外送血清自身免疫性周围神经病系列：抗 GM1 抗体、抗 GD1b 抗体、抗 GQ1b 抗体、抗 GT1a 抗体、抗 Sulfatide 抗体阳性。

外送乙酰胆碱受体抗体结果阴性。

【诊疗思路分析】

患者为中年男性，急性起病，以复视、行走不稳为主要临床表现，体格检查有右侧眼睑下垂、复视、直线行走不能、四肢腱反射消失等体征，四肢肌电图明确有周围神经损害证据，实验室检查脑脊液无明显蛋白 – 细胞分离现象，外送自身免疫性周围神经病系列呈多个抗体结果均阳性。根据以上特点，定位诊断：患者双眼复视、右侧眼裂减小，考虑右侧动眼神经受累；行走不稳、直线行走不能，考虑存在躯干共济失调；四肢腱反射消失的体征及肌电图结果，可明确周围神经损害。综合定位于动眼神经、小脑及周围神经。定性诊断：患者急性病程，以动眼神经、共济失调及周围神经损害为主要表现，实验室检查血清抗 GQ1b 抗体阳性，考虑诊断为吉兰 – 巴雷综合征亚型 Miller-Fisher 综合征（Miller-Fisher syndrome，MFS）。患者尚无蛋白 – 细胞分离现象，考虑与发病时间较短及行腰穿检查有关。需要与 MFS 进行鉴别的疾病，包括脑干梗死、Bickerstaff 脑干脑炎、急性小脑炎、重症肌无力、韦尼克脑病、遗传性共济失调等。①脑干梗死：该病也可表现为眼外肌麻痹，但往往伴随交叉性肢体偏瘫麻木、腱反射亢进、意识障碍、病理征阳性等，脑 MRI 及 CT 可见急性梗死灶，可资鉴别。② Bickerstaff 脑干脑炎：此疾病亦有眼外肌麻痹、共济失调、抗 GQ1b IgG 抗体阳性等，但多伴嗜睡、腱反射亢进等，脑 MRI 可见脑干水肿，不难鉴别。③急性小脑炎：此病急性起病，病前亦多有感染史，主要临床表现为急性小脑性共济失调，但可有粗大眼震，且多无脑神经受累，肌电图无周围神经源性改变，脑 CT 或 MRI 可见小脑萎缩。④重症肌无力：可通过肌疲劳试验及新斯的明试验进行鉴别。⑤韦尼克脑病：此病是由于维生素 B_1 缺乏所致，也可表现为眼外肌麻痹、共济失调，但可伴精神和意识异常，且有长期大量饮酒史和维生素 B_1 缺乏。⑥遗传性共济失调：主要表现为小脑性共济失调，但可有痉挛性截瘫、构音障碍、肌张力障碍和眼球震颤等，易与本病鉴别。

【临床诊断】

Miller-Fisher 综合征。

【治疗过程及随访】

给予维生素 B_1、甲钴胺营养周围神经，人血免疫球蛋白［0.4g/（kg·d）×5 天］调节免疫等治疗。2 周后患者头晕、复视症状明显好转，行走不稳症状明显改善。出院后 1 个月随访，患者基本恢复正常。

【诊疗体会及总结】

吉兰-巴雷综合征（Guillain-Barré syndrome，GBS）是一种急性多发性周围神经疾病，由免疫介导，多急性发病，主要损害多数脊神经根和周围神经，也常累及脑神经。该病包括 AIDP、AMAN、AMSAN、MFS、APN、ASN 等亚型。症状表现多为由下向上发展的肌无力、肢体远端麻木，2 周左右达到高峰，常有脑脊液蛋白-细胞分离现象，肌电图检查可发现神经根炎和周围神经节段性脱髓鞘的表现，静脉注射免疫球蛋白和血浆置换治疗有效。

Miller-Fisher 综合征（MFS）是 GBS 的罕见变异型，以复视、共济失调和腱反射消失为主要临床表现。大多数患者有前驱感染史，其中以空肠弯曲菌感染常见；多以复视起病，也可以肌痛、四肢麻木、眩晕和共济失调起病；复视多累及眼动神经（动眼神经、滑车神经、展神经），可以出现对称或不对称性眼外肌麻痹，部分患者有眼睑下垂，少数出现瞳孔散大，瞳孔对光反射多正常，可累及其他脑神经，出现吞咽困难或面部肌肉无力，累及视神经的患者较少见。大多数血清 GQ1b 抗体阳性；神经电生理检查示感觉神经传导测定可见动作电位波幅下降，传导速度减慢；面神经受累者可出现面神经 CMAP 波幅下降，瞬目反射可见 R1、R2 潜伏期延长或波形消失，运动神经传导和肌电图一般无异常。

值得注意的是，临床上以复视起病的疾病较多见，大多数去眼科就诊。因此，关于复视的定位诊断尤其重要。复视分为单眼复视和双眼复视。单眼复视一般是眼内本身的问题，如屈光系统（角膜、晶状体、房水）、视网膜等，或者可能是精神性疾病或皮质病变。双眼复视一般是因为眼球运动系统出现问题，也就是说，能引起眼球运动异常的病因，都可能引起双眼复视。根据解剖定位，常见病因可分为：核上性、核间性、核性、眼动神经（动眼神经、滑车神经、展神经）、神经肌肉接头（如重症肌无力）、肌肉（眼外肌，如甲状腺眼病等）、眼眶机械性限制疾病（如眼眶外伤骨折、眶部肿瘤等）。临床上较多 MFS 中的复视主要累及动眼神经，无明显视力下降，也有文献报道 GBS 合并视神经炎病例，但 MFS 合并视神经炎报道较罕见。

MFS 需要与 Bickerstaff 脑干脑炎、糖尿病性眼肌麻痹、重症肌无力、视神经脊髓炎、多发性硬化、脑干梗死或出血等疾病相鉴别。其中与 Bickerstaff 脑干脑炎临床相似症状较多，两者皆有前驱感染史、相似的临床症状（眼肌麻痹、共济失调）及脑脊液蛋白-细胞分离现象，且血清或脑脊液中均可以出现 GQ1b 抗体阳性，不同的是 Bickerstaff 脑干脑炎存在意识障碍、不伴有四肢腱反射减低或消失，而 MFS 存在四肢腱反射减低，无意识障碍。也有研究者提出 Bickerstaff 脑干脑炎属于 MFS 的一个亚型，属于中枢神经系统 MFS。

治疗上，GBS 总体预后较好，且 MFS 的自愈性较高，大剂量的甲泼尼龙静脉滴注与静脉注射免疫球蛋白联合治疗的主要终点事件不优于单用静脉注射免疫球蛋白，因此不推荐激素治疗。纯 MFS 患者病情一般较轻，大多数患者不经治疗也可在 6 个月内完全恢复。因此，对于这部分患者不建议给予免疫治疗，但应密切随访，少部分患者如出现肢体无力、球麻痹、面瘫或呼吸衰竭等症状，则应尽快启动免疫治疗。Bickerstaff 脑干脑炎患者需要 IVIG 或血浆置换治疗，但其疗效证据有限。对于其他临床变异型，虽然很多专家建议使用 IVIG 或血浆置换，但目前还缺乏相关研究证实。

综上，当临床上遇到复视患者时，需要严格按照复视的解剖定位诊断，再结合患者的临床症状、体征、相关辅助检查进一步明确病因。应对 GBS/MFS 的发病机制及临床表现、鉴别诊断、治疗及预后有更进一步认识，便于临床上更好地诊断和治疗疾病。

参考文献

[1] Brazis PW, Masdeu JC, Biller J. 临床神经病学定位 (第 6 版)[M]. 王维冶、王化冰，译 . 北京：人民卫生出版社，2012.

[2] Leonhard SE, Mandarakas MR, Gondim FAA, et al.Diagnosis and management of Guillain–Barré syndrome in ten steps[J]. Nat Rev Neurol, 2019, 15(11): 671–683.

[3] 中华医学会神经病学分会，中华医学会神经病学分会周围神经病协作组，中华医学会神经病学分会肌电图与临床神经电生理学组，等 . 中国吉兰 – 巴雷综合征诊治指南 2019[J]. 中华神经科杂志，2019，52（11）：877–882.

[4] van Doorn PA, Van den Bergh PYK, Hadden RDM, et al. European Academy of Neurology/Peripheral Nerve Society Guideline on diagnosis and treatment of Guillain–Barré syndrome[J]. Eur J Neurol, 2023, 30(12): 3646–3674.

病例 4　可逆性后部脑病综合征（中央变异型）

> **临床资料**
>
> 患者，男，29 岁。因"右侧肢体麻木无力伴视物模糊 10 小时"于 2023-02-05 收入院。

【现病史】

患者于 10 小时前夜间醒后自觉右侧肢体麻木无力、行走向右侧偏斜，伴双眼视物模糊及头晕不适，无头痛，无肢体抽搐，无恶心呕吐，无饮水呛咳及吞咽困难，症状持续存在，来诊行脑 CT 检查示右侧小脑蚓部高密度影，为进一步治疗收入院。

【既往史】

既往高血压病史 2 年，具体血压不详，未服药治疗。

【家族史】

母亲及姐姐均有高血压病史。

【体格检查】

BP 250/123mmHg。神志清楚，构音欠清晰，声音嘶哑，双眼右侧凝视，无眼震，双侧瞳孔等大等圆，直径约 0.3cm，对光反射灵敏，鼻唇沟右侧较浅，伸舌居中，颈软，左侧肢体肌力 5 级，右侧肢体肌力 5⁻ 级，双侧浅感觉对称存在，双侧腱反射正常，双侧巴氏征阴性，双侧克氏征阴性。

【辅助检查】

血常规、凝血功能、肝肾功能、高血压五项等无异常；尿蛋白（++）；脑钠肽 2135pg/ml ↑。心肌标志物：肌钙蛋白 I 1.947ng/ml ↑。脑 CT（2023-02-05）：右侧小脑蚓部高密度影。脑 MRI（2023-02-05）：延髓、脑桥、双侧小脑、中脑、放射冠及半卵圆中心区见多发团片状稍长 T2 信号，T2 FLAIR 呈高信号，DWI 等信号，延髓右后方见椭圆形短 T2 信号（图 9-4-1）。心脏彩超（2023-02-07）：EF 40%，左心增大，左心室壁增厚，三尖瓣反流（轻度），肺动脉高压，左心功能减低，心包积液。肾、肾上腺及肾血管彩超未见明显异常。脑 MRI（2023-02-09）：延髓、脑桥、双侧小脑、中脑、放射冠及半卵圆中心区多发异常信号，延髓右后方异常信号，考虑血肿。病灶较前明显吸收（图 9-4-2）。眼底检查：视网膜静脉迂曲、扩张，动脉变细，视网膜散在大量出血点及棉绒斑，视盘边界模糊。

【诊疗思路分析】

患者为青年男性，既往高血压病史，急性起病，血压急骤升高，以右侧肢体麻木无力伴视物模糊为主要表现。定位诊断：右侧肢体麻木无力，定位于左侧脊髓丘脑束及左侧锥体束；双眼视物模糊定位于眼底及枕叶皮质；构音不清、声音嘶哑定位于延髓后部核群；右侧中枢性面瘫定位于左侧皮质核束；双眼右侧凝视定位于左侧脑桥侧视中枢；结合脑 CT 及 MRI 检查结果，综合定位于延髓、小脑、脑桥、中脑、枕叶及眼底。定性诊断：青年男性，血压急骤升高，并有视物模糊、肢体无力、声音嘶哑等神经系统受损体征，结合脑 MRI 以脑干、小脑、基底节区为主的广泛 T2WI 及 T2 FLAIR 高信号，DWI 等信号，SWI 低信号等血管源性水肿合并渗血表现，符合可逆性后部脑病综合征（中央变异型）临床特点。

【临床诊断】

可逆性后部脑病综合征（中央变异型）；高血压 3 级（极高危）；心功能不全；肾功能不全；急进性高血压视网膜病变。

【治疗过程及随访】

吸氧，心电监护，卧床，监测血压；艾司洛尔联合乌拉地尔持续泵入快速降压治疗，后续口服非洛地平、沙库巴曲缬沙坦、呋塞米、螺内酯、卡维地洛等联合降压；脱水降颅压及重组人脑利钠肽改善心功能等综合治疗。出院半个月后复查，仍有视物模糊，右上肢轻微麻木不适，血压控制在收缩压 140 ～ 160mmHg。脑 MRI（2023-03-07）：延髓、脑桥、双侧小脑、中脑、放射冠及半卵圆中心区见 T2WI，T2 FLAIR 较前（2023-02-09）明显吸收（图 9-4-3）。

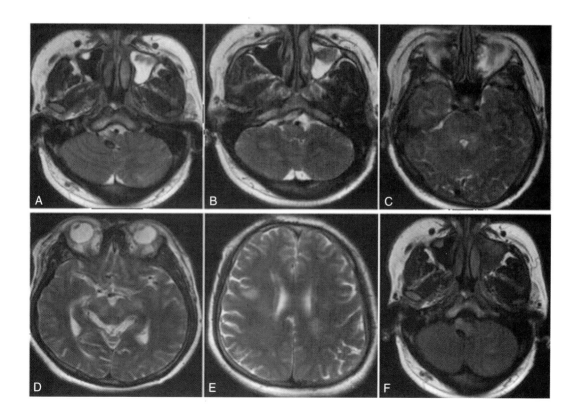

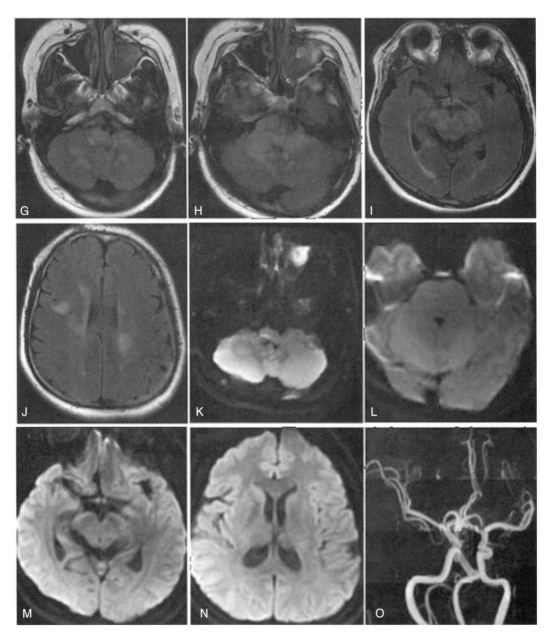

图 9-4-1　脑颅 MRI（2023-02-05）：延髓、脑桥、双侧小脑、中脑、放射冠及半卵圆中心区见多发团片状稍长 T2 信号（A～E），T2 FLAIR 呈高信号（F～J），DWI 等信号（K～N），延髓右后方见椭圆形短 T2 信号（O）

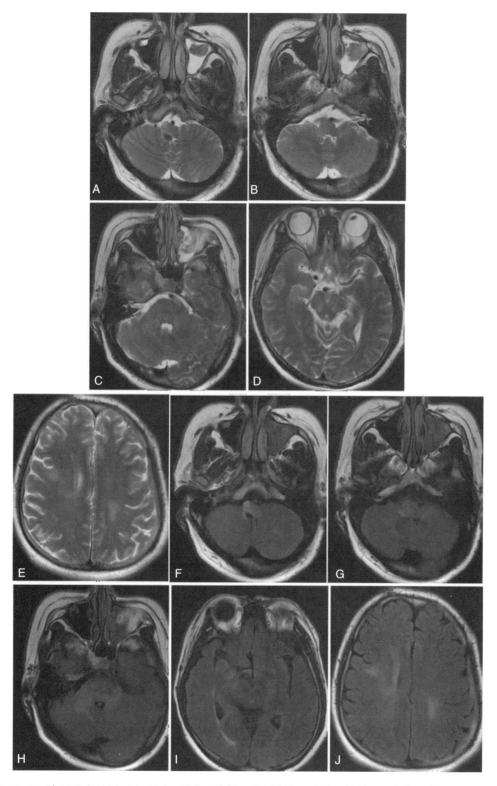

图 9-4-2 脑 MRI（2023-02-09）：延髓、脑桥、双侧小脑、中脑、放射冠及半卵圆中心区见多发异常信号，延髓右后方异常信号，考虑血肿。病灶较前（2023-02-05）明显吸收

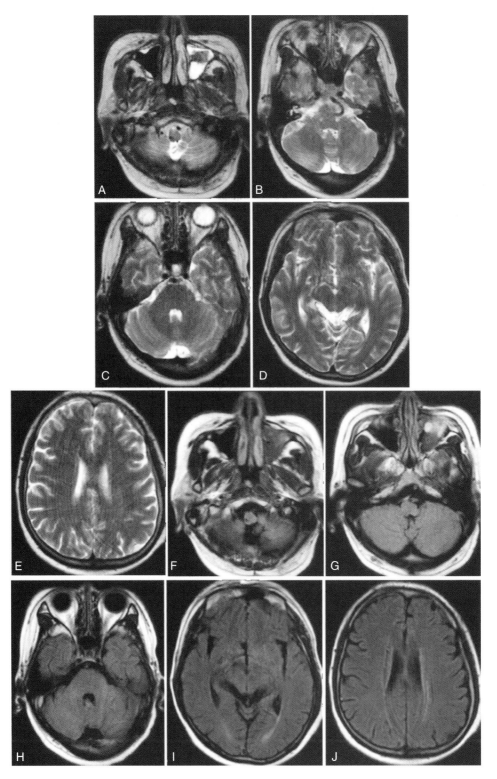

图 9-4-3　脑 MRI（2023-03-07）：延髓、脑桥、双侧小脑、中脑、放射冠及半卵圆中心区见 T2WI（A～E），T2 FLAIR（F～J）较前（2023-02-09）明显吸收

【诊疗体会及总结】

可逆性后部脑病综合征（posterior reversible encephalopathy syndrome，PRES）是一组由多种病因引起的可逆性神经系统异常为主要表现的综合征，临床表现主要包括头痛、意识状态改变、癫痫发作和视力障碍。严重的 PRES 可发展为脑出血、脑疝和其他严重危及生命的并发症，最终病死率高达 16%。PRES 在急性期 MRI 典型影像学特点为顶枕叶皮质下白质为主的血管源性水肿，T1 低信号，T2/FLAIR 高信号，DWI 等或低信号，ADC 高信号。较少见的是累及脑干、基底神经节和小脑等中央型变异。PRES 病变常对称分布，也可不对称，甚至仅为单侧分布，类似肿瘤病变。15%～20% 病例可发生 PRES 出血性并发症，伴有出血的 PRES，可能与高血压、高灌注有关。出血的形式包括大的血肿、蛛网膜下腔出血和点状的微出血。

研究显示，PRES 可能由多种原因引起，最常见的病因包括中重度高血压、子痫和先兆子痫、脓毒症、自身免疫性疾病（如系统性红斑狼疮）、联合化疗方案及骨髓和干细胞移植等，其中最关键的因素是血压升高导致脑血流自动调节的丧失和血脑屏障的破坏引起脑水肿。关于 PRES 的发病机制，目前大多数学者认为主要有两种。①脑 – 毛细血管渗漏综合征：交感神经系统在脑血管自我调节机制中具有控制性保护作用，由于椎基底动脉系统较大脑前循环血管壁上的交感神经纤维少，当血压急骤增高时后循环脑血管自身调节能力差，血脑屏障被破坏，血管通透性增加，引起血管源性脑水肿。②血管内皮损伤：子痫、尿毒症相关的毒性物质或免疫抑制剂等均可直接损伤血管内皮，导致小动脉和毛细血管损伤，破坏血脑屏障，使局灶性液体及大分子物质渗出，引起血管源性水肿。病因去除后在数周内可恢复，故 PRES 大多是可逆的。

结合本例患者影像学表现及就诊时的血压状况，考虑 PRES 并发脑出血，因急性血压升高导致脑血流自身调节机制紊乱，大脑后部脑组织高灌注，引起血管源性水肿。同时可能诱发动脉血管痉挛、微血管血栓形成和缺血，导致出血进入脑实质，引起渗血。

PRES 引起视觉障碍常见，一般以视物模糊为主，也可出现偏盲、视觉忽视、幻视、皮质盲等情况。皮质盲是由于双侧枕叶视皮质广泛受损导致视力丧失。可逆性皮质盲是 PRES 特有的临床表现之一。该患者双侧枕叶未累及，行眼底检查：视网膜静脉迂曲、扩张、动脉变细，视网膜散在大量出血点及棉绒斑，视盘边界模糊。该患者视物模糊考虑急进性高血压视网膜病变所致。

PRES 诊断主要应与以下疾病鉴别。①脑梗死：CT、MRI 示脑梗死病灶大多按脑动脉供血区发布，呈楔形改变，DWI 呈高信号，ADC 图呈低信号，增强可见脑回样强化。②静脉窦血栓形成：受累部位多为双侧顶叶、枕叶、基底节及丘脑后部。静脉窦血栓形成在 CT 图像上表现为相应静脉窦扩张、密度增高，在 MRI 图像上表现为相应静脉窦流空信号消失，MRV 表现为相应静脉窦狭窄、充盈缺损或闭塞。邻近脑组织可出现脑水肿、脑梗死，也可合并脑出血。其临床症状较重，在临床表现及影像学上表现无 PRES 典型的可逆性特点。③脱髓鞘性病变：该类疾病范围较广，较有特征性者可根据累及部位、形态及病程进展加以判断。MRI 示斑片状病灶大多位于深部白质侧脑室周围，病灶长径与侧脑室垂直分布。病情呈缓解 - 复发改变。④脑炎：病灶多累及大脑皮质额颞叶，常有前驱感染病史，可伴有发热、头痛、呕吐等症状。CT、MRI 检查大多表现为白质和皮质同时受累，双侧病灶大多不对称。脑脊液检查可为诊断提供更多的依据。

PRES 目前并无特异性治疗方法，主要包括去除诱发原因、治疗潜在病因及对症治疗。如高血压患者应注意平稳降压，对于恶性高血压患者，应尽早开始降压治疗，且血压的最大初始降幅不得超过就诊时血压的 25%，避免出现明显的血压波动。经过积极治疗的患者多在数日、数周内完全或接近完全恢复（症状及影像学病灶消失），有些患者在长达 1 个月的时间内逐渐缓解。70% ～ 90% 的 PRES 通常是可逆的，但出血和（或）弥散受限引起的并发症通常预示患者的预后较差。5% ～ 19% 的患者可能遗留永久性神经系统后遗症。

总之，快速识别 PRES 的非典型影像学表现、病因及诱发因素对避免诊断和治疗的延误非常重要。临床工作中，当患者伴有恶性高血压、免疫抑制或细胞毒治疗、肾病变时，如出现头痛、视觉症状、意识模糊和癫痫发作的神经系统综合征，应尽早完善脑 MRI 检查，为判断有无 PRES 提供重要线索。PRES 的影像学征象，并非局限于后循环及白质。中央变异型 PRES 作为一种特殊类型，不同于典型 PRES，常累及基底节、脑干、丘脑、脑室旁白质，呈现影像学表现重、临床表现轻的特点。了解与该疾病相关的症状或影像学表现是至关重要的，及时诊断和治疗后临床症状一般可完全恢复。但如果治疗不及时或不当，也可进一步恶化导致脑出血、梗死或其他不可逆的白质病变。

参考文献

[1] Fugate JE, Rabinstein AA.Posterior reversible encephalopathy syndrome: clinical and radiological manifestations, pathophysiology, and outstanding questions[J]. Lancet Neurol, 2015, 14(9): 914-925.

[2] Tetsuka S, Ogawa T. Posterior reversible encephalopathy syndrome: A review with emphasis on neuroimaging characteristics[J]. J Neurol Sci, 2019, 404: 72-79.

[3] Maldonado-Rivera SN, Valle-Marín G, Santiago-Casiano M, et al. Posterior reversible leukoencephalopathy syndrome in hypertensive crisis complicated with seizure[J]. Bol Asoc Med P R, 2011, 103(2): 55-58.

[4] Kumar N, Singh R, Sharma N, et al. Atypical presentation of posterior reversible encephalopathy syndrome: Two cases[J]. J Anaesthesiol Clin Pharmacol, 2018, 34(1): 120-122.